临床常见肿瘤诊疗精要

李爱华　杨鑫　何昊　主编

中国纺织出版社有限公司

图书在版编目（CIP）数据

临床常见肿瘤诊疗精要 / 李爱华, 杨鑫, 何昊主编
.-- 北京：中国纺织出版社有限公司, 2023.12
ISBN 978-7-5229-1316-2

Ⅰ. ①临…　Ⅱ. ①李…②杨…③何…　Ⅲ. ①肿瘤－
诊疗　Ⅳ. ①R73

中国国家版本馆CIP数据核字（2024）第016265号

责任编辑：舒文慧　　　责任校对：王蕙莹　　　责任印制：王艳丽

中国纺织出版社有限公司出版发行
地址：北京市朝阳区百子湾东里 A407 号楼　邮政编码：100124
销售电话：010—67004422　传真：010—87155801
http://www.c-textilep.com
中国纺织出版社天猫旗舰店
官方微博 http://weibo.com/2119887771
三河市宏盛印务有限公司印刷　各地新华书店经销
2023年12月第1版第1次印刷
开本：710×1000　1/16　印张：16.25
字数：292千字　定价：98.00元

凡购本书，如有缺页、倒页、脱页，由本社图书营销中心调换

主编简介

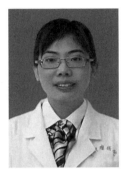

李爱华，副主任医师，医学硕士，在职博士，毕业于华中科技大学同济医学院。美国哈佛医学院访问学者，中国抗癌协会成员，重庆市消化肿瘤协会成员，重庆市消化病学会消化心身病学分会青年学组成员，重庆市胆汁淤积与自身免疫性肝病学组成员。

从事消化系统疾病临床工作11年，擅长消化道肿瘤、肝硬化、急性胰腺炎、消化道出血等消化系统疾病的临床规范化诊治。能熟练掌握胃肠镜检查及内镜下微创治疗。主持省部级课题1项，参与国家级及省部级课题3项，以第一作者身份发表SCI论文6篇，CSCD论文2篇；以通讯作者身份发表SCI论文3篇、CSCD论文1篇。

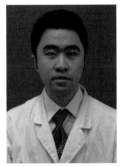

杨鑫，主治医师，现就职于重庆大学附属肿瘤医院头颈肿瘤科。

主要从事头颈部良恶性肿瘤的基础和临床研究。对鼻咽癌、喉癌、甲状腺癌、口腔癌、食管癌等头颈部恶性肿瘤诊治有丰富的临床经验。擅长恶性肿瘤造成的头面颈部缺损的皮瓣修复手术治疗。

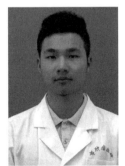

何昊，重庆大学附属肿瘤医院妇科肿瘤中心主治医师，毕业于重庆医科大学临床医学专业。

擅长妇科肿瘤的综合治疗。主持课题1项，主编著作2部，先后发表文章4篇。

编委会

主　编

李爱华　重庆大学附属肿瘤医院
杨　鑫　重庆大学附属肿瘤医院
何　昊　重庆大学附属肿瘤医院

副主编

季　文　重庆大学附属肿瘤医院
文　军　重庆大学附属肿瘤医院
景周宏　重庆大学附属肿瘤医院
陈志雄　重庆大学附属肿瘤医院
黄洁丽　重庆大学附属肿瘤医院
舒小镭　重庆大学附属肿瘤医院
王郁薇　重庆大学附属肿瘤医院
郭　静　重庆大学附属肿瘤医院

前　言

随着环境污染的加剧、人们生活方式的改变和精神压力的增加,各种类型的肿瘤疾病在人群中的发病率呈普遍增高的趋势,成为严重威胁人们生命安全的多发病和常见病。肿瘤的早期发现、早期诊断和早期治疗是患者获得长期生存的最主要途径。为满足临床医务工作者的需要,我们组织专家学者共同编写了本书。

本书从临床实用的角度出发,主要对中枢神经系统肿瘤、头颈部肿瘤、胸部肿瘤、腹部肿瘤以及女性生殖系统肿瘤的病因、诊断、鉴别诊断和诊疗方法等进行了详细的阐述,并对临床常见肿瘤的中医治疗进行了简要的介绍。本书内容丰富,观点独特,具有科学性、先进性和实用性,易于学习、理解和掌握,使医务工作者能够更准确、完整地认识常见肿瘤的诊断技术与治疗方案,为临床工作提供一定指导,可供肿瘤科及相关医务工作者参考阅读。

由于本书编写时间仓促,疏漏或不足之处在所难免,如有不妥之处,恳请诸位同道不吝批评、指正,以期再版时予以改进、完善。

编　者

2023 年 12 月

目　录

第一章　中枢神经系统肿瘤　　　　　　　　　　　　　　（ 1 ）

　第一节　脑膜瘤　　　　　　　　　　　　　　　　　（ 1 ）

　第二节　脑转移瘤　　　　　　　　　　　　　　　　（ 8 ）

第二章　头颈部肿瘤　　　　　　　　　　　　　　　　（ 19 ）

　第一节　鼻咽癌　　　　　　　　　　　　　　　　　（ 19 ）

　第二节　喉癌　　　　　　　　　　　　　　　　　　（ 24 ）

　第三节　甲状腺癌　　　　　　　　　　　　　　　　（ 36 ）

　第四节　口腔癌　　　　　　　　　　　　　　　　　（ 48 ）

第三章　胸部肿瘤　　　　　　　　　　　　　　　　　（ 55 ）

　第一节　乳腺癌　　　　　　　　　　　　　　　　　（ 55 ）

　第二节　食管癌　　　　　　　　　　　　　　　　　（ 73 ）

　第三节　肺癌　　　　　　　　　　　　　　　　　　（ 95 ）

第四章　腹部肿瘤　　　　　　　　　　　　　　　　　（ 115 ）

　第一节　胃癌　　　　　　　　　　　　　　　　　　（ 115 ）

　第二节　肝癌　　　　　　　　　　　　　　　　　　（ 132 ）

　第三节　胆囊癌　　　　　　　　　　　　　　　　　（ 152 ）

　第四节　结直肠癌　　　　　　　　　　　　　　　　（ 161 ）

　第五节　胰腺癌　　　　　　　　　　　　　　　　　（ 172 ）

第五章　女性生殖系统肿瘤　　　　　　　　　　　　　（ 190 ）

　第一节　阴道癌　　　　　　　　　　　　　　　　　（ 190 ）

　第二节　宫颈癌　　　　　　　　　　　　　　　　　（ 195 ）

　第三节　子宫内膜癌　　　　　　　　　　　　　　　（ 201 ）

第六章　临床常见肿瘤的中医治疗　　　　　　　　　　（ 208 ）

　第一节　肺癌　　　　　　　　　　　　　　　　　　（ 208 ）

　第二节　胃癌　　　　　　　　　　　　　　　　　　（ 219 ）

　第三节　原发性肝癌　　　　　　　　　　　　　　　（ 223 ）

　第四节　乳腺癌　　　　　　　　　　　　　　　　　（ 233 ）

参考文献　　　　　　　　　　　　　　　　　　　　　（ 250 ）

第一节　脑膜瘤

脑膜瘤占颅内原发性肿瘤的 13%～26%，是颅内最常见的肿瘤之一。脑膜瘤可分为颅内脑膜瘤和异位脑膜瘤，前者起源于硬膜、软膜或蛛网膜细胞，以蛛网膜细胞为主，常生长于蛛网膜粒或蛛网膜绒毛较为丰富之处，如矢状窦旁、蝶骨嵴、嗅沟等处；后者指无脑膜覆盖的组织器官发生的脑膜瘤，主要由胚胎期残留的蛛网膜组织演变而成，可生长于头皮、颅骨、眼眶、鼻窦、腮腺、颈部、三叉神经半月节、硬脑膜外层等。

一、病因

脑膜瘤的病因迄今还不完全清楚。大多数病例是离散随机出现，而有些是家族性的。其发生可能与一定的内、外环境改变和基因变异有关，并非单一因素造成。如颅脑外伤、放射性照射、病毒感染、遗传因素等；内源性因素，如激素、生长因子等。细胞分子生物学研究证实，脑膜瘤患者的染色体存在多种异常。

(一)颅脑外伤

有学者在 313 例脑膜瘤中发现 1/3 病例有外伤史。合并脑膜损伤的创伤，如同时合并异物嵌入或肉芽肿反应，部分病例可能出现脑膜瘤。在一项 228 055 例颅脑外伤的丹麦患者的研究中，颅脑外伤可增加脑膜瘤的发生率。以上提示，外伤是形成脑膜瘤的可能因素。即使外伤在脑膜瘤的发生发展中起着重要作用，但也不能取代遗传因素在肿瘤发生中所起的作用。

(二)放射性照射

研究表明，原子弹爆炸幸存者更容易患脑膜瘤，且越接近爆炸地点，其发病率越高。颅内肿瘤放射治疗存在诱发脑膜瘤的危险。牙科 X 线可能增加脑膜瘤的发病风险。低剂量放射治疗儿童头癣者，其脑膜瘤发生率是对照组的 4 倍。关于手机使用是否增加脑肿瘤的风险，目前至少有 10 项研究没有发现两者的关系，但是，已发表的研究具有相对样本量小而且随访期短的缺点，手机对脑膜瘤的影响值得继续研究。

（三）病毒感染

病毒作为可能的致病原因在脑膜瘤发病中的作用已研究 30 多年，但尚没有确凿的证据。

（四）遗传因素

近几十年，脑膜瘤的遗传学研究取得了重大成绩。细胞分子生物学研究证实，第 22 号染色体长臂的遗传学改变在脑膜瘤的发展中起着重要的作用。约 50% 的脑膜瘤患者存在 22 号染色体异常：22q12.2 缺失。多发性神经纤维瘤病 Ⅱ 型（NF2）的抑瘤基因同样位于 22q12.2，NF2 基因的丢失和失活是散发性脑膜瘤的常见特征，双等位基因丢失常见，多伴有 22q 杂合性缺失。染色体 1p 的缺失是第 2 个常见的基因突变。其他染色体也发现异常，如 14q、6q 和 18q。染色体 1p、9q、10q 和 14q 的缺失与肿瘤的组织病理和临床进程有关。

NF2 编码蛋白为 Merlin，Merlin 属于肿瘤抑制基因"蛋白 4.1"家族的一部分，Merlin 失活对脑膜瘤的发生具有重要影响。目前的理论假设，染色体 22q 杂合性缺失导致 Merlin 蛋白数量损失是良性脑膜瘤发展中的早期事件，但不恶化到更高级别病变。"蛋白 4.1"家族中 DAL1 基因定位于染色体 18p11.3，其 mRNA 在脑膜瘤中表达水平较低，也被认为是脑膜瘤发展中的早期事件。联合 Merlin 和 DAL1 缺失见于 70% 间变性、60% 非典型和 50% 良性的脑膜瘤，说明基因缺失类型可能影响病变类型。

（五）激素、生长因子、环氧化酶 2

已有多项研究发现支持脑膜瘤与激素的关系，包括青春期后肿瘤发病率的增加，男女比例为 1:2，在生育高峰期比值为 3.15:1。乳腺癌患者脑膜瘤发生率增高，在一项 180 000 例乳腺癌患者的研究中，合并脑膜瘤的比例比预计的高出 2 倍。在女性妊娠期和月经周期的黄体期，脑膜瘤的体积有增大趋势。有些脑膜瘤存在雌激素、孕激素、雄激素、生长激素、糖皮质激素、多巴胺 D_1 等受体，表皮生长因子、纤维生长因子、血小板衍化生长因子等细胞因子，可能通过这些受体刺激脑膜瘤的增殖，其有的作用不清楚或存在争议。环氧化酶 2（COX-2）是诱导炎症反应重要的诱导酶，在脑膜瘤中高度和普遍的表达。

二、临床表现

除具有脑肿瘤共同表现外，脑膜瘤还具有以下特点。

(1)绝大多数属良性肿瘤，生长缓慢，病程长。但少数生长迅速，病程短。

(2)局灶性症状：因肿瘤呈膨胀性生长，患者常以头痛和癫痫为首发症状。老年患者以癫痫发作为首发症状多见。不同部位脑膜瘤可有不同的临床表现。根据肿瘤部位不同,可以出现视力、视野、嗅觉或听觉障碍和肢体运动障碍等。

（3）颅内压增高症状:多不明显,尤其高龄患者。许多患者仅有轻微的头痛,或者智力下降、精神改变、反应迟钝,甚至脑膜瘤是偶然发现的。因肿瘤生长缓慢,肿瘤往往长得很大而临床症状不严重。

（4）对颅骨的影响:邻近颅骨的脑膜瘤常可造成骨质的变化。表现为骨板受压变薄,或骨板被破坏,甚至穿破骨板至帽状腱膜下,或骨外板增厚,头皮局部可见隆起。或表现为骨内板增厚呈骨嵴,增厚的颅骨内可含肿瘤组织。

三、辅助检查

影像学检查包括 X 线摄片、计算机断层扫描（CT）、磁共振成像（MRI）和血管造影,是脑膜瘤诊断的重要辅助手段,有利于获得诊断和与手术计划有关的解剖学信息。

（一）脑电图

脑膜瘤反映在脑电图上多表现为局限性异常 Q 波,懒波,慢波。对于以癫痫发作为首发症状者,脑电图有辅助诊断意义。

（二）颅骨 X 线摄片

由于多数脑膜瘤在解剖上与颅骨的关系密切,以及共同的供血途径,容易引起颅骨的多种变化,因此头颅平片定位征的出现率可达 30％～60％。颅内压增高症在没有 CT 诊断的情况下可达 70％以上。主要表现有,①骨性增殖:内板增厚,骨板弥漫增生,外板骨质增生呈针状放射。颅骨增生部位提示为肿瘤的中心位置。②血管印迹增加:脑膜动脉沟增宽、增多、扭曲,局部板障静脉异常增多。③肿瘤钙化。

（三）CT 扫描

对疑似脑膜瘤患者应行头颅 CT 平扫加增强。CT 平扫对脑膜瘤的检出率为 85％,增强扫描为 95％。CT 平扫中脑膜瘤与周围脑组织相比呈典型的等密度或稍高密度影,肿瘤呈圆形、分叶状或扁平型;约 25％的患者可发现钙化,程度从弥散砂粒状到浓密硬化不等;约 15％的患者有囊变或中心坏死。在骨肿瘤界面处可发生骨质改变,常见的骨性改变是增生;病理上可有瘤细胞浸润骨质。增强扫描可见肿瘤血供丰富,多明显均匀强化,肿瘤边界清楚,与周围颅骨或脑膜有基底粘连;多数患者有呈低密度的瘤周水肿。注射增强剂后,贴附在脑膜瘤表面的邻近硬脑膜在 CT 或 MRI 上呈线型增强结构,即脑膜尾征,此为脑膜瘤的典型特征。对于其形成原因,多数为反应性增生的结缔组织或血管组织,少数是肿瘤对脑膜的浸润。CT 薄层扫描可明确骨侵犯的程度及与邻近骨性结构的关系。

（四）磁共振成像

MRI 检查是主要的诊断方法，多平面钆增强 MRI 可提供脑膜瘤的影像学特征以及与手术有关的皮层和血管结构。MRI 检查 T_1 加权像上 60％的肿瘤呈等信号，30％的肿瘤轻度低信号；T_2 加权像 50％肿瘤呈等信号，40％为轻度到中度高信号，肿瘤位于脑外，肿瘤与周围脑组织间可有蛛网膜下隙。瘤内可有不同信号改变，主要与病理改变如纤维化、钙化、囊变、坏死及出血有关。T_2 加权像的高信号表明组织中水含量高，提示脑膜上皮型脑膜瘤、血管丰富的脑膜瘤或侵袭性脑膜瘤。增强后肿瘤多快速明显均匀强化，脑膜尾征表现。瘤周水肿常见，瘤内出血少见。

在 MRI 检查中，还可行磁共振血管成像（MRA）、磁共振静脉成像（MRV）及功能性磁共振成像（fMRI）明确血管及皮层的解剖细节。对于手术计划，可通过一种快速无创的方式显示皮质静脉引流、静脉窦的开放情况，动脉移位及中央沟和语言区的位置。

在颅底、鞍区和蝶骨嵴的脑膜瘤或与颅外沟通的脑膜瘤 MRI 成像较 CT 清晰。在显示肿瘤与脑组织之间的界面以及与重要血管的毗邻关系方面 MRI 也优于 CT。肿瘤与脑干之间的界面消失，说明颅底脑膜瘤呈侵袭性生长，手术全切除困难。

（五）血管造影

术前数字减影血管造影（DSA）检查有助于诊断，评价术前肿瘤的血管供应和引流情况，是否适合栓塞，肿瘤是否侵犯到血管，肿瘤与硬脑膜静脉窦的关系以及硬脑膜静脉窦的开放程度（决定术中是否可以结扎）。目前不再作为常规诊断手段。脑膜瘤的血管造影表现为以下 5 点。

（1）正常脑膜动脉供应肿瘤及其附着处脑膜。

（2）早期由其基底脑膜供血，肿瘤增大到 2cm 以后，开始寄生于来自软膜的血管，获得双重血供，瘤周由软膜血管供血而中心由脑膜血管供血。

（3）造影剂常出现较早，可持续至静脉期，即消退延迟或迟发染色。

（4）有时可显示中央供血动脉为中心呈日光放射现象。

（5）脑膜瘤周围血管呈包绕状移位。

四、诊断和鉴别诊断

根据病史、临床表现和体征，脑膜瘤的诊断主要是影像学（CT、MRI）表现为脑组织外脑膜基底的肿瘤富有血管、均匀强化、脑膜尾征。与颅内其他肿瘤在影像学上的鉴别诊断主要根据肿瘤的形态、部位、CT 或 MRI 的密度或信号及其增强后的表现。如蔓延至皮层的胶质瘤位于脑组织内，不均匀强化，与正常脑组织的边界不清楚，没有脑膜尾征。还需要与脑膜或脑转移瘤、淋巴瘤、血管外皮细胞瘤、原始神经外胚层瘤、神经鞘瘤等鉴别诊断。

五、治疗

目前脑膜瘤治疗方法为手术彻底切除肿瘤，手术切除肿瘤程度越高，术后复发的机会越少。由于手术存在一定的风险和并发症，应谨慎选择手术指征。文献报道脑膜瘤手术死亡率在 7%～14%，对于凸面、嗅沟、矢状窦前 1/3 和部分天幕、颅后窝脑膜瘤，力争肿瘤全切；对蝶骨嵴内侧、矢状窦后 1/3、斜坡脑膜瘤可不行全切。而对于视神经鞘脑膜瘤，只进行活检或开颅探查。

(一)观察

对无症状、偶然发现的、肿瘤小于 2.5cm，水肿很少，或老年(>65 岁)患者，可以在密切影像学随访下观察。复查 MRI 先间隔 3 个月，然后间隔 6 个月，再间隔一年。有研究发现 63% 患者的肿瘤在随访中没有生长，37% 有生长，每年平均生长 1.9～4mm。也有学者研究发现肿瘤体积平均生长率是每年 0.796cm³(每年0.03～2.62cm³)。观察的缺点是Ⅱ、Ⅲ级病变可能被遗漏，随后推迟的手术使手术风险较高，可能影响长期结果。延期也可能使肿瘤发展到更高的级别。

(二)手术

手术是最有效的治疗手段。对有症状、瘤周水肿、年轻患者、观察中肿瘤长大的患者，首先考虑手术治疗。Simpson 提出的脑膜瘤切除程度分级(表 1-1)与复发率相关。Kobayashi 等提出显微外科切除程度分级标准(表 1-2)。

影响手术切除难易程度的重要因素是肿瘤的位置、大小、质地、血供和脑神经侵犯情况。

表 1-1　Simpson 分级

分级	肿瘤切除情况
Ⅰ级	肉眼下全切肿瘤及其附着处的脑膜、受累的颅骨
Ⅱ级	肉眼下全切肿瘤，电凝或没有切除附着处脑膜
Ⅲ级	肉眼下全切肿瘤，没有切除或没有电凝附着处脑膜及颅骨
Ⅳ级	次全切除肿瘤
Ⅴ级	单纯减压(活检)

表 1-2　Kobayashi 分级

分级	肿瘤切除情况
Ⅰ级	显微镜下全切肿瘤、附着处脑膜和受累颅骨
Ⅱ级	显微镜下全切肿瘤，电凝附着处脑膜
ⅢA级	显微镜下全切硬膜内和硬膜外肿瘤，没有切除或电凝附着处脑膜
ⅢB级	显微镜下全切硬膜内肿瘤，没有切除或电凝附着处脑膜，或没有切除硬膜外肿瘤
ⅣA级	为保存脑神经和血管而次全切除肿瘤、显微镜下附着处脑膜
ⅣB级	部分切除，残余肿瘤小于10%
Ⅴ级	部分切除，残余肿瘤大于10%，或单纯减压（活检或未活检）

（三）放射治疗

1.放疗适应证

脑膜瘤放疗适用于：①肿瘤未全切；②肿瘤术后复发；③相邻重要脑组织不能手术或有其他手术禁忌；④术后病理证实为 WHO 分级的Ⅱ、Ⅲ级。

脑膜瘤首选的治疗方法为手术切除。术后是否进行放疗取决于手术切除肿瘤的程度（全切或次全切除术），以及脑膜瘤的病理类型（良性、非典型增生性或恶性脑膜瘤）。良性脑膜瘤完全切除复发率较小，大多数学者主张不需要行术后辅助放疗。但是，良性脑膜瘤次全切除术后复发率较高，5 年复发率为 33%～60%，15 年复发率达 90% 以上。由于非典型和恶性脑膜瘤术后复发率高，术后放疗已成为常规治疗。

2.放疗方式

目前脑膜瘤的放疗一般采用立体定向放射外科（SRS）治疗与常规分割放疗两种方式。两种方式各有优势，选择性使用可获得更佳治疗效果。

(1)SRS：对于深部、多发或颅底、最大径≤3.5cm 的脑膜瘤，尤其在海绵窦、脑干腹侧、岩斜等部位或有其他手术禁忌者，可首选伽马刀治疗。有学者报道，225 例伽马刀治疗后的颅底脑膜瘤患者，经过 25～95 个月的随访，肿瘤控制率为 96.8%，治疗后并发症发生率为5.7%。由于有多项研究支持，目前美国国立综合癌症网络（NCCN）治疗指南建议，对＜3.5cm 的脑膜瘤可用 SRS 替代手术。SRS 作为一种侵袭性治疗，安全性及长期控制率高、并发症少，可作为外科手术的辅助性治疗，也可单独对较小的脑膜瘤进行治疗。

(2)常规分割放疗：对与颅内重要血管、视神经等关系密切的脑膜瘤，以及具有侵袭性及恶性脑膜瘤（WHO 分级Ⅱ～Ⅲ级）需考虑亚临床病灶，靶区包含更多正常脑组织，常规分割照射的三维适形放射治疗（3D-CRT）及强调适形放射治疗（IMRT）对周围组织的保护更好、更安全。从放射生物学行为上说具有侵袭性及恶性脑膜瘤(WHO分级Ⅱ～Ⅲ级)更适宜分次治疗,采用3D-CRT及IMRT有望取得更好的疗效。

3.靶区范围和剂量

(1)放疗靶区。

①肿瘤区(GTV):脑膜瘤的精确靶体积基于脑MRI增强影像的勾画。良性脑膜瘤术后GTV为脑MRI/T_1加权增强序列显示的残存病灶,恶性脑膜瘤的GTV为脑MRI/T_1加权增强序列显示的术前病灶范围;②临床靶区(CTV):放疗意义上的CTV是指在GTV的基础上再包括亚临床病灶的范围。由于脑膜瘤边界清楚,不存在亚临床病灶,故不需要勾画CTV图像;③计划靶区(PTV):由CTV外扩一定边界形成,包括器官运动,摆位误差及每日放疗的重复性误差。对于WHO分级Ⅰ、Ⅱ级脑膜瘤,PTV为GTV范围外扩1～2cm;对于WHO分级Ⅲ级脑膜瘤,PTV为GTV范围外扩2～3cm。

(2)放疗剂量:根据2017年美国NCCN治疗指南推荐,WHO分级为Ⅰ级脑膜瘤,放疗剂量为45～54Gy;WHO分级为Ⅱ级脑膜瘤,放疗剂量为54～60Gy;WHO分级为Ⅲ级脑膜瘤,放疗剂量为59.4～60Gy,每次1.8～2.0Gy。另外,对于WHO分级为Ⅰ级脑膜瘤,也可以单独使用SRS,剂量为12～16Gy。

(四)栓塞治疗

栓塞治疗包括物理性栓塞和化学性栓塞两种。物理性栓塞阻断肿瘤供血动脉和促使血栓形成,物理栓子包括不同材料制作成的栓子,以硅橡胶钡剂小球(直径1mm)最理想。化学性栓塞作用于血管内皮细胞,诱发血栓形成,从而达到减少脑膜瘤血供的目,可采用雌激素(如马雌激素),按每日1.5～2.0mg/kg给药,连续6～12日。两法均作为术前的辅助疗法,根治性手术一般在栓塞1周后进行。

(五)药物治疗

药物治疗用于复发、不能手术的脑膜瘤。文献报道的药物有溴隐亭、枸橼酸他莫昔芬、米非司酮、曲匹地尔、羟基脲和干扰素α-2b等。溴隐亭可抑制体外培养的脑膜瘤细胞生长。Tamoxifen是雌激素拮抗药,每日20mg,分1～2次口服。Mifepristdne为孕激素拮抗药,每次25～50mg,每日2～4次。Trapidil有抑制血栓素A2形成,抑制血小板衍生生长因子的促有丝分裂作用,口服,每次50～100mg,每日3次。羟基脲可抑制核苷还原酶,选择性阻止DNA合成,每日口服20mg/kg,连服3个月。

(郭　静)

第二节　脑转移瘤

脑转移瘤是指原发于颅外的恶性肿瘤转移到颅内,发病年龄高峰为 50～70 岁,男性多于女性。恶性肿瘤患者中有 20%～40% 会出现脑转移,其中 70%～75% 为多发脑转移瘤。约 50% 患者在确诊时存在 3 个以下病灶,超过 40% 患者存在 5 个以上病灶,60% 的患者同时存在颅外病变。脑转移瘤发生率增加不仅与恶性肿瘤发病率增加相关,还与系统治疗带来患者生存期延长及 MRI 等影像学技术进展密切相关。

脑转移瘤最常见的原发肿瘤是肺癌,其次为乳腺癌、黑色素瘤、肾癌、结肠癌,还有一部分为原发灶未明的肿瘤。乳腺癌、结肠癌和肾癌倾向于单发转移,而肺癌和恶性黑色素瘤等以多发脑转移多见。还有部分患者无明确原发灶,即使脑转移瘤手术后仍不能确定肿瘤来源。小细胞未分化癌生存期＞2 年者,脑转移率达 80%。

肿瘤细胞通过血液途径到达颅内,形成脑转移瘤。常见于灰白质交界处,这是由于此处血流由不同的动脉系统支配(颈内动脉和椎动脉),血管发生改变,使肿瘤细胞易于滞留于此并穿透血管形成转移。约 80% 的脑转移瘤发生在大脑半球,小脑约占 15%,脑干约占 5%。脑转移瘤病理类型多为腺癌,其次是鳞状上皮癌、小细胞癌、乳头状癌及黑色素瘤等。颅外头颈部肿瘤,如视网膜母细胞瘤、鼻咽癌、口底癌等通过直接浸润破坏颅骨、脑膜或经颅底先天性裂孔、缝隙等到达脑外表面,进一步在脑实质内转移生长。

脑转移癌病灶部位大致如下。①脑实质,为最常见的颅内转移部位,其中幕上转移病灶以额叶、顶叶和颞叶等部位较多见,幕下转移灶以小脑半球较常见,幕上的肿瘤转移灶较幕下多见。②脑膜,肺癌、乳腺癌、非霍奇金淋巴瘤、黑色素瘤、急性白血病等可以出现蛛网膜及软脑膜转移,又名癌性脑膜炎。脑膜转移以血源性播散为主要途径,也可由脑转移癌再次引发脑膜播散转移,常见的转移灶部位为基底池、侧裂池等,表现为蛛网膜增厚、脑脊液脉络膜丛及脑室壁可有肿瘤结节。乳腺癌、前列腺癌、淋巴瘤等原发肿瘤可出现颅骨和硬脑膜的转移灶。

一、临床表现

脑转移瘤的中枢神经系统临床表现与其他颅内肿瘤的临床表现大同小异,因脑转移瘤可单发或多发,发生于颅内任何部位,脑转移瘤病程、首发症状及定位体征均不具有特异性。首发症状以头痛(颅内压增高或瘤卒中导致的突发剧烈头痛)最为多见,其他首发症状包括肢体无力、感觉障碍、癫痫、精神障碍、语言障碍、脑神经症状等。脑转移瘤因多发或瘤周水肿严重,病程常比颅内原发肿瘤进展快;以卒中起病者,常在 48 小时内出血昏迷,需要紧急处理;绒毛膜上皮癌、黑色素瘤脑转移等病情发展迅速,一般病程较短。常见症状如下。

(一)颅内压增高症状

常导致头痛、呕吐、视物模糊、记忆力减退、精神障碍或局灶性神经功能缺失等症状。头痛为最常见的症状,常是转移瘤患者的首发症状,头痛的程度与瘤周水肿的程度和颅内转移病灶的多少有关,瘤周水肿越重、转移病灶越多,头痛越重,进展越快,瘤周水肿引起头痛者给予甘露醇和激素类药物治疗后症状缓解明显。早期头痛常出现于晨间,开始为患侧局限性头痛,以后发展为弥散性头痛,伴恶心与呕吐。

(二)局灶性症状

脑转移瘤常位于颞顶枕交界区,中央前后回附近,特别是多发病灶,易出现局灶性神经功能缺失。最常出现偏瘫、偏身感觉障碍、失语,也可出现视野改变、脑神经麻痹、小脑性共济失调等。局灶性症状可与颅内压增高症状同步出现,也可不同步出现。

(三)癫痫发作

脑转移瘤多位于皮质下,或位于皮质和白质交界区,易出现癫痫症状,发作形式多样,以全身强直性阵挛发作和局灶性癫痫多见,不具有定性诊断意义。早期出现的局灶性癫痫具有定位意义,局灶性运动性癫痫往往提示病灶位于运动区附近,局灶性感觉发作提示病变累及感觉区。

(四)精神症状

常见于额叶和脑膜弥散性转移者,部分可为首发症状,表现为抑郁、淡漠、痴呆、意识混浊或攻击行为等。

(五)脑膜刺激征

多见于弥散性脑转移瘤的患者,尤其是脑膜转移和室管膜转移者。转移灶出血或合并炎性反应时也可出现脑膜刺激征。有很大一部分肿瘤患者以癌性脑膜炎症状起病,最常见的原发肿瘤是乳腺癌、肺癌、黑色素瘤。

(六)短暂性脑缺血发作

可因肿瘤细胞阻塞血管造成"肿瘤性短暂性脑缺血发作"。

二、辅助检查

头颅 X 线摄片、CT 和 MRI 是诊断颅内转移瘤最常用的影像学检查方法,由于不同来源的转移瘤影像学特点有所差异,因此结合多种影像学检查方法有助于提高转移瘤的诊断率。

（一）颅骨 X 线检查

脑转移瘤侵及颅骨时多呈溶骨或出芽性病灶,多发性骨髓瘤多引起溶骨性破坏,原发性前列腺癌多引起出芽性病灶,原发性腺癌、骨肉瘤、肺癌和乳腺癌的转移灶可呈现钙化现象。颅骨出现多发性溶骨或出芽性病灶时应怀疑颅骨转移性瘤。

（二）CT 扫描

脑皮质或灰白质交界区圆形或类圆形单发或多发占位,边界清,多呈现低密度改变,可有混杂密度改变,增强扫描不均匀强化,可出现环形强化,环形强化壁薄厚不均,壁周有时可见瘤结节。肿瘤可呈囊性低密度改变,囊内伴有出血时可显示为高密度影或液平面。肿瘤周边常出现明显的低密度水肿带,水肿带较颅内原发肿瘤引起的水肿带重。蛛网膜或软脑膜转移时表现为脑池(特别是颅底脑池)、脑沟密度增高,增强扫描脑池、脑沟呈弥散性强化。颅骨受侵时 CT 骨窗可见多个囊泡状低密度灶或局部骨质高低度改变。癌性脑膜炎颅脑 CT 增强扫描可见脑膜或脑沟、脑池强化。

（三）MRI 扫描

可见单发或多发的圆形或类圆形占位影像,T_1 加权像多呈低信号或等信号,T_2 加权像呈高信号或等信号,也有呈混杂信号改变者,由于转移瘤周边有明显的水肿带,瘤周常有明显的长 T_1、长 T_2 信号,一些部位如第三脑室内的脑转移瘤可无瘤周水肿。T_2 加权像上受水肿长 T_2 信号的衬托,常可发现 T_1 加权像不易发现的一些较小病变。当瘤内有出血时 T_1 加权像表现为高信号或混杂信号,T_2 加权像表现为瘤内低信号。肿瘤呈囊性或伴有坏死时呈现出更加明显的低信号 T_1 加权像和高信号 T_1 加权像。增强扫描可见肿瘤不均匀强化或环形强化,环形强化带薄厚不一,可有明显强化的瘤结节。癌性脑膜炎者 MRI 增强可见脑膜或脑沟、脑池强化。

（四）放射性核素扫描

放射性核素可在肿瘤内浓集,优点在于能够鉴别良性和恶性占位病变,且能发现微小病灶,但对诊断脑转移瘤缺乏敏感性和特异性,高度怀疑脑转移瘤的患者可用其做全身原发灶排查,放射性核素骨扫描对骨痛患者或容易引起骨转移的肿瘤尤为适用。对原发疾病及脑转移瘤已明确诊断,对患者做全身评估时,可使用该技术做全身筛查。

（五）肿瘤标志物检查

一些肿瘤具有特殊的肿瘤标志物,颅内单发肿瘤根据影像学检查或手术活检组织高度怀疑为转移瘤时,全身检查未发现原发病灶时,可使用肿瘤标志物检查,对明确诊断具有一定的指导作用。如绒毛膜促性腺激素对绒癌脑转移具有诊断价值;甲胎蛋白(AFP)对肝癌的早期诊断具有意义;癌胚抗原(CEA)升高主要见于结/直肠癌、胃癌、肝癌、肺癌、胰腺癌、乳腺癌、卵巢癌、子宫及子宫颈癌、泌尿系统肿瘤等;糖类抗原125(CA125)主要用于诊断卵巢癌;糖类抗原15-3(CA15-3)对乳腺癌有较高敏感性;胰腺癌、胆囊癌、胆管壶腹癌,糖类抗原199(CA199)明显升高;糖类抗原72-4(CA72-4)在胃癌中的阳性率为65%～70%,有转移者更高;前列腺特异性抗原(PSA)是目前广泛应用于前列腺癌的肿瘤标志物。这些肿瘤标志物增高有助于诊断原发病和脑转移瘤。

脑脊液中一些肿瘤标志物有助于诊断脑膜转移瘤,当怀疑脑膜转移瘤时,可行相关的脑脊液肿瘤标志物检测,如碱性磷酸酶(AKP)在肺癌脑膜转移中增高,磷酸激酶BB在乳腺癌脑膜转移中增高。

(六)其他检查

未对原发病做出明确诊断而怀疑脑转移瘤时,应行系统检查评估原发病灶,常用的检查手段包括胸、腹、盆腔CT,女性乳房X线检查,便隐血,脱落细胞学及以上提到的肿瘤标志物和放射性核素扫描等。

三、诊断与鉴别诊断

(一)诊断要点

1.定性诊断

(1)有颅内压增高症状和(或)局灶性神经功能缺失,头部CT/MRI可见灰白质交界处单个或多个病灶,影像学有时可见病灶边界,周边伴有明显水肿。

(2)既往有中枢神经系统以外恶性肿瘤病史;或虽无病史高度怀疑脑转移瘤,经全身检查发现其他部位肿瘤影像或中枢神经系统以外肿瘤活检证实为恶性肿瘤者。

(3)年龄40岁以上患者,具备上述前两点基本能够明确诊断,但是既往有癌症病史的患者出现颅内单发肿瘤,7%～11%不是转移瘤。部分脑转移瘤患者没有相关肿瘤病史,全身系统检测也未发现原发病灶。定性诊断对脑转移瘤的治疗至关重要,考虑采用非手术治疗时,建议活检明确诊断。

2.全身评估

除对脑转移瘤作出定性诊断外,还应对患者做全身评估以确定治疗方案,评估内容如下。

(1)脑转移瘤是多发还是单发;多发肿瘤的部位,是否位于同侧颅腔,单次手术能否一次处理;多发肿瘤瘤体大小。

(2)原发病灶的组织学类型,原发病灶是否处理,肿瘤是否复发,有无全身其他器官转移。

(3)患者 KPS 评分。

(4)患者年龄,是否有全身恶病质。

(二)鉴别诊断

1.脑胶质细胞瘤

大脑表浅的胶质瘤与单发脑转移瘤需要鉴别,两者 CT 和 MRI 的信号相似,不同点在于:①胶质瘤边界不清,形态不规则,脑转移瘤多呈圆形或类圆形,边界清。②胶质瘤周边水肿一般没有脑转移瘤重。③转移瘤一般有既往肿瘤病史,或全身检查可发现原发病灶。

2.脑膜瘤

伴周边脑组织有明显水肿的凸面脑膜瘤应与表浅单发的转移瘤鉴别,两者都有边界,伴有水肿,不同点在于:①CT 或 MRI 平扫脑膜瘤密度一般高于转移瘤,多数密度均一。②增强 MRI 扫描脑膜瘤可见脑膜尾征或硬膜密度增高,转移瘤无硬脑膜转移时,一般硬膜密度无改变。③增强 MRI 扫描脑膜瘤均一强化,转移瘤不规则强化。

3.脑脓肿

脑脓肿需要与囊性转移瘤鉴别。两者相似之处在于:①影像学可见囊性改变,密度相近。②增强MRI 扫描可见环形强化壁,强化壁薄厚不一。③囊腔内均可有液平。不同点在于:①脑脓肿患者可有感染病史,转移瘤多无感染病史。②脑转移瘤环状强化壁可有瘤结节。③部分脑脓肿患者试验性应用抗生素治疗有效,脓肿壁较厚者抗生素治疗可能无效。少数癌症患者可发生脑脓肿,在诊断时需要注意。

4.脑梗死或脑出血

脑转移瘤可以出现短暂性脑缺血发作症状或以卒中症状为主要表现。单纯从临床和 CT 表现来区别转移瘤和脑卒中,有时较困难,特别是转移瘤内出血,如黑色素瘤、绒毛膜上皮癌、支气管肺癌和肾上腺癌瘤的出血者。

四、治疗

脑转移瘤的治疗需根据患者的年龄、KPS 评分、神经功能状态、原发肿瘤部位及控制情况、有无颅外转移,以及脑转移瘤数目、大小及部位等综合考虑。

(一)激素治疗

激素可通过减轻水肿,从而降低颅内压。除无颅内高压症状者和存在激素应用禁忌证外,脑转移瘤的患者均可给予激素和甘露醇脱水治疗。激素治疗 6～24小时后症状开始出现改善,3～7 日可达到最佳效果。

（二）手术

脑转移瘤的手术治疗适应证：①脑转移瘤为单发或相邻两个孤立性病灶,特别是肿瘤最大直径>3cm或中线移位>1cm。②原发灶不明,需要获得病理诊断者。③肿瘤部位表浅,位于非重要功能区,易于切除的转移瘤。④有明显的占位效应和水肿,已引起颅内高压威胁生命者。⑤脑室扩张明显或严重脑积水需要施行脑脊液分流术,病灶有巨大囊腔需要引流。⑥放疗抗拒的肿瘤。

对于单发或一些预后较好的1～3个脑转移瘤患者,手术切除可以延长其生存期。对于多发转移瘤,外科手术的作用仅限于获取病理诊断或者减轻占位效应及颅内高压症状。在选择脑转移瘤患者实施手术时,其原发肿瘤是否控制、患者一般状态、KPS评分、预期生存期、转移瘤的数量等均需严格考虑,否则手术并不能使患者获益。

在一项多中心随机试验中,颅内单发转移灶经完整切除后随机进入术后全脑放疗(WBRT)组(49例)(50.4Gy/28次)或观察组(46例),对中位生存期、脑功能性和局部控制率进行比较。结果表明,手术组中位生存期为43周,脑转移原发部位复发/进展率为46%;手术＋WBRT组中位生存期为46周,脑转移原发部位复发/进展率为18%。全脑照射可降低局部和远处复发以及随后的神经系统相关性死亡事件,术后辅助放疗有更好的局部和远程控制率。同样,对有生存期较长和颅外病灶有限的患者采用手术切除＋WBRT,要比单用WBRT为好。手术切除＋WBRT对比SRS＋WBRT,两者都是有效的治疗方法,有相似的生存率。分析表明,与单纯WBRT相比,WBRT联合手术延长了患者功能独立生存时间,减少了神经系统相关性死亡事件,但对患者生存期的影响无明显统计学差异。

有报道称,11%的已知原发灶肿瘤患者手术后不再发生新的脑转移瘤,因此对于可切除肿瘤,手术有其不可替代的作用。随着外科手术技术的进步,手术的死亡率已经从既往的11%下降至目前的0%～6%,这归功于现代麻醉学、定向技术、导航技术及纤维神经外科的进步。

（三）放射治疗

恶性肿瘤脑转移患者一般首选放疗,而化疗和手术等手段仅用于部分患者。放疗方式包括WBRT、SRS、WBRT＋SRS和术后辅助放疗。无论是单纯放疗还是联合放疗,对于经过选择的脑转移瘤患者来说,均能起到缓解症状和延长无局部进展时间的作用。

1.WBRT

WBRT一直是脑转移的标准治疗模式,中位生存期也由对症支持的2～4个月延长至4～6个月,而未治疗者仅1个月,肾上腺皮质激素治疗者为2个月。经WBRT治疗后,有50%～70%患者的临床症状缓解,1年总生存率为10%～15%。

全脑放疗目的在于治疗已有病灶,预防颅内新发病灶的发生。尽管 WBRT 是脑转移瘤患者的主要治疗方法,但单纯实施 WBRT 的疗效多年来尚未有改善。

既往认为脑转移瘤患者的标准治疗方式为 WBRT,但随着立体定向放射外科、手术、各种新型药物的应用以及患者不同状态的前提下,是否对所有患者都实施 WBRT 仍需要更多的探讨和临床研究验证。

WBRT 在一般状态差的患者中其临床获益可能是有限的。英国和澳大利亚研究者开展了一项 QUARTZ 非劣效性、随机对照Ⅲ期临床试验。进入研究者包括不能行手术或 SRS,且未行脑部放疗的晚期非小细胞肺癌多发脑转移患者 538例,1:1 随机分配,分别行最佳支持治疗(BSC)或联合 WBRT 组(20Gy/5 次)。WBRT 组困倦、脱发、恶心、头皮干燥或瘙痒等并发症发生率更多,但两组严重不良事件发生率并无显著差异。两组间的总生存期(HR:1.06,95% CI:0.90～1.26)、总体生活质量、地塞米松的使用均无显著性差异。单纯 BSC 组中位生存期为 41.7 天,联合 WBRT 组为 46.4 天。在 QUARTZ 研究中,全组生存期均较短,入组人群整体状态较差,提示 WBRT 对一般状态差患者的临床获益是有限的。WBRT 组的年轻患者(年龄<60 岁)中位总生存期为 10.4 周,高于单纯 BSC 组的7.6 周。而且在 KPS 评分>70 的患者中,WBRT 治疗有生存期改善的趋势。

在脑转移治疗中,WBRT 不仅可单独应用,还可以作为外科切除后辅助放疗、联合 SRS,以及作为局部治疗后复发患者的挽救治疗。但多项研究均显示分割方式和总剂量对生存期并没有太大影响,其中位生存期时间未随剂量增加而提高。

WBRT 剂量:目前仍沿用 3Gy/次,共 10 次,总剂量 30Gy;或 2.5Gy/次,总剂量 37.5Gy/15 次的分割方式。对一般状态差、预期生存短的患者,可采用 20Gy/5次的短疗程放疗。

全脑放疗的急性不良反应包括脑水肿、恶心呕吐、黏膜炎、脱发、疲乏、轻度的皮肤反应,一些患者还会出现急性耳毒性。晚期并发症包括视网膜病变、痴呆、视神经病变、耳毒性、内分泌疾病以及神经认知功能缺陷。

2.SRS

(1)适应证:①转移数目较少,多为 3～4 个以下。②直径<3cm。③位置较深或位于功能区不适合手术。④WBRT 后的复发。⑤肿瘤边界较清,易于周围组织区分。⑥对常规治疗相对不敏感的肿瘤(如肾癌、黑色素瘤等)的脑转移。

SRS 为近年新兴的放疗技术,在脑转移治疗中的地位日渐提高。其具备起效快、精度高、不良反应少的特点,同时还有肿瘤局部控制率高、治疗周期短等优势。对于单发或<3 个以下的脑转移、KPS 评分高、颅外病灶控制、颅内肿瘤总体负荷小的患者,SRS 的疗效是快速而显著的。SRS 后中位生存期 5～40 个月,平均 9.9个月。1 年的局部控制率高达 71%～79%。

与外科手术相比,SRS 微创、水肿较轻;与 WBRT 比较,放射性坏死等晚期并发症少见,而且照射剂量更高、局部控制更好,并显著延长生存期。

(2)照射剂量:RTOG 90-05 试验中,肿瘤最大直径为 31～40mm、21～30mm 和≤20mm 的最大耐受剂量分别为 15Gy、18Gy、24Gy。

(3)预后因素:总肿瘤体积可能比转移灶个数更能预测脑转移瘤患者 SRS 治疗后的生存期。1 项对 205 例行 SRS 的脑多发转移(>4 个)患者的多元回归分析显示,总体积是最重要的预后因素,而转移灶个数对预后无明显影响。治疗总体积<7mL,且转移灶<7 个的患者亚群预后更好,这些患者生存期显著延长(13 个月对比 6 个月,$P<0.0005$)。另一项随机对照研究显示,脑转移瘤治疗总体积<10mL 患者的生存期明显长于>10mL 的患者,单发与多发脑转移患者的生存期无明显差异。

对于>3 个转移瘤的多发脑转移行 SRS 是否也有价值呢?目前文献报道,部分多发转移瘤实施 SRS 也能达到和 2～3 个转移瘤相似的生存期。一项 23 个中心共有 1194 例脑转移患者的研究发现,颅内转移灶 1～10 个,肿瘤最大体积<10mL,最长直径<3cm,总体积<15mL,照射剂量分别为肿瘤体积<4mL,肿瘤周边剂量为 22Gy;肿瘤体积 4～10mL,给予 20Gy。研究结果显示,SRS 治疗脑转移瘤 2～4 个与 5～10 个的疗效无显著性差异。

总体来说,总肿瘤体积较小的多发脑转移瘤患者适合行 SRS。另外,预后好的病理类型(如乳腺癌),以及原发性肿瘤得到控制的患者无论转移灶的多少,更能从 SRS 治疗中获益。对一些放疗抗拒的病理类型如恶性黑色素瘤及肾癌,SRS 也取得了较好的局部控制率。

3.WBRT＋SRS

两种照射方式联合的治疗,理论上可以加强转移灶的照射剂量,提高局部控制率,同时覆盖全脑范围,消灭亚临床病灶,预防新发病灶。但是,在具体应用中是否达到了预期目的,仍无明确定论。

两个随机对照研究评估了 WBRT 后行 SRS 加量的疗效。RTOG9508 研究将 333 例 1～3 个脑转移瘤的患者随机分为 WBRT 组和 WBRT＋SRS 组。尽管没有排除一些不适合 SRS 治疗的大体积转移瘤患者(直径 3～4cm),仍然发现单发脑转移瘤患者联合治疗组有显著的生存获益(6.5 个月对比 4.9 个月,$P=0.04$),但 2～3 个转移瘤患者并没有从联合治疗中获得生存期的延长。另一项针对 2～4 个病灶的小样本临床研究表明,WBRT 后行 SRS,尽管延长了无局部失败时间(36 个月对比 4 个月,$P=0.005$),但是两组间的生存期无显著差别。

日本学者,将直径<3cm、病灶数 1～4 个的 132 例脑转移瘤患者随机分为两组,即 SRS 组和 SRS＋WBRT 组。SRS 后行 WBRT 降低了 1 年局部复发率(47％

对比 76%，$P<0.01$)，但是并没有延长中位生存期(7.5 个月对比 8 个月)。有研究显示，SRS＋WBRT 延长了局部控制时间，但对比单独 SRS 未显示总生存优势。2015 年一项荟萃分析发现仅在＜50 岁人群中，单独 SRS 生存优于＞SRS＋WBRT 组。EORTC 22952-26001 研究入组了 359 例 1～3 个脑转移瘤的患者，这些患者先行手术或者 SRS 治疗，然后根据是否行 WBRT 将患者分为两组，联合 WBRT 组颅内复发率及神经相关性死亡率下降，但总生存期并未改善。

几项脑转移瘤放疗的临床试验(NCCTGN0574、EORTC 22952-26001、JROSG 99-01 研究)都是评估 SRS±WBRT 组治疗≤4 个非小细胞肺癌脑转移疗效的。尽管这些研究表明 WBRT 能改善颅内病灶控制，但均未能证实 WBRT 可以提高 NSCLC 患者的生存期。

NCCN 数据库中纳入 413 例确诊为脑转移瘤的患者。其中 118 例(29%)实施 SRS，295 例(71%)实施 WBRT，13 例(3%)接受了两种治疗方式。脑转移瘤个数≤3 个的患者多数接受 SRS，而≥4 个的多接受 WBRT($P<0.001$)。转移灶较小、无颅外疾病的患者更倾向于选择 SRS。其中，有 197 例脑转移瘤数目＜4 个、直径＜4cm、两种治疗方法均适用的患者，有 48% 的患者选择了单纯的 SRS。SRS 组中位生存期为 9 个月，而接受 WBRT 患者为 3.9 个月。该研究表明，脑转移灶＜4 个的非小细胞肺癌患者，接受 SRS 治疗较 WBRT 中位生存期明显延长。SRS 技术使肿瘤靶区得到更高剂量的照射，症状改善迅速，原位复发少见。荟萃分析 40 个非随机对照研究，共有 2697 例患者，共 3922 个病灶，肿瘤中位局部控制率为 81%，WBRT 单独应用局部控制率为 50%，合用 SRS 后局部控制率提高了 30%。中位有效率为 69%，中位生存期为 8～10 个月。

WBRT 比较对症支持治疗能改善患者生存，而 WBRT 后的局部加量的治疗获益有待进一步研究。WBRT 加局部补量提高了局部控制率，对单发或少数转移者能改善生存率。对多发脑转移者，不能改善总生存率。

4.WBRT＋手术

随机对照试验，证实手术＋WBRT 比单纯 WBRT 可提高中位生存期(40 周对比 15 周，$P<0.0001$)，脑转移复发两组分别为 20% 和 52%($P<0.02$)。试验结果显示，手术＋WBRT 和单独 WBRT 的中位生存期分别为 10 个月和 6 个月($P=0.04$)。加拿大有报道多中心研究也是对照手术＋WBRT 和单纯 WBRT，中位生存期 5.6 个月对比 6.3 个月，两组总生存期无区别。上述随机对照试验证明手术切除＋WBRT 比单用 WBRT 效果更好。

脑转移术后辅以 WBRT，目的在于消灭残存的病灶或亚临床病灶。目前，研究显示术后 WBRT 能提高局部控制率，但对总生存期的影响还不确定。分析了梅奥 85 例单发脑转移瘤术后失败模式发现，其中有 34 例接受了术后 WBRT，51

术后观察。WBRT组和观察组的颅内局部失败率分别为21％和85％,接受39Gy剂量的患者相对39Gy以下人群有更小的局部失败率,分别为11％和31％。接受WBRT组的中位生存期为21个月,远高于对照组的11.5个月。这些数据提示术后WBRT可降低颅内局部复发,进而提高了生存期。

手术＋WBRT,比单纯手术切除可改进对脑原发转移部位和远位转移的控制,NCCN作为Ⅰ级推荐。对于颅内单发脑转移瘤,手术切除后是否需要加WBRT的问题,进行了随机对照试验。95例单发脑转移瘤患者随机分为单纯手术组和手术＋WBRT组。随访显示术后行WBRT可明显减少颅内肿瘤复发(18％对比70％,$P<0.001$)及颅内其他部位复发(14％对比37％,$P<0.01$);但两组中位生存期无显著性差异(48周对比43周)。研究发现,原发肿瘤稳定的患者,其手术加放疗和单纯手术两组间的,中位生存时间及生活自理时间差别最大;中位生存期分别为12个月和7个月,生活自理期分别是9个月和4个月。另一项入组84例患者的研究却显示术后是否加用WBRT方案对生存期无明显差异,可能是因为全身广泛转移和体力状态比较差的患者未被排除在入组标准之外,这部分患者行外科切除的预后较差。

因此,脑转移瘤术后是否补充WBRT,应根据患者的整体情况具体分析。对于有多发脑转移倾向的原发肿瘤、手术未完全切除、放疗相对敏感、一般情况较好和有限的颅外病灶的患者可以给予术后辅助全脑放疗。

(四)全身治疗

1.化疗

治疗脑转移瘤的药物不仅要求对肿瘤有效,也要能够进入血脑屏障,因此化疗很少作为脑转移瘤患者的初始治疗措施。但是,随着靶向药物和新型化疗药物的开发研制,有些药物可以通过血脑屏障,在颅内有较高浓度,因此可以应用于部分脑转移患者。

替莫唑胺(TMZ)是第二代烷化剂,能够透过血脑屏障,在脑脊液中的浓度是血浆浓度的40％。目前,有多项试验证实TMZ和放疗联合应用能增加脑转移患者的无进展生存期和放疗有效率。TMZ对初治恶性黑色素瘤脑转移患者也有效。

大剂量甲氨蝶呤方案治疗乳腺癌脑转移可以获得56％的疾病控制率,铂类、依托泊苷、卡培他滨±拉帕替尼对乳腺癌脑转移也有效。Ⅰ/Ⅱ期临床研究证实托泊替康＋WBRT治疗75例脑转移瘤患者取得了72％的有效率。培美曲塞＋顺铂化疗方案对于肺癌、腺癌脑转移有效。

2.靶向治疗

EGFR-TKI单纯应用或联合放疗,使得有驱动基因突变的非小细胞肺癌脑转移人群获益。HER-2过表达的乳腺癌脑转移患者亦能从靶向治疗中获得生存改善。

3.免疫治疗

免疫治疗为近几年新兴的抗肿瘤治疗手段,PD-1抑制剂尼沃鲁单抗、CTLA-4抑制剂伊匹单抗和BRAF抑制剂达拉菲尼和威罗菲尼对恶性黑色素瘤脑转移有效,但尚需积累更多病例验证。

(五)脑转移放疗后复发的处理

脑转移瘤放疗后复发的治疗方案选择取决于患者身体状态、颅外肿瘤是否稳定,以及是否有效的全身治疗措施。全身肿瘤属于进展期的患者可考虑姑息治疗、最佳支持治疗或者放疗;全身肿瘤控制较好的患者可考虑行手术、放疗或者化疗。

先前接受WBRT的复发患者一般不再推荐应用WBRT,可考虑对复发病灶再次局部放疗或SRS或手术切除;对于多发性弥漫病灶建议选择全身治疗。如患者复发后体力状态很差,无有效治疗选择时则给予最佳支持治疗。有学者回顾分析了5个中心接受伽玛刀治疗的116例单发脑转移瘤患者,其中有39%为WBRT后复发,中位生存期仍能达到11个月,新确诊的脑转移患者中位生存期为14个月。

先前接受SRS患者如果有效时间持续6个月以上,可考虑再次行SRS。同一部位复发再次行SRS是NCCN的2B类推荐,而且第二次照射剂量要适当减少。SRS后颅内新增转移灶的治疗方式则取决于新增转移灶的数目,>3个者可全脑放疗或系统化疗,1~3个新增转移灶的患者还可以考虑手术或SRS。

(郭 静)

第二章

头颈部肿瘤

第一节 鼻咽癌

一、病因

鼻咽癌的病因目前未确定,较为肯定的致病因素为 EB 病毒(EBV)感染、化学致癌因素和遗传因素。

(一)EB 病毒

1946 年 Old 等首先在鼻咽癌患者的血清中检测出 EB 病毒抗体,之后大量血清流行病学研究已证明 EB 病毒与鼻咽癌发病密切相关。其一,在鼻咽癌活检癌细胞中检出 EB 病毒的 DNA 和病毒抗原;其二,鼻咽癌患者的血清中大多有 EB 病毒抗体效价升高,且其效价水平和病变转归成正相关。

(二)化学致癌因素

鼻咽癌的发病地域集聚性反映了同一地理环境和相似的生活习惯中某些化学因素致癌的可能性。调查发现,鼻咽癌高发区的大米和水中微量元素镍含量较低发区为高,镍饮食可能为鼻咽癌发病的促进因素。高发人群常吃的咸鱼、腌肉、腌菜中致癌物亚硝酸盐的含量非常高。有动物实验证明亚硝胺及其化合物与鼻咽癌发病密切相关,食用咸鱼已被证实是鼻咽癌的危险因素。

(三)遗传因素

鼻咽癌发病有家族高发倾向,提示鼻咽癌可能与血缘或遗传有关。有研究证实,4 号染色体短臂可能存在鼻咽癌易感基因,但仅适用于部分鼻咽癌患者,到目前为止,鼻咽癌的易感基因仍在研究中。

二、相关解剖

鼻咽位置较为深在,又称上咽部或咽的鼻部,咽的上 1/3,颅底与软腭之间连接鼻腔和口咽,为呼吸通道。鼻咽腔由 6 个壁构成:前、顶、后、底壁和左、右两侧壁,顶和后壁相互连接,倾斜形成圆拱形,因而称为顶后壁。

三、临床分期

结合临床检查、鼻咽镜检、鼻咽颈部 CT/MRI 检查可明确原发肿瘤侵及范围及区域淋巴结转移状态。胸部 CT 或 X 线摄片、腹部超声和骨扫描以及必要时正电子发射计算机体层显像(PET-CT)检查,对排除远处转移是必要的。

颈部转移淋巴结诊断时推荐参考增强 MRI 或 CT 扫描结果,以下情况可考虑为阳性淋巴结。

(1)横断面图像上淋巴结最小径≥10mm。

(2)中央坏死或环形强化。

(3)同一高危区域≥3 个淋巴结,其中最大淋巴结短径≥8mm(高危区定义:N_0者,Ⅱ区;N＋者,包括转移淋巴结所在区及下一区)。

(4)淋巴结包膜外侵犯(征象包括淋巴结边缘不规则强化;周围脂肪间隙部分或全部消失;淋巴结互相融合)。

(5)咽后淋巴结:最大横断面的短径≥5mm。

目前,鼻咽癌的临床分期采用美国癌症联合委员会(AJCC)2018 年第 8 版(国内国际统一)。2018 年 AJCC 第 8 版修订的鼻咽癌 TNM 分期系统如下。

(一)T 分期

T_x:原发肿瘤无法评估。

T_0:未发现肿瘤,但有 EBV 阳性的颈部淋巴结转移。

T_1:肿瘤局限于鼻咽或者侵及口咽和(或)鼻腔,但未侵及咽旁间隙。

T_2:肿瘤侵犯咽旁间隙和(或)邻近软组织受侵(翼内肌、翼外肌、椎前肌)。

T_3:肿瘤侵犯骨性结构如颅底、颈椎、翼状结构和(或)鼻旁窦。

T_4:肿瘤侵犯颅内、脑神经、下咽、眼眶、腮腺和(或)超过翼外肌外侧缘的广泛软组织。

(二)N 分期

N_x:无法评估区域淋巴结。

N_0:无区域淋巴结转移。

N_1:单侧淋巴结转移,和(或)单侧或双侧咽后淋巴结转移;淋巴结最大径≤6cm,位于环状软骨下缘以上区域。

N_2:双侧颈部,最大径≤6cm,环状软骨下缘以上区域淋巴结转移。

N_3:单侧或双侧颈部淋巴结,最大径＞6cm 和(或)延伸到环状软骨下缘以下区域。

(三)M 分期

M_0:无远处转移。

M_1:有远处转移。

（四）临床分期

鼻咽癌 TNM 分期见表 2-1。

表 2-1 鼻咽癌 TNM 分期

分期	T	N	M
0 期	T is	N_0	M_0
I 期	T_1	N_0	M_0
II 期	$T_{0\sim1}$	N_1	M_0
	T_2	$N_{0\sim1}$	M_0
III 期	$T_{0\sim2}$	N_2	M_0
	T_3	$N_{0\sim2}$	M_0
IV A 期	任何 T	N_3	M_0
	T_4	$N_{0\sim2}$	M_0
IV B 期	任何 T	任何 N	M_1

四、扩散和转移

（一）局部扩散

可侵犯咽旁间隙、颅底以及颅内。

（二）淋巴转移

淋巴引流转移大致可分为 3 个途径：①导入咽旁间隙的淋巴结，自此转入上颈静脉淋巴结的颈深上淋巴结。②直接导入颈深上淋巴结。③有部分从鼻咽直接引流入颈后三角区副神经旁淋巴结。

（三）血行转移

40%～60% 的患者死于远处转移，以骨转移多见，其次是肺转移和肝转移。

五、临床表现

鼻咽癌发生部位隐蔽，早期可无症状或症状轻微，症状明显时往往已是晚期。

（一）血涕

由于鼻咽腔内肿瘤血管比较脆，肿瘤外表常没有黏膜覆盖，故易有血涕或鼻出血症状，占初发症状的 23.2%。最常发生在早晨起床后，出现回吸性血涕或擤鼻后涕中带血。鼻咽癌伴大块坏死或深大溃疡时可出现大出血。

（二）鼻部症状

鼻咽癌好发于鼻咽顶前壁，易侵犯鼻腔后部，出现不同程度的鼻塞，占初发症状的 15.9％。

（三）耳部症状

鼻咽癌发生在鼻咽侧壁、侧窝或咽鼓管开口上唇时，肿瘤压迫咽鼓管可发生单侧性耳鸣或听力下降，占初发症状的 14.1％，有时还可发生卡他性中耳炎。

（四）头痛

常为一侧性偏头痛，位于额部、颞部或枕部，占初发症状的 26.9％。轻者头痛无须治疗，重者需服止痛药，甚至注射止痛针。头痛的原因很多，颅底骨破坏是头痛的常见原因之一；晚期鼻咽癌的头痛可能是由三叉神经第 1 支末梢神经在硬脑膜处受刺激反射引起。

（五）颈部淋巴结肿大

颈部淋巴结转移最常见部位为颈深上组淋巴结以及咽后淋巴结。60％～80％患者初诊时即有淋巴结转移。

（六）脑神经受侵症状

鼻咽癌向上侵及颅内，可出现脑神经受累症状，最常受累为第Ⅲ～Ⅵ对脑神经，表现为一侧面神经麻痹、复视、眼球固定等。其他较常见的有第Ⅻ对脑神经，表现为一侧舌肌萎缩，伸舌偏向患侧。

六、诊断

（一）体格检查

仔细检查头颈部区域淋巴结有无肿大、脑神经有无损伤等相关的异常体征。

（二）鼻咽镜检查

1.间接鼻咽镜检查

间接鼻咽镜检查是一种简便、快捷、有效的常规检查方法，通过了解鼻咽黏膜有无充血、出血、浸润、溃疡、新生物等，能早期检查出鼻咽部肿瘤。

2.鼻咽纤维镜检查

配备摄像、电视、录像等现代装置，鼻咽纤维镜检查可以有效地提高图像分辨能力。

（三）血清学检查

EB 病毒血清学检查包括 VCA-IgA、EA-IgA、EBV-DNA 抗体 3 项，能辅助诊断鼻咽癌，对早期提示鼻咽癌有一定的帮助。

（四）影像学检查

MRI/CT 检查在鼻咽癌诊断中能准确评价肿瘤的侵犯范围、进行 TNM 分期、指导勾画放疗靶区和评价疗效、随访复发和转移。MRI 与 CT 相比，对判断软组织侵犯以及颅内海绵窦、脑神经侵犯有明显优势，故判断上述部位侵犯与否以 MRI 检查为首选。

（五）鼻咽活检

病理学检查是确诊鼻咽癌的金标准，即使临床症状、体征、CT/MRI 和血清学检查诊断提示为鼻咽癌，仍须有病理学检查明确诊断。间接鼻咽镜检查或鼻咽纤维镜检查时，如发现鼻咽部有可疑病灶或肿瘤，均须做活体组织检查。

七、治疗

（一）放射治疗

鼻咽的解剖位置特殊，周围有许多重要的器官结构，鼻咽癌呈浸润性生长，难以完全切除，且鼻咽癌对放射治疗比较敏感，因此放射治疗是鼻咽癌治疗的根本方法。

1. 束流调强放射治疗

放疗范围包括鼻咽原发灶、转移颈部淋巴结、可能侵及的局部高危区以及颈部淋巴引流区。

2. 近距离放射治疗

作为鼻咽癌外照射后的补充治疗手段，在临床上有一定应用价值，但须掌握其适应证。

（1）腔内后装放射治疗：适用于浅表性的病灶，病灶的厚度不应超过 10mm。

（2）组织间插植放射治疗：包括鼻咽旁区插植、蝶窦及筛窦插植、经鼻腔鼻咽顶壁插植、鼻咽放射性颗粒种植、颈部淋巴结插植等技术。

（二）化学治疗

我国鼻咽癌的病理类型绝大多数为未分化型非角化性癌，对化疗比较敏感。化疗对提高局部控制率及减少远处转移都有潜在的益处，目前鼻咽癌化疗的标准方案是以铂类为基础的联合化疗，包括 TP（多西他赛/紫杉醇＋顺铂）、TPF（多西他赛/紫杉醇＋顺铂＋氟尿嘧啶）、GP（吉西他滨＋顺铂）等。对于已有远处转移的鼻咽癌，化学治疗是其主要的治疗手段。因此，化放疗结合的综合治疗是局部晚期鼻咽癌的重要治疗模式。

1. 诱导化疗

诱导化疗又称新辅助化疗，是指放疗前使用的化疗。

2. 同期放化疗

同期放化疗是指在放射治疗的同时使用化疗。

3. 辅助化疗

辅助化疗是在放射治疗后进行的化疗。

4. 姑息化疗

用于已发生远处转移的患者。

（三）手术治疗

放射治疗是鼻咽癌最主要的治疗手段,对于部分放疗后颈部残留或复发的病灶,手术治疗为一种有效的补救措施,但应用有限。

（四）靶向生物治疗

表皮生长因子受体(EGFR)在头颈部鳞状细胞癌中表达高达 88%以上,鼻咽癌的 EGFR 表达低于头颈肿瘤,但其表达升高与鼻咽癌不良预后密切相关,西妥昔单抗、尼妥珠单抗等是 EGFR 的单克隆抗体,头颈部肿瘤实践指南已将尼妥珠单抗作为联合放疗治疗鼻咽癌的方案之一。

（五）免疫治疗

EB 病毒几乎存在于所有低分化或未分化的非角化型鼻咽癌中,与鼻咽癌相关的 EB 病毒通常是潜伏Ⅱ型感染模式,其肿瘤细胞主要表达 3 种潜伏膜蛋白,分别为 LMP1、LMP2A 和 LMP2B。EB 病毒所表达的病毒抗原被认为是一个潜在的免疫治疗靶点,可以利用潜在的 T 细胞识别肿瘤细胞。研究表明,在 EB 病毒感染的鼻咽癌患者中阻断 LMP1 致癌途径和细胞程序性死亡-受体 1/细胞程序性死亡-配体 1(PD-1/PD-L1)检查点,通过免疫治疗使免疫正常化可能有潜在的临床获益。

（杨　鑫）

第二节　喉癌

喉癌是喉部最常见的恶性肿瘤。在我国喉癌的发生率占全身恶性肿瘤的 1%~5%,占耳鼻咽喉科恶性肿瘤的 7.9%~35%,为该科各部三大恶性肿瘤之一。喉癌多发生于 50~70 岁,患者以男性居多。近年来,喉癌诊断和治疗的进展迅速,在恶性肿瘤中属疗效较好者。总体 5 年生存率达 50%左右,早期的声门癌和声门上癌 5 年生存率可达 80%左右。

关于声门上癌、声门癌和声门下癌的各自发病率也有地区差异。从世界绝大多数地区的报道来看,声门癌的发病率最高,声门上癌次之,声门下癌最少。但意大利的米兰、芬兰的赫尔辛基、我国辽宁省都是以声门上癌为主,声门癌次之。这种地区差异的原因还有待于进一步研究。

治疗喉癌患者时应正确判断肿瘤侵犯的范围,选择最佳的治疗方案,以求既治愈疾病,又尽可能多保留一些喉的功能。

一、病因

喉癌的病因迄今尚未完全明了,目前认为可能与下列因素有关。

（一）性激素及其受体

喉是第二性征,也被认为是性激素的靶器官。喉癌主要发生在老年男性。人体各种肿瘤中,喉癌发病率的性别差异仅次于生殖系统肿瘤。有研究表明体内雄激素水平相对或绝对增高可能与喉癌的发生发展有关,抗雄激素治疗对喉癌可能有抑制作用。研究发现正常人喉黏膜不论男性和女性均存在高水平特异性雄激素受体,癌变后逐渐丧失表达雄激素受体的能力。但性激素及其受体与喉癌之间的确切关系尚未明确,有待深入研究。

（二）吸烟

吸烟可引起呼吸道肿瘤。从世界范围的研究来看,绝大部分喉癌患者有长期吸烟史。喉癌的发病率与每日吸烟的量和吸烟的总时间成正比,长期被动吸烟亦可致癌。有学者分析了 6 360 例喉癌患者,96%有吸烟史,52%是重度吸烟者。近年来,女性喉癌患者增加,可能与女性吸烟人数增加有关。

目前研究表明,烟草燃烧时产生的烟草焦油含有致癌物质苯并芘。此外烟草燃烧时产生的气体使呼吸道纤毛运动停止或减弱,黏液的黏性增加,黏膜充血水肿,上皮增厚和鳞状化生,成为癌肿的发生基础。

吸烟者罹患喉癌存在个体差异。部分学者报道吸烟者喉癌的易感性与肝脏内N-乙酰转移酶表型有关。肝脏中的 N-乙酰转移酶对香烟烟雾中的芳香胺类致癌物质起转化作用,由于遗传因素个体间这种酶的活力有强弱之分,该酶活力强者吸烟不易患喉癌,该酶活力弱者吸烟易患喉癌。此外,还有报道称,体内芳烃羟化酶能激活香烟烟雾中的多环芳烃类致癌物,芳烃羟化酶活力强者易患喉癌。吸烟者喉癌易感性与哪些因素有关有待深入研究。

（三）空气污染

长期在木料粉尘、石棉、芥子气、镍等环境中工作的人群喉癌发病率明显上升。有学者对辽宁省工业城市大气污染与喉癌关系进行研究,其结论是大气污染程度与喉癌发病率成正相关。

（四）癌前期病变

喉角化症(包括喉白斑病和喉厚皮病)及慢性增生性喉炎等,由于长期的上呼吸道感染、吸烟、有害气体的刺激,可导致上皮细胞的异常增生或不典型增生,往往最后发生癌变。

喉白斑是指喉黏膜上产生白色斑块。多见于男性,好发在声带上。临床上按有无隆起分为扁平型和疣状型。其组织病理改变为黏膜上皮增生,故也有人称之为喉过高角化症、喉厚皮病或角化不良症。不少学者通过长期观察发现有部分喉白斑病发展为喉癌,有的患者甚至第一次活检时就有癌变。由于诊断标准不统一,癌变发生率报道也不一致,从 3.4%～67.2%。因此对喉白斑病的处理应采取认真负责的态度,可在全麻支撑喉镜下行喉显微手术或通过喉裂开术将白斑剥除,术后标本送病理检查,有癌变者,按喉癌处理。未癌变者可定期随访,以免延误治疗时机。

(五)病毒感染

人乳头状瘤病毒(HPV)的感染,与喉癌的发生有一定的相关性,有学者的研究,发现约41%的喉鳞癌组织中可发现HPV,其中以HPV16、HPV18亚型最为多见。喉乳头状瘤通常与HPV感染有关且认为是喉癌的癌前期病变,即人喉乳头状瘤有一定的恶变发生率,可能与喉乳头状瘤感染的HPV型别有关或在喉乳头状瘤发展的过程中,HPV的型别发生了变化。HPV16、HPV18的感染,可能不是喉癌发生的根本原因,只有当病毒复制的早期基因E6/E7表达时,才会引起恶变的风险。以上结论,尚有待于更大样本的研究证实。

(六)其他

放射线可以致癌,放射线治疗颈部疾病引起喉癌、口咽癌在文献中已有报道,应引起重视。

也有人认为喉部黏膜慢性炎症和喉癌有一定关系。临床上可见到有的患者长期声嘶,检查见声带充血,长期以慢性喉炎治疗。迁延日久声带长出肿物,活检证实为鳞癌,故慢性喉炎长期不愈者,应注意随访。

常饮烈酒易发生喉癌,烟酒并用者,危害更大。但也有人认为酒不直接和喉部接触,两者关系不大。法国人酒的消费量大,其喉癌发病率高。但与此相反,英国的苏格兰人饮酒也很多,但喉癌的发病率并不高。

二、病理

喉部恶性肿瘤中以鳞癌为最多见,占喉部恶性肿瘤的96%～98%,其余分别为未分化癌、腺癌、纤维肉瘤、淋巴系统恶性肿瘤及其他恶性肿瘤。某医院对615例喉部恶性肿瘤患者的病理分析显示,鳞癌596例,占96.91%;未分化癌5例,占0.81%;腺癌4例,占0.65%;纤维肉瘤6例,占0.98%;淋巴系统恶性肿瘤2例,占0.33%;其他恶性肿瘤2例,占0.33%。

喉癌绝大部分为原发,从邻近器官如食管、甲状腺等处浸润而来者较少见,从远处转移而来者更少见。

喉腔解剖上分为声门上区、声门区及声门下区,原发于这3个不同部位的喉癌分别称为声门上癌、声门癌和声门下癌。

近年来有学者提出把贯声门癌作为第四型喉癌,其主要特点是癌肿以跨过喉室的形式侵犯声带、室带,其原发部位很难确定,这种癌肿易侵犯声门旁间隙,瘤体大于2cm者易侵犯软骨,3%～40%的患者有颈部淋巴结转移。但也有人持不同观点,通过组织病理学仔细研究发现贯声门癌是起始于声带和室带的黏膜移行部位,因此仍应归在声门上癌或声门癌。如果癌肿从声门上区侵入声门区,应视为声门上癌 T₂,反之也一样;如侵犯声门旁间隙和喉软骨应视为喉癌的晚期病变。因此,至今国际抗癌联合会(UICC)几经修改的 TNM 分类中均未提及贯声门癌。

喉癌可以从鳞状上皮发展而来,也可以从呼吸道上皮发展而来,其演变过程大致可以分为以下阶段:癌前期病变、原位癌、浸润癌。当然临床上并不是每个患者都可以看到这 3 个阶段。

喉癌的癌前期病变主要是喉白斑病和喉乳头状瘤。根据上皮不典型增生情况喉白斑病又可分为以下 3 种情况:第一,喉白斑伴上皮轻度不典型增生,即异形细胞局限于上皮层的下1/3;第二,喉白斑伴上皮中度不典型增生,即异形细胞局限于上皮层的下 2/3;第三,喉白斑伴上皮重度不典型增生,即异形细胞累及上皮全层,第三种情况相当于原位癌,此时上皮的基底膜仍完整。喉乳头状瘤有一定的恶变发生率,故有学者认为这是一种处于良恶性之间的肿瘤。喉乳头状瘤接受放射治疗后癌变机会更多,故有学者反对用放射疗法治疗喉乳头状瘤。

原位癌一般归在癌肿的早期阶段,指癌变仅局限于上皮层,基底膜完好或基本完好,结缔组织无浸润者。但如活检时取材过于表浅或取自癌变区邻近部位,可将浸润癌误诊为原位癌。

当基底膜被穿透即进入浸润癌阶段,此时癌肿发展迅速,侵犯结缔组织、肌肉、软骨等喉的组织结构。

声门上癌发展和转移较快,这与该处癌细胞分化较差,而血供和淋巴管较丰富有关。声门区的血管和淋巴管均较少,因此声门癌的发展和转移相对较慢。原发于声门下区的癌较少,但其位置隐蔽,早期不易发现,故预后较差。

喉癌的预后和级别有关,Ⅰ～Ⅱ级的喉癌预后相对较好,局部淋巴结转移较晚。Ⅲ～Ⅳ级喉癌转移较早,预后较差。

因Ⅱ级和Ⅲ级不易分辨,故也有人将喉癌分为三级:高分化、中度分化和低分化。但应注意同一肿瘤其不同部位的癌组织分化程度可能不同。

三、诊断及鉴别诊断

(一)临床表现

声门上癌、声门癌和声门下癌的症状和体征各有不同,分述如下。

声门上癌早期症状常不明显,往往只有喉部异物感或不适感,有的患者有干咳。发声多无改变,当癌肿向下侵犯声带时才出现声嘶。有的患者直接出现颈部淋巴结转移才引起重视。如癌肿起始于会厌喉面,早期间接喉镜检查不一定能及时发现,当癌肿长大到一定程度才能被发现。如阻塞气道,可产生呼吸困难;如喉软骨受到侵犯,可引起吞咽痛和放射性耳痛。

声门癌早期症状为声嘶,通常发展较慢,常被误认为感冒或喉炎,尤其是以往有慢性喉炎史的患者。因此,中年以上患者如声嘶超过3周且对症治疗无效者,均应做仔细的喉镜检查。随着肿瘤增大,声嘶会逐渐加重,甚至失声。早期声门癌可见声带有局限性隆起或增厚,表面往往粗糙不平,随着肿瘤逐渐增大,可见明显的乳头状或菜花状肿块。如声带运动发生障碍或固定,表明声门旁间隙中的喉内肌受到侵犯。如肿瘤进一步增大,阻塞声门,可引起呼吸困难。

声门下喉癌出现症状较晚,如侵犯声带可出现声嘶,如声带未受到侵犯,则仅有喉部不适或发音易疲劳等症状。

以上3个部位喉癌长大到一定程度,其表面可出现溃烂,此时可出现口臭、咯血。

(二)辅助检查

1.喉镜检查

喉镜检查是诊断喉癌最重要的手段。目前喉部检查的方法较多,实际工作中可按照由简到繁的顺序进行选用。最先应使用间接喉镜检查,对咽反射敏感的患者可做咽部表面麻醉,常用的表麻药物为1%丁卡因溶液或1%达克罗宁溶液。对咽反射过分敏感或喉部暴露不满意的患者可采用纤维喉镜检查,绝大部分患者都能接受此项检查。此外,还可使用频闪喉镜,观察声带波的变化,以利于发现早期的肿瘤。个别患者用上述方法检查仍不满意,则可在全麻支撑喉镜下用手术显微镜进行检查。检查时应按一定顺序,如先从两侧声带开始,然后依次检查室带、杓区、杓会厌皱襞、梨状窝、声门下以及会厌的喉面、舌面、会厌谷,并注意观察声带运动情况,全麻支撑喉镜下做喉部检查时可用特制的小拉钩将室带拉开,检查喉室内的情况。有条件的医院还可通过纤维或电子喉镜进行喉部录像或拍摄照片。

2.活组织检查

活组织检查是目前确诊喉癌的主要依据。活检不仅可以确定诊断,还可以了解肿瘤的分化程度。活检取材应避免肿瘤坏死区,所取组织应适当大一点,以利于病理检查,但也不宜过大,以免引起出血。对声门裂狭小、呼吸困难者,最好先行气管切开,以免发生窒息。

3.颈部检查

首先检查甲状软骨。通过触诊了解甲状软骨翼板、环甲膜及甲状舌骨膜处有无膨隆及触痛,判断上述部位有无肿瘤侵犯。接着左右推移甲状软骨,正常时可感觉到甲状软骨后缘和颈椎之间的摩擦音。如摩擦音消失,说明肿瘤已向后侵犯。最后通过视诊和触诊检查颈部淋巴结。检查也应按一定顺序对颈部各个解剖区域逐一检查,以免疏漏。有经验的医生可以大致上分辨有肿瘤转移的淋巴结和一般慢性炎症的淋巴结,但这种判断有时候不完全可靠。

4.影像学检查

影像学检查的目的是进一步了解肿瘤的范围。虽然通过喉部检查可大致了解肿瘤的大小,但往往不够精确。近年来,临床上广泛开展保存喉功能的手术。精确地了解肿瘤侵犯的范围对彻底切除肿瘤,又尽可能保留正常喉组织有重要意义。用于喉部影像学检查有 X 线摄片、CT 及 MRI,现分述如下。

(1)X 线摄片:喉部侧位片用于全面了解喉及气管的情况,尤其是了解声门下受累的情况,对于能否手术,手术时气管应切到第几环,常起到指导作用。侧位片还可以了解到会厌前隙的情况。喉断层摄片避开了颈椎的阴影,又可进行左右两侧对比,能清楚显示喉前庭、室带、喉室、声带及声门下的情况,也可以了解到两侧梨状窝的情况,对了解肿瘤的大小及侵犯范围有很大的帮助。

(2)CT:传统的喉镜检查和 X 线检查虽能大致推断喉癌侵犯范围,但不能获得肿瘤侵犯喉深部结构的精确情况。喉部 CT 与整块连续切片相比有以下优点。第一,能确定喉黏膜下肿瘤浸润的范围;第二,可清楚地显示声门旁间隙有无肿瘤侵犯;第三,可清楚地显示会厌前间隙有无肿瘤侵犯;第四,能发现 5mm 以上的软骨破坏区;第五,能清楚地显示肿瘤对喉深部结构侵犯的范围。因此,CT 提高了 T 分期的准确性,尤其对临床上难以区分的 T_3、T_4 期喉癌诊断,有很大的帮助。

(3)MRI:MRI 所显示喉部肿瘤的图像较 CT 清晰,能清楚地显示喉软骨是否受到肿瘤的破坏。因此,MRI 对喉癌的诊断、术式选择有较大帮助。

(三)诊断标准

对喉癌的确诊,需做喉镜检查、影像学检查、活组织病理检查等以明确诊断。

(四)鉴别诊断

喉癌必须和下列疾病鉴别。

1.喉结核

喉结核发病率现已明显下降。其主要症状是声嘶和喉痛。以往其主要病变是喉黏膜苍白水肿,有小溃疡,并覆有黏脓性分泌物。近年来临床上所见到的喉结核病变和喉癌很相似,需要做活检才能鉴别。肺部 X 线检查、痰的结核杆菌检查也能为鉴别诊断提供重要依据。此外喉结核也可与喉癌同时存在,应予以注意。

2.喉梅毒

喉梅毒的症状为声嘶、咳嗽,有时还可出现喉痉挛或喉狭窄的症状。患者多不觉喉痛。喉镜检查可见喉前部有梅毒瘤、溃疡、喉黏膜肿胀。此外,患者还有梅毒所引起的身体其他部位症状。梅毒螺旋体抗原血清试验及喉部活检可以确诊。

3.喉乳头状瘤

喉乳头状瘤外观有时和喉癌不易鉴别。喉乳头状瘤可单发也可多发,可有蒂也可广基。因喉乳头状瘤仅发生在黏膜表层,即使病变范围较广,也无声带运动障碍。

喉癌基本上为单发,很少有蒂。喉乳头状瘤的确定诊断还需依据病理检查。此外,应注意中年以上患者喉乳头状瘤癌变,有时一部分发生癌变,另一部分还保持乳头状瘤的特征,对这种患者有时要多次活检,才能取到癌变部分。

4.喉淀粉瘤

喉淀粉瘤是一种良性肿物,可引起声嘶,如体积较大可引起呼吸困难。外观不易和喉癌鉴别,活检时可发现其质地较硬不易切取,经病理检查可以确诊。

5.其他恶性肿瘤

如腺癌、淋巴肉瘤、纤维肉瘤、黑色素瘤、横纹肌肉瘤等均可发生在喉部,但均少见,需做病理检查,才能确诊。

四、临床分期

NCCN 2019 分期,包括声门上癌、声门癌、声门下癌。

(一)T 分期

T_x:原发肿瘤不能被确定。

Tis:原位癌。

1.声门上癌

T_1:肿瘤局限在声门上区一侧,声带活动正常。

T_2:肿瘤累及声门上区一个以上邻近结构的黏膜或声带或声门上区(如侵及舌根黏膜、会厌、梨状窝内侧壁,不伴有喉固定)。

T_3:肿瘤限于喉内,声带固定和(或)侵犯以下的任何一个结构。环后区、会厌前间隙、声门旁间隙,和(或)微小的甲状软骨侵犯。

T_4:中等晚期或非常晚期局部疾病。

T_{4a}:中等晚期局部疾病。肿瘤侵犯甲状软骨和(或)侵犯喉外(如气管、颈部软组织,舌深层非固有肌肉,带状肌,甲状腺或食管)(可切除)。

T_{4b}:非常晚期局部疾病。肿瘤侵犯椎前间隙,包绕颈动脉或侵犯纵隔结构(不可切除)。

2.声门癌

T_1:肿瘤局限在声带,可以累及前、后联合,声带活动正常。

T_{1a}:肿瘤局限在一侧声带。

T_{1b}:肿瘤侵犯双侧声带。

T_2:肿瘤累及声门上区和(或)声门下区或声带活动受限。

T_3:肿瘤局限于喉内,声带固定。

T_4:中等晚期或非常晚期局部疾病。

T_{4a}:中等晚期局部疾病。肿瘤侵犯甲状软骨和(或)侵犯喉外组织(如气管、颈部软组织,舌深层非固有肌肉,带状肌,甲状腺或食管)(可切除)。

T_{4b}:非常晚期局部疾病。肿瘤侵犯椎前间隙,包绕颈动脉或侵犯纵隔结构(不可切除)。

3.声门下癌

T_1:肿瘤局限于声门下区。

T_2:肿瘤累及声带,声带活动正常或受限。

T_3:肿瘤局限于喉内,声带固定。

T_4:中等晚期或非常晚期局部疾病。

T_{4a}:中等晚期局部疾病。肿瘤侵及环状软骨或甲状软骨和(或)侵及喉外组织(如气管、颈部软组织,舌深层非固有肌肉,带状肌,甲状腺或食管)(可切除)。

T_{4b}:非常晚期局部疾病。肿瘤侵犯椎前间隙,包绕颈动脉或侵犯纵隔结构(不可切除)。

(二)N 分期

N_x:区域淋巴结无法确定。

N_0:无区域淋巴结转移。

N_1:同侧的一个淋巴结转移且最大径≤3cm 且 ENE(一)。

N_{2a}:同侧的一个淋巴结转移且 3cm<最大径≤6cm 且 ENE(一)。

N_{2b}:同侧的多个淋巴结转移且最大径≤6cm 且 ENE(一)。

N_{2c}:双侧或对侧的淋巴结转移且最大径≤6cm 且 ENE(一)。

N_{3a}:任一转移淋巴结最大径>6cm 且 ENE(一)。

N_{3b}:任何临床明显 ENE(＋)的淋巴结转移。

＊ENE:淋巴结包膜外侵。

(三)M 分期

M_0:无远处转移。

M_1:远处转移。

(四)临床分期

喉癌临床分期见表 2-2。

表 2-2　喉癌 TNM 分期

分期	T	N	M
0 期	Tis	N_0	M_0
I期	T_1	N_0	M_0
II期	T_2	N_0	M_0
III期	T_3	N_0	M_0

续表

分期	T	N	M
	$T_{1\sim3}$	N_1	M_0
ⅣA 期	T_{4a}	$N_{0\sim1}$	M_0
	$T_{1\sim4a}$	N_2	M_0
ⅣB 期	任何 T	N_3	M_0
	T_{4b}	任何 N	M_0
ⅣC 期	任何 T	任何 N	M_1

五、治疗原则

(一)治疗推荐

1.Tis期(原位癌)

(1)内窥镜下切除。

(2)根治性局部放射治疗。

2.$T_{1\sim2}N_0$ 期

(1)根治性局部放射治疗。

(2)声带切除。

(3)部分喉切除±选择性颈部淋巴结解剖清除。

①切缘阳性,可选择术后放化疗。②切缘近,周围神经浸润,淋巴管血管间隙浸润,可选择术后放射治疗。

3.$T_{1\sim2}N+/T_3N_0/+$期(可切除需要全喉切除)

美国肿瘤放射治疗协作组织(RTOG)91-11建议如下。

(1)同步放化疗或放疗联合靶向治疗(不能耐受化疗)。

(2)T_3,$N_{2\sim3}$有保喉意愿患者,可以选择诱导化疗,影像评估达到完全缓解(CR)或部分缓解(PR),可选择保器官根治性放疗或放化疗。

(3)放化疗后如果没有达到 CR 或 PR,应补救手术切除加颈部淋巴结解剖清除。

(4)如果有颈部残存肿块或治疗前的 $N_{2\sim3}$,放射治疗后颈部可考虑手术切除残余肿瘤。

(5)全喉和同侧或双侧颈淋巴结广泛清扫($N_{0\sim1}$)。

(6)切缘阳性或淋巴结外侵,可选择术后放化疗。

(7)切缘近、周围神经浸润、淋巴管血管间隙浸润、多个淋巴结阳性≥1cm、声门下浸润、$T_{3\sim4}$肿瘤和或软骨浸润,可选择术后放疗或放化疗。

4.$T_4N_0/+$期(可切除)

(1)全喉切除和同侧或双侧颈淋巴结解剖清除($N_{0\sim1}$)。

(2)双侧颈淋巴结广泛清扫($N_{2\sim3}$)。

(3)切缘阳性或淋巴结外侵,可选择术后同步放化疗(RTOG91-11 建议)。

(4)切缘近、周围神经浸润,淋巴管血管间隙浸润、多个淋巴结阳性≥1cm、声门下浸润,$T_{3\sim4}$和(或)软骨浸润,可选择术后放疗或同步放化疗(RTOG91-11 建议)。

5.$T_{3\sim4}$或 N+期(不可切除)

(1)同步放化疗。

(2)不能耐受化疗,建议放疗联合靶向治疗或根治性放疗加局部补充放疗。

(二)综合治疗

1.放化疗

RTOG 91-11 随机对照研究将 247 例Ⅲ/Ⅳ期喉癌随机分组,单独放疗组、诱导化疗组、同步放化疗组。单独放疗组 70Gy/2Gy(所有组放疗剂量与分次相同);诱导化疗方案是顺铂/氟尿嘧啶×2 周期,如果病变进展或<PR,患者接受喉切除手术和术后放疗;如果 PR/CR 则接受第 3 周期化疗,最后放疗;同步放化疗组方案顺铂×3 周期化疗。所有的 cN$_2$ 患者都接受放疗后 8 周内的颈淋巴结解剖清除。结果显示,同步放化疗增加了部分患者喉的保存率(88%比较化疗后再放疗患者的保喉率为 75%,单独放疗保喉率为 70%)和局部控制率(78%比较化疗后放疗为 61%,单独放疗为 56%);化疗抑制远处转移和提高无病生存率;2 年和 5 年生存率无差别(74%~76%/54%~56%),但同步放化疗增加了黏膜毒性。

Bonner 等纳入 424 例局部晚期可切除或不可切除的Ⅲ/Ⅳ期口咽、喉或声门下鳞状细胞癌患者,随机分组为放疗组、放疗联合靶向治疗组。放疗＋西妥昔单抗(放疗前给药 1 周和放疗期间每周给药)选择放疗 70Gy/2Gy;(72~76.8)Gy/1.2Gy 或补加 72Gy。结果显示,西妥昔单抗提高 3 年局部控制率(34%至 47%)和总生存率(45%至 55%);单独放疗组和放疗联合靶向治疗组的 5 年总生存率分别为 34.6%和 45.6%;西妥昔单抗毒副反应相似,主要是痤疮样皮疹和输液反应。

2.术后放疗和术后放化疗

Ang 等对 213 例局部晚期口腔癌、口咽癌、喉癌和下咽癌进行手术治疗,对于有危险因素的病例给予术后放疗。危险因素包括:>1 淋巴结组,≥2 淋巴结,淋巴结>3cm,微小病灶,切缘阳性,周围神经浸润,口腔位置,淋巴结外侵。共分为 3 组:①低危险组,无危险因素,不需要放疗。②中度危险组,1 个危险因素(但是无淋巴结外侵),放疗剂量 57.6Gy/1.8Gy。③高危险组,淋巴结外侵或≥2 个危险因素,放疗剂量 63Gy/1.8Gy,7 周或 5 周加局部补量。

结果显示,5 年局部控制率/总生存率,低危险组为 90%/83%;中度危险组为

94%/66%；高度危险组为 68%/42%。总治疗时间＜11 周增加局部控制率,随后补量有改善总生存率的趋势。

EORT 22931 研究纳入 334 例可手术的Ⅲ/Ⅳ期口腔癌、口咽癌、喉癌和下咽癌患者,随机分为术后放疗组(66Gy/2Gy)与术后放化疗组(66Gy/2Gy,顺铂 $100mg/m^2$,第 1、22、43 天),所有患者接受颈部 54Gy 放疗(对于低危险患者)。结果显示,对于分期 $pT_{3\sim4}N_0/＋$,$T_{1\sim2}N_{2\sim3}$,$T_{1\sim2}N_{0\sim1}$ 伴有淋巴结外侵,切缘阳性或周围神经侵犯患者接受同步放化疗,可改善 3 年/5 年无病生存率(41%/36% 至 59%/47%)、3 年/5 年总生存率(49%/40% 提高至 65%/53%)和 5 年局控率(69% 提高至 82%)。但是增加了 3～4 级毒性反应(21% 提高至 41%)。

RTOG 95-01 研究纳入 459 例可手术口腔癌、口咽癌、喉癌和下咽癌≥2 淋巴结受侵,淋巴结外浸润或切缘阳性患者,随机分术后放疗[(60～66)Gy/2Gy]和术后放化疗[(60～66)Gy/2Gy,顺铂化疗 3 周期,同 EORTC 22931]。结果显示,放化疗改善 2 年无病生存率(43% 提高至 54%),局部控制率(72% 提高至 82%),有改善总生存率的趋势(57% 提高至 63%),但是增加了 3～4 级毒性反应(34% 提高至 77%)。

(三)放射治疗技术

3D-CRT 或 IMRT 治疗,首先进行 CT 定位。患者仰卧,头过仰肩下伸或双手拉带子使双肩下伸,头颈肩热塑膜固定,放标记点在放射区域内。CT 扫描范围头顶到主动脉弓上缘。

1.声门上癌(常规放疗多用水平对穿侧野)

(1)T_1N_0 期:原发灶加Ⅱ、Ⅲ组淋巴结(颈部淋巴结转移率高及转移发生早)。

上界:第 1 颈椎横突水平,如果口咽或咽旁受侵,则上界包括颅底。

下界:环状软骨下缘。

前界:颈前缘,但如果前联合或会厌前间隙受侵,前界应放在颈前缘前 1～2cm。

后界:颈椎棘突。

(2)$T_{2\sim3}/N＋$ 期:病变增加了微小结节的转移危险,所以要加下颈区放射。下颈区锁骨上野的上界与双侧水平野的下界共线,但在共线与体中线相交处的下方应挡铅(2cm×2cm)～(3cm×3cm)(最好在侧野挡铅),以避免颈髓处在两野剂量重叠处而造成剂量超量;下界沿锁骨下缘走行;外界在肩关节内侧。声门下区病变在声门上区勾画的基础上包括双侧Ⅵ区淋巴结。

2.声门癌(常规放疗多用水平对穿侧野)

(1)T_1N_0 期:5cm×5cm 大小的放射野治疗。

上界:甲状软骨上缘。

下界:环状软骨底缘。

前界:皮肤缘前 1cm。

后界:脊椎前缘。

(2)T_2N_0 期:6cm×6cm 大小放射野治疗,下界环状软骨下第 1 气管环。

(3)$T_{3\sim4}N_0$ 期。

上界:向上扩展到下颌骨角上 2cm。

后界:棘突后。

下界:肿瘤下界下 1.5~2cm。

相对侧野到下颈野(前后方向)治疗,当侧野对穿治疗剂量达到 40~45Gy 后挡脊髓,后颈部电子线补量到 50Gy,肿瘤消退满意。原发灶照射 70Gy,然后化疗。如果不能耐受化疗补剂量到 72Gy。3D-CRT 或 IMRT,靶区勾画同声门上区癌。IMRT 治疗靶区定义,GTV 为影像所见的原发肿瘤及转移的淋巴结;CTV1 包括 GTV、全部喉结构、梨状窝、舌会厌溪、声门旁间隙、会厌前间隙和整个甲状软骨以及高危淋巴引流区(声门上区病变应包括双侧颈部Ⅱ~Ⅳ区淋巴引流区);CTV2 包括下颈锁骨上预防照射区域。将相应的靶区外放 3mm 即为 PTV,分次剂量及总剂量按 PTV 给量。PGTV:2.12Gy/f,总剂量:70Gy/33f;PTV1:1.82Gy/f,总剂量:60Gy/33f;PTV2:1.8Gy/f,总剂量:(50~54)Gy/(28~30)f。IMRT:GTV 为临床和(或)放射影像中的肿块,CTV1 为 GTV 及边缘外放 0.5~2cm,CTV2 为颈部预防区。不推荐对 $T_{1\sim2}N_0$ 期的声门癌给予调强放射治疗。

(4)$T_{1\sim4}N+$ 期:单侧上颈淋巴结转移者,同侧下颈、锁骨上区要做预防性照射;双侧上颈淋巴结转移者,双侧下颈及锁骨上区均要做预防性照射。

3.声门下癌

常规放射,放射治疗范围应该包括原发肿瘤或瘤床、下颈、锁骨上淋巴结引流区、气管和上纵隔。

上界:根据病变侵犯的范围而定。

下界:接近气管隆嵴水平,包括气管、上纵隔。

(四)照射剂量

T is 和 $T_{1\sim2}N_0$ 声门癌,单次剂量>2Gy,UCSF(加利福尼亚大学旧金山分校)使用 2.25Gy/f,Tis:56.25~58.5Gy,T_1N_0:63Gy,T_2N_0:65.25Gy。术后放射治疗剂量 60Gy。如果采用单纯放化疗,推荐剂量是 70Gy/2Gy;如果患者不能耐受化疗,分次放射治疗剂量≥72Gy。

(五)剂量限制

脊髓≤40~45Gy(50%体积),脑干≤50~54Gy(50%体积),下颌骨≤70Gy。气管造瘘口限制在≤50Gy,除非该部位有肿瘤浸润,明显的声门下扩散或临时气管造瘘,后期补量60~66Gy。

（六）并发症

1.放疗并发症

包括声嘶、吞咽痛、呛咳、黏膜炎、皮炎；晚期常见并发症包括为软组织纤维化、甲状腺功能减退；罕见有喉皮肤瘘、颈动脉破裂。

2.外科术前并发症

包括出血、气道梗阻、感染和创伤并发症。

3.术后并发症

包括喉狭窄、软骨炎、瘘管周围感染、吸气困难。

为避免患者营养失调，患者每天需要≥2000卡路里热量，必要时鼻饲。阿米福汀可以减轻口腔干燥和黏膜炎，但是有明显的不良反应（低血压、恶心）。

（七）随诊

第1年每1～3个月病史和物理检查1次，第2年每2～4个月检查1次，第3～5年每6个月检查1次，以后每年检查1次。胸部X线检查每年1次，促甲状腺激素（TSH）每6～12个月1次（对于颈部放射的患者）。如果怀疑复发，但是活检阴性，应该至少1个月内的密切随诊。

（王郁薇）

第三节　甲状腺癌

一、概述

甲状腺癌是一种起源于甲状腺滤泡上皮或滤泡旁上皮细胞的恶性肿瘤，也是头颈部最常见的恶性肿瘤。近年来，全球范围内甲状腺癌的发病率迅速增长。我国肿瘤登记中心数据显示，国内城市女性的甲状腺癌发病率位居女性所有恶性肿瘤的第4位，甲状腺癌将以每年20％的速度持续增长。

二、病因

甲状腺癌的发病机制仍不明确，但从流行病学调查、肿瘤实验研究和临床观察来看，甲状腺癌的发生可能与下列因素有关。

（一）电离辐射

用X线照射实验鼠的甲状腺能促使动物发生甲状腺癌。实验证明，[131]I能使甲状腺细胞的代谢发生变化，细胞核变形，导致甲状腺素的合成大大减少。可见，放射线一方面引起甲状腺细胞的异常分裂，导致癌变；另一方面，甲状腺受到破坏，不能产生内分泌素,由此引起的 TSH 大量分泌也能促发甲状腺细胞癌变。

在临床上,甲状腺癌的发生与放射线的作用有关。据调查美国很多儿童的胸腺和头颈部接受 X 线照射,目的是治疗颈淋巴结炎、腮腺炎或预防哮喘的发生,但由于放射筒过大导致将甲状腺包括在放射野内。经长期观察发现,经 X 线照射的 6 603 例儿童中 36 例患甲状腺癌,60 例患甲状腺瘤,而 12 435 例对照组中仅发现 8 例患甲状腺癌。这是因为儿童和青少年的细胞增殖旺盛,放射线作为一种附加刺激,易促发其肿瘤的形成。成人接受颈部放射治疗后发生甲状腺癌则不多见。

(二)缺碘与高碘

有研究者以低碘饮食饲鼠,成功诱发了甲状腺癌,其后较长时期内,缺碘一直被认为与甲状腺癌的发生有关,其所诱发的甲状腺癌以滤泡样癌为主,致病原因可能是缺碘引发了甲状腺滤泡过度增生而致癌变。另有报道称,明显碘缺乏的地区未分化型甲状腺癌的发病率高,增加饮食中的碘后,这一状况明显改善,分化型甲状腺癌替代了未分化癌。另外,流行病学研究发现,富碘饮食亦是甲状腺癌高发的诱因,我国东部沿海地区是富碘饮食地区,也是我国甲状腺癌高发地区,以乳头状癌为主,这可能与 TSH 刺激甲状腺增生有关。实验证明,长期 TSH 刺激能促使甲状腺增生,形成结节和癌变。

(三)性别与性激素

甲状腺癌发病的性别差异较大,女性明显高于男性。研究显示,雌激素可影响甲状腺的生长,主要是促使垂体释放 TSH 作用于甲状腺,因此当血清雌激素水平升高时,TSH 水平也升高。

(四)其他甲状腺病变

临床上有甲状腺腺瘤、慢性甲状腺炎、结节性甲状腺肿或某些毒性甲状腺肿发生癌变的报道,但这些甲状腺病变与甲状腺癌的关系尚难确定。

(五)遗传因素

5%～10%的甲状腺髓样癌有明显的家族史,这类癌的发生与染色体遗传因素有关。

三、病理分类及临床分期

(一)病理分类

(1)乳头状甲状腺癌(PTC)占 65%～80%。

(2)滤泡状甲状腺癌(FTC)占 15%左右。Hurthle 细胞腺瘤也被称为甲状腺嗜酸性细胞腺瘤,是滤泡性甲状腺癌的一种变异,且与滤泡状癌预后类似。

以上两种均起源于甲状腺滤泡上皮细胞,且治疗后预后很好,又合称为分化型甲状腺癌(DTC)。

(3)髓样癌起源于甲状腺滤泡旁细胞,占5%~10%。既可以散在发生,也可以在家族中遗传。

(4)未分化癌是一种由高度未分化细胞构成的癌症,恶性程度高,是甲状腺癌中最少见的类型,在全部甲状腺癌中所占比例不足6%,但因未分化癌的鉴别困难,这个比例不是非常精确。

(二)临床分期

甲状腺癌的分期包括根据术前评估(病史、查体、辅助检查)确立临床分期(cTNM)和根据术后病理确立病理分期(pTNM)见表2-3。AJCC乳头状或滤泡状甲状腺癌的临床分期标准(AJCC第8版)见表2-4。

表 2-3 甲状腺癌病理分期

分期	标准
甲状腺乳头状癌、滤泡状癌、低分化癌、Hurthle细胞腺癌和未分化癌	
pT_x	原发肿瘤不能评估
pT_0	无肿瘤证据
pT_1	肿瘤局限在甲状腺内,最大径≤2cm
T_{1a}	肿瘤最大径≤1cm
T_{1b}	肿瘤最大径>1cm,≤2cm
pT_2	肿瘤2~4cm
pT_3	肿瘤>4cm,局限于甲状腺内或大体侵犯甲状腺外带状肌
pT_{3a}	肿瘤>4cm,局限于甲状腺内
pT_{3b}	大体侵犯甲状腺外带状肌,无论肿瘤大小
带状肌包括:胸骨舌骨肌、胸骨甲状肌、甲状舌骨肌、肩胛舌骨肌	
pT_4	大体侵犯甲状腺外带状肌外
pT_{4a}	侵犯喉、气管、食管、喉返神经及皮下软组织
pT_{4b}	侵犯椎前筋膜或包裹颈动脉、纵隔血管
甲状腺髓样癌	
pT_x	原发肿瘤不能评估
pT_0	无肿瘤依据
pT_1	肿瘤局限在甲状腺内,最大径≤2cm
	T_{1a}肿瘤最大径≤1cm

分期	标准
	T_{1b}肿瘤最大径>1cm,≤2cm
pT_2	肿瘤 2～4cm
pT_3	肿瘤>4cm,局限于甲状腺内或大体侵犯甲状腺外带状肌
pT_{3a}	肿瘤>4cm,局限于甲状腺内
pT_{3b}	大体侵犯甲状腺外带状肌,无论肿瘤大小
带状肌包括:胸骨舌骨肌、胸骨甲状肌、甲状舌骨肌、肩胛舌骨肌	
pT_4	进展期病变
pT_{4a}	中度进展,任何大小的肿瘤,侵犯甲状腺外颈部周围器官和软组织,如喉、气管、食管、喉返神经及皮下软组织
pT_{4b}	重度进展,任何大小的肿瘤,侵犯椎前筋膜或包裹颈动脉、纵隔血管
区域淋巴结:适用于所有甲状腺癌	
pN_0	无淋巴转移证据
pN_1	区域淋巴转移
pN_{1a}	转移至Ⅵ、Ⅶ区(包括气管旁、气管前、喉前/Delphian 或上纵隔)淋巴结,可以单侧或双侧
pN_{1b}	单侧、双侧或对侧颈部淋巴结转移(包括Ⅰ、Ⅱ、Ⅲ、Ⅳ或Ⅴ区)淋巴结或咽后淋巴结转移

表 2-4　乳头状或滤泡状癌(分化型)的临床分期

分期	年龄<55 岁	年龄≥55 岁
Ⅰ期	任何 T,任何 N,M_0	T_1,$N_{0/X}$,M_0
		T_2,$N_{0/X}$,M_0
Ⅱ期	任何 T,任何 N,M_1	$T_{1～2}$,N_1,M_0
		$T_{3a～3b}$,任何 N,M_0
Ⅲ期	不适用	T_{4a},任何 N,M_0
ⅣA 期	不适用	T_{4b},任何 N,M_0
ⅣB 期	不适用	任何 T,任何 N,M_1

　　其中,乳头状甲状腺癌的分期根据 TNM 数据和年龄,分为Ⅰ期、Ⅱ期、Ⅲ期和Ⅳ期。年龄是预后的重要影响因素,小于 55 岁的甲状腺癌患者,只要没有远处转移,都属于Ⅰ期;即使有远处转移,也不会超过Ⅱ期;小于 55 岁的患者没有Ⅲ期和Ⅳ期。梅奥医学中心的观察数据表明,甲状腺癌造成的 20 年病死率与确诊时患者的年龄有关。确诊

时小于 50 岁者 20 年病死率为 0.8%,50～59 岁者为 7%,60～69 岁者为 20%,大于 70 岁者为 47%。滤泡状癌的分期和乳头状癌类似。Ⅰ期滤泡状癌和乳头状癌一样,都有很好的预后。这两种癌的主要不同在于滤泡状癌有较强的侵袭性,癌细胞容易侵袭甲状腺内的血管,进入血液,并随血液到达身体其他部位。因此,滤泡状甲状腺癌更容易发生远处转移,特别是转移到肺和骨骼。

甲状腺髓样癌的临床分期与分化型甲状腺癌不同,见表 2-5。

表 2-5 甲状腺髓样癌的临床分期

分期	标准
Ⅰ期	C 细胞增生
Ⅱ期	肿瘤小于 1cm 并且没有淋巴转移
Ⅲ期	肿瘤大于 1cm 或者有淋巴转移
Ⅳ期	有颈部以外的远处转移或者肿瘤侵袭到甲状腺以外的组织

四、临床表现

(一)症状

大多数甲状腺癌患者早期没有明显的临床症状。通常在体检时通过甲状腺触诊和颈部超声检查发现甲状腺肿块。合并甲状腺功能异常时可出现相应临床表现,如甲状腺功能亢进或甲状腺功能减退。晚期可出现局部肿块疼痛、压迫症状,常可压迫气管、食管,使气管、食管移位。肿瘤局部侵犯严重时,可出现声音嘶哑、吞咽困难或交感神经受压引起霍纳综合征,侵犯颈丛可出现耳、枕、肩等处疼痛。颈部淋巴转移引起的颈部肿块在未分化癌者中发生较早。髓样癌本身可产生降钙素和 5-羟色胺,可引起腹泻、心悸、面色潮红等症状。

(二)体征

甲状腺癌体征主要为甲状腺肿大或结节,结节形状不规则,与周围组织粘连固定,并逐渐增大,质地硬,边界不清,初期可随吞咽运动上下移动,后期多不能移动。若伴有淋巴转移,可触及颈部淋巴结肿大。

(三)侵犯和转移

1.局部侵犯

甲状腺癌局部可侵犯喉返神经、气管、食管、环状软骨及喉,甚至可向椎前组织侵犯,向外侧可侵犯至颈鞘内的颈内静脉、迷走神经或颈总动脉。

2.区域淋巴转移

甲状腺乳头状癌早期易发生区域淋巴转移,大部分患者在确诊时已经存在颈部淋巴转移。甲状腺乳头状癌淋巴结转移常见于原发灶同侧、沿淋巴引流路径逐站转移,一般首先至气管旁淋巴结,然后引流至颈静脉链淋巴结(Ⅱ~Ⅳ区)和颈后区(Ⅴ区)淋巴结或沿气管旁向下至上纵隔(Ⅶ区)。Ⅵ区为最常见的转移部位,随后依次为颈Ⅲ、Ⅳ、Ⅱ、Ⅴ区。同时,乳头状癌淋巴转移以多区转移为主,仅单区转移较少见。Ⅰ区淋巴转移少见,一般<3%,咽后或咽旁淋巴转移罕见。

3.远处转移

肺是甲状腺癌最常见的远处转移器官,甲状腺癌也可出现骨转移或颅内转移。分化型甲状腺癌较未分化或分化差甲状腺癌出现远处器官转移的可能性低。

(四)常见并发症

大部分甲状腺癌是分化型甲状腺癌,生长相对比较缓慢,极少引起并发症。甲状腺髓样癌因分泌降钙素和5-羟色胺,可引起顽固性腹泻,从而造成电解质紊乱。未分化癌生长迅速,可引起重度呼吸困难等并发症。

五、诊断

(一)原发病变的诊断

甲状腺结节的患者,在常规临床和实验室检查作出初步诊断后,需进一步行甲状腺功能检查及细针穿刺抽吸术(FNA)。超声检查作为一种基本的影像学检查手段,可用于明确结节的位置、结构以及客观观测结节的大小。特别是触诊困难的结节,则需要行超声引导下 FNA。

1.实验室检查

甲状腺功能的检查包括 TSH、FT_3 和 FT_4。大部分恶性甲状腺病的患者这些检查均正常。甲状腺功能检查主要用于鉴别患者是否有毒性结节。如果 TSH 降低,患恶性甲状腺癌的可能性较小。

血清中甲状腺球蛋白(TG)浓度的正常值约<85μg/L(化学发光法)。TG 增高见于甲状腺炎和甲状腺功能亢进患者,TG 的显著增高可见于甲状腺癌患者,但并不是特异的指标。

如果怀疑是髓样癌,必须行血清降钙素的检查,增高则提示 C 细胞增生或髓样癌。甲状腺炎及甲亢患者的血清降钙素也会有假阳性增高。没有病理学检查,单凭血清降钙素水平不能确诊。

2.影像学检查

(1)甲状腺核素扫描:大多数滤泡状甲状腺癌和乳头状甲状腺癌有吸碘功能,表现为温结节,如有囊性变则可全部或部分呈现凉结节或冷结节,如临床查体、B超、CT检查均认为是实性肿物,核素扫描为凉结节或冷结节则可考虑为癌。热结节为功能自主性腺瘤,癌的可能性较小。

(2)超声检查:可发现甲状腺内肿物是多发或单发,是否有钙化及钙化性状,有否囊性变,颈部有否淋巴结转移,颈部血管受侵情况等。

(3)CT检查:显示甲状腺内肿瘤的位置,内部结构情况,钙化情况。无包膜恶性可能性大,虽不能作出定性诊断,但对医生手术操作很有帮助。CT能显示肿物距大血管的远近,距喉返神经、颈段食管的远近,肿瘤是否侵犯气管壁及侵入气管内、向胸骨后及上纵隔延伸情况、纵隔内淋巴转移情况。使外科医生术前心中有数,减少盲目性,能制三维成像的CT更好。

(4)MRI检查:能行冠状、矢状及横断多位成像,提供良好的软组织对比,对甲状腺癌的诊断有较高的价值。

(5)X线检查:颈部正侧位片能显示甲状腺肿物与气管的关系,气管受压移位情况。侧位可观察椎前软组织影情况,大片的致密的钙化多为良性的结节性甲状腺肿,小片状边缘模糊的钙化影及显示较淡的散在的钙化常为恶性。X线摄片也可显示肿物下缘向胸骨后及纵隔延伸情况,必要时行纵隔体层X线检查。X线摄片对CT检查有互补作用,且经济困难的病例仍可应用。

3.针吸细胞学检查

近年来由于针吸细胞学诊断的进步,临床应用广泛,但应用于甲状腺肿物的诊断有一定限制:①大部分甲状腺肿物无论良恶性都需手术切除,术前做针吸细胞学检查不如术中做冰冻切片检查诊断的准确率高;②针吸细胞学检查对甲状腺乳头状癌的诊断准确率高,但对分化良好的滤泡状癌有时不易确诊,因为滤泡状癌有时只能根据侵犯包膜或血管内有瘤栓才能确诊,针吸标本对此难以判断;③甲状腺肿物常有部分癌变或数个肿物其中有一个是癌变,针吸则很难找准癌变区域;④针吸细胞学有假阳性及假阴性,因此难以根据细胞学报告作出诊断及决定治疗方案。

目前有以下情况时,针吸细胞学检查对临床有帮助:第一,当甲状腺肿物合并淋巴结肿大,临床高度怀疑为癌,如淋巴结针吸发现甲状腺癌细胞时,可确定行联合根治手术,省去手术中取活检制冰冻切片的时间。第二,临床表现为典型的未分化癌,若针吸也能证实为癌,即可最后确诊。第三,临床检查符合典型的慢性淋巴细胞性甲状腺炎,如与针吸结果相符合即可确诊。临床医师一定要结合临床所见,切勿单凭细胞学下诊断。超声引导下穿刺可降低漏诊率。

4.PET/CT扫描

它是甲状腺癌处理的一个有用的工具,随访时可以确定转移病灶的位置。因为转移灶显著地去分化,^{131}I检查可为阴性。PET对于甲状腺术前的诊断作用并不明确,能否鉴别良恶性病变有待深入研究。

(二)颈淋巴结转移的诊断

(1)临床触不到淋巴结而甲状腺内肿物高度怀疑癌,此为N_0病例,这类患者不一定没有淋巴结转移,应做B超或CT检查以发现触诊摸不到的肿大的淋巴结。有些患者脂肪厚,肌肉发达,淋巴结体积较大且呈串状也不易触及,如 B 超及 CT 怀疑转移,且甲状腺内肿物证实为癌应按联合根治术准备。

(2)甲状腺肿物合并颈部淋巴结肿大时,淋巴结位于中、下颈深较多,位于胸锁乳突肌前缘或被覆盖,活动或固定,大致可判断为甲状腺癌颈转移,以乳头状癌为多见。如针吸细胞学阳性则可确诊。

(3)肿大的淋巴结常呈多个,沿颈内静脉排列,肿物似有包膜,活动,虽甲状腺内未触及肿物,首先应怀疑是乳头状腺癌颈转移,经针吸细胞学或活检可确诊。由于甲状腺内病变是微小癌,查体不能触及,患者以颈侧肿物来就诊占甲状腺乳头状癌的10%～31%。偶尔肿大之淋巴结可囊性变,以颈侧囊肿为首发症状,穿刺液呈棕黄色,极易误诊为良性囊肿,但细胞学检查或活检可发现甲状腺癌细胞。

六、甲状腺癌的综合治疗原则

分化型甲状腺癌的某些组织学亚型容易侵袭血管、甲状腺外组织或出现大范围的肿瘤坏死以及肿瘤细胞核有丝分裂,预后较差,这些亚型包括 PTC 的高细胞、柱状细胞、弥漫硬化型,FTC 的小梁状、小岛状和实性亚型。

早期的分化型甲状腺癌主要以手术治疗为主,术后行内分泌治疗。较晚期或出现远处转移的分化型甲状腺癌和甲状腺未分化癌的患者需采用综合治疗,其中包括内分泌 TSH 抑制治疗、术后放射性碘治疗、化学治疗及靶向治疗等。

(一)手术治疗

除了未分化癌外,甲状腺癌的治疗以外科手术为主。根据不同的病理类型和侵犯范围,其手术方式也有所不同。应根据原发肿瘤的大小、病理类型、对周围组织的侵犯程度、有无转移及转移的范围来决定具体的术式。

1.原发癌的处理

(1)一侧腺叶加峡部切除:当肿瘤局限于一侧腺体(若术前检查为单侧腺叶病变,术中探查发现为双侧腺叶病变,则按双侧病变处理),不超过 T_2 的病变都可行一侧腺叶加峡部切除。

对性质不明的甲状腺内的实质性肿块至少要行一侧腺叶次全切除加峡部切除术。怀疑甲状腺癌的病例应行一侧腺叶加峡部切除术。

行一侧腺叶切除时应显露并注意保护喉返神经,常规探查气管前和喉返神经旁(Ⅵ区)是否有肿大的淋巴结,并及时清除。

(2)甲状腺全切除或近全切除:当甲状腺病灶累及双侧腺叶或甲状腺癌已有远处转移时,需要在手术后行放射性核素治疗时,应先切除甲状腺。行甲状腺全切除术时,应尽量保留至少一个甲状旁腺,有时为了保留甲状旁腺,可保留少许后包膜,行甲状腺双侧叶近全切除或一侧腺叶全切加对侧腺叶近全切除术。

（3）一侧残叶扩大切除术：对性质不明的甲状腺肿物仅行肿物局部切除，术后病理证实为癌，再次手术切除残存腺叶，其残癌率为29.2%～60%。再次手术应将甲状腺同侧残留腺叶连同瘢痕及同侧的颈前肌一起切除，同时探查气管前和喉返神经旁是否有肿大的淋巴结，并及时清除。

（4）甲状腺扩大切除术：指将甲状腺和受侵犯的组织器官一并切除的术式，当肿瘤侵犯腺体外组织或器官如喉、气管、食管和喉返神经等，只要患者情况允许，应争取行扩大切除术。手术切除彻底与否将影响患者的预后。

2.区域淋巴结的处理

甲状腺癌的区域淋巴结转移包括颈部和上纵隔的淋巴结转移，临床上颈部淋巴结转移较为常见。大多数的文献报告显示，颈淋巴结转移对患者的生存无显著性影响，因此对于临床颈淋巴结阴性的病例，一般不主张行选择性颈淋巴结清扫术；而对于临床颈淋巴结阳性的病例，应行治疗性颈淋巴结清扫术。在临床颈淋巴结阴性的甲状腺癌的初次手术中，应常规探查气管前和气管旁（Ⅵ区）是否有肿大的淋巴结，可行Ⅵ区淋巴结清扫术，但应注意保护喉返神经和甲状旁腺。

分化型甲状腺癌的恶性程度较低，颈清扫的术式以功能性清扫为主。对肿瘤侵犯范围大、转移性淋巴结广泛甚至侵及周围组织、器官者，则应考虑行经典性或者范围更为广泛的颈淋巴结清扫术。对于有上纵隔淋巴结转移的病例，可采用颈部切口或行胸骨切开行上纵隔淋巴结清扫。

（二）非手术治疗

甲状腺癌的非手术治疗包括[131]I治疗、放射治疗、内分泌治疗、化学治疗等。研究表明甲状腺癌的非手术治疗可提高其长期生存率。

1.[131]I治疗

应用[131]I治疗甲状腺癌远处转移患者的剂量和方法有3种：①经验性固定剂量。②通过血液和身体的放射线耐受量的上限确定治疗剂量。③测定肿瘤所需的放射量。剂量确定法通常用于有远处转移或罕见情况如肾功能衰竭或确实需要重组人促甲状腺激素（rhTSH）刺激的患者。目前尚无前瞻性随机对照研究来确定最佳治疗方案，有专家认为使用较高剂量[131]I后，每个肿瘤组织的总[131]I摄入和疾病转归成正比，也有人不同意这种观点。

甲状腺癌远处转移患者的[131]I治疗原则：①出现远处转移的患者的发病率和致死率升高，但个体的预后依赖于原发灶的组织学特征、转移灶的数目和分布（如脑部、骨髓、肺）、肿瘤大小、转移灶诊断时的年龄以及[18]F-DG和放射性碘（RAI）亲和力。②生存率的提高与机体对手术和（或）RAI治疗的反应性大小有关。③即使无法提高生存率，某些疗法仍是可以明显缓解症状或改善生存质量。④如果无法提高生存率、无法缓解症状或改善生存质量，经验性治疗会因其潜在的毒性而被限制应用。⑤特殊转移灶的治疗应考虑患者的体力状态和其他部位的疾病,如 5%～20% 的远处转移的患者死于进展性的颈部疾病。⑥有必要纵向重新评估患者状态和重新判定潜在益处和干预后的风险。⑦X 线证实或有症状的肿瘤转移者对 RAI 治疗无反应,转归也较差,多学科的综合治疗以及前瞻性临床研究的结果提示临床医师可将这部分患者委托给特殊领域的专家。

甲状腺癌肺转移患者的^{131}I 治疗,关键在于:①转移灶的大小(胸部 X 线摄片显示巨块样变;CT 显示小结样变;CT 无法分辨的病变)。②对 RAI 的亲和力,如果适用,观察其对先前的 RAI 治疗的反应。③转移灶的稳定性。高剂量的放射碘治疗极少导致肺炎和肺纤维化。剂量确定法研究显示对于肺部弥散性^{131}I 摄取的患者应使其全身储存 80mCi 剂量达 48 小时以及红骨髓储存 200cGy 的^{131}I 量才会有效。对疑似肺纤维化的患者,应定期行肺功能检查并咨询相关专家。肺纤维化的存在可能限制用 RAI 进一步治疗转移灶。

对于肺部微小转移癌的患者,可予以经验性(100～200mCi)或剂量确定法估计的使全身滞留 80mCi 剂量^{131}I 达 48 小时、红骨髓滞留 200cGy 的^{131}I 治疗。如果病灶持续摄入 RAI 并对其有反应,则应每 6～12 个月重复进行一次,这些患者治疗后可有较高的疾病完全缓解率。

如果肺部巨块转移灶可摄取碘,也可以考虑行 RAI 治疗。治疗剂量和时间必须个体化,依据患者对治疗的反应、治疗期间疾病的进展、患者年龄、是否有其他转移灶以及有无其他治疗手段。若有效(病灶直径减小、TG 浓度降低),应重复进行该治疗。但是不易达到完全缓解而且生存率仍然较低。RAI 治疗剂量可予以经验性(100～200mCi)或病灶所需的放射量或剂量确定法估计的使全身滞留 80mCi 剂量^{131}I 达 48 小时、红骨髓滞留 200cGy 的^{131}I 治疗。

对于不能摄取 RAI 的患者予以放射碘治疗是没有意义的。有研究指出,10 名伴肺部巨块状转移灶的患者进行 3mCi 的诊断性扫描结果为阴性,予以 200～300mCi 的 RAI 治疗后的 TG 水平增加了 5 倍,而且部分患者在治疗后的 4 年内即死亡。虽然对肺部病变的治疗无特殊限制,PET 扫描显示^{18}F-DG 摄取量增加的患者很少对 RAI 有反应,且与^{18}F-DG 阴性的患者相比 3 年生存率较低。另有研究发现^{18}F-DG-PET 阳性的转移灶患者,RAI 治疗无效。一项对 400 名接受过^{18}F-DG-PET 扫描检查的伴远处转移甲状腺癌的患者进行回顾性单变量分析研究发现,年龄、肿瘤初始分期、组织学、TG 水平、RAI 摄取以及 PET 结果全部与生存率有关,但是只有年龄和 PET 结果是生存率的强有力预测因子。生存率与最活跃病灶的糖酵解率、可摄取^{18}F-DG 的病变数目呈负相关。该研究还发现不摄取^{18}F-DG 的肿瘤在平均 8 年的随访中较可摄取^{18}F-DG 的肿瘤患者的预后明显要好。

骨转移患者^{131}I 治疗效果取决于:①已发生病理性骨折或存在该风险,尤其是承重部位;②脊椎病变引起神经性损伤的风险;③疼痛控制效果;④RAI 摄取的能力;⑤可摄取 RAI 的骨盆转移病灶接受放疗时,正常骨髓暴露于放射线的概率。

对可摄取碘的骨转移灶行 RAI 治疗可以改善生存率,尽管 RAI 很少可以治愈患者,也应该考虑应用。可予以经验性(100～200mCi)或按剂量确定法计算所需剂量。手术彻底切除孤立的有症状的转移灶可改善生存率,可考虑应用,尤其是对于那些疾病缓慢进展的<45 岁的患者。如果骨转移部位位于容易出现急性肿胀后剧痛、骨折或神经系统并发症者,应考虑行外照射并同时应用糖皮质激素以最大可能地降低 TSH 诱导和(或)放射相关的肿瘤增大。不能切除的疼痛病灶可以考虑其他治疗方案或几个治疗方案联合应用,包括 RAI、外照射、动脉内栓塞、射频消融、周期性应用氨羟二磷酸二钠或唑来磷酸静脉输注或脊椎成形术。

2.放射治疗

除局部姑息治疗及其他无法行手术切除的病灶以外,DTC 的初始治疗中很少使用放疗。对于初次手术治疗充分和(或)^{131}I 治疗后的、具有侵袭性组织学亚型的 DTC 患者,放疗是否能够降低颈部肿瘤复发的风险尚不可知。对年龄超过 45 岁、在手术治疗时发现很明显的甲状腺外浸润和很可能存在显微镜下才能发现的残留病灶,以及那些存有显而易见的残留肿瘤者,若无法进行再次手术或^{131}I 治疗可能无反应的患者,应当考虑应用放疗。放疗与^{131}I 治疗的顺序选择依赖于 DTC 残留病灶的体积及肿瘤组织对^{131}I 的反应。

3.内分泌治疗

TSH 抑制治疗,目前的观点认为分化型甲状腺癌是一种激素依赖型肿瘤。垂体分泌的 TSH 是甲状腺滤泡细胞合成,分泌甲状腺素和甲状腺滤泡细胞增殖、分化的主要因素。有研究者报道了甲状腺素对部分分化型甲状腺癌患者的显著治疗效果后,分化型甲状腺癌术后行 TSH 抑制治疗(服用甲状腺素)成为常规治疗方法,其理论基础是甲状腺素可抑制 TSH 的分泌从而减少分化型甲状腺癌的复发和转移。对于行甲状腺全切除术的患者,服用甲状腺素不仅可抑制 TSH 的水平,也有替代治疗的作用。绝大多数患者术后坚持长期或较长期地服用左甲状腺素,使血清 TSH 水平保持在 0.1mU/mL 以下,左甲状腺素的具体用量根据血清 TSH 水平调整。虽然有大规模的研究表明,TSH 抑制程度并非疾病进展的独立预测指标,然而汇集 60 余年4 000 余例的临床荟萃分析显示,TSH 抑制治疗可显著减少甲状腺癌主要临床不良后果,降低甲状腺球蛋白水平,减少复发,有效阻止残余甲状腺癌细胞生长。TSH 抑制治疗在延缓高危患者病情进展、减少癌相关病死率等方面的获益作用已得到回顾性和前瞻性研究的证实。

TSH 抑制疗法的药物首选左甲状腺素口服制剂。合用 T_3 制剂并未显示出比单独使用 T_4 制剂在改善甲状腺功能减退症状、改善生活质量等方面的优势,因此仅在下述情况下考虑使用 T_3 制剂：①单独使用 T_4 制剂后仍有甲减的不适症状或 TSH 仍未得到有效抑制时，可试验性联合应用 T_3 制剂。②进行放射性碘检查和治疗前，为缩短甲状腺功能减退的持续时间，可在停用左甲状腺素后，以 T_3 制剂作为停用所有甲状腺激素类药物前的过渡。甲状腺片所含的甲状腺激素剂量不稳定，可能带来 TSH 波动，因此不推荐在 TSH 抑制治疗中使用。

目前尚缺乏以降低癌相关病死率、提高生活质量，同时减少外源性亚临床甲亢不良反应为目的的 TSH 抑制治疗最佳值的大型、前瞻性、多中心、随机对照研究。一方面回顾性及前瞻性的研究证明将 TSH 抑制到 <0.1mU/L 水平可能改善高危甲状腺癌患者的结局，但另一方面 TSH 明显抑制可能导致发生亚临床甲亢、心脏疾病风险和绝经妇女发生骨质疏松危险性增加等不利影响。因此，目前建议应当综合分析 DTC 患者肿瘤复发的风险和 TSH 抑制治疗的风险，衡量 TSH 抑制治疗的利弊，设定个体化的 TSH 抑制治疗目标。

对 TSH 抑制治疗的目标，首先建立 TSH 抑制程度的分级系统。

0 级：TSH 维持在正常范围低限值（0.5～2.0mU/L，其中低限值 0.5 的数值因各实验室的正常参考范围下限不同而有所不同，下同）。

1 级：TSH 正常范围低限以下水平（0.1～0.5mU/L）。

2 级：TSH 维持在 0.1mU/L 以下。

根据患者长期随访中病情变化给予动态分层，并相应调整 TSH 的抑制水平。无病生存的低危患者、未实施放射碘消融甲状腺癌残余组织的低危患者，血中测不到 TG、颈部 B 型超声检查阴性者，TSH 保持在 1 级水平 3～5 年，继续随访无复发及转移征象者提高 TSH 到正常范围低限即 0 级。

无病生存的中、高危患者、存在任何部位转移者应使 TSH 保持低于 0.1mU/L（2 级）至少 5 年；5～10 年随访无肿瘤复发及新的转移征象者 TSH 可保持上升到 1 级；病情持续或进展者无限期保持 TSH 在 2 级水平。

鉴于左甲状腺素治疗的潜在不良反应，强调充分权衡 TSH 抑制治疗的利弊关系后实施个体化治疗。70 岁以上、存在基础心脏病、有高危心脏病因素者酌情放宽至可耐受的最大或最接近达标剂量；临床医师需要权衡利弊，找到能够兼顾癌复发、转移与心脏、骨骼不良反应以及显著甲亢症状之间的最佳药物剂量，随访并酌情调整，同时应针对可能发生的不良反应给予预防用药。

TSH 抑制治疗的左甲状腺素用量，应高于平均替代剂量，每日 1.5～2.5mg/kg，国内多数患者达标后的日平均剂量约 100～200μg，低于国外报道。老年尤其 80 岁以上因外周甲状腺激素降解率下降超过其口服吸收率的降低，致使达到 TSH 抑制左甲状腺素的剂量较年轻个体低 20%～30%，并且老年患者所需的左甲状腺素剂量随年龄增长有减少趋势。然而最合适剂量需根据个体情况和 TSH 监测的结果酌情调整。

左甲状腺素的起始剂量因人、因具体情况而异。年轻健康的成年人可直接使用足量左甲状腺素,而不是由小剂量开始并逐渐加大到目标剂量。无冠心病(心脏供血不足)的 50 岁以上者,起始剂量可为每日 $50\mu g$;如果有冠心病及其他高危因素,则剂量通常减少到每日 $12.5\sim25\mu g$,且增量应缓,并给予严密监测。

4.化学治疗

对于分化型甲状腺癌患者,目前尚缺乏有效的化疗药物,因此临床治疗中,化疗仅有选择性地试用于一些晚期无法手术、有远处转移的患者或者与其他治疗方法相互配合应用;相比较而言,未分化癌对化疗则可能较为敏感,临床上多采用联合化疗。

传统的细胞毒性化疗药物(如阿霉素和顺铂)一般最高的部分缓解率不超过25%,完全缓解率极低,毒性相当大。阿霉素单药治疗仍然是美国食品药品监督管理局批准的唯一治疗甲状腺癌转移的治疗方案,此疗法也只是在剂量合适时(每 3 周 $60\sim75mg/m^2$)才会有效,但是药效仍不持久。大部分联合化疗方面的研究指出联合化疗与单用阿霉素相比并不增强治疗效果却可以增加治疗毒性。未分化甲状腺癌方面的数据有限,有专家推荐单用阿霉素或紫杉醇或二者联合应用。一项近期的研究评估了 TSH 刺激(内源性或 rhTSH)下的联合化疗(卡铂和表柔比星)方案的疗效,发现完全和部分缓解的总概率为 37%。有学者报告 5 例外科医师认为不能单纯手术的甲状腺未分化癌(Ⅳb 期)患者行手术、放疗、化疗的综合治疗。2 例就诊时有明显的局部症状,所以立即进行了同期放疗和化疗,其中 1 例出现中性粒细胞缺乏性发热。另外 3 例无明显局部症状,所以先进行了诱导化疗,给予多西他赛 $75mg/m^2$＋阿霉素 $50mg/m^2$＋环磷酰胺 $500mg/m^2$,3 周后重复,共 4 个疗程;2 例出现 4 度骨髓抑制,1 例22 个月后死于局部肿瘤进展。诱导化疗中的 1 例化疗后 PET/CT 显示完全缓解,手术切除了残留病灶,术后病理未发现有增殖活性的肿瘤细胞;另 1 例患者在诱导化疗中,病变进展。该组患者中位无进展生存 11 个月,中位总生存期 13 个月。

此外,一些文献报道称,阿霉素、顺铂、博来霉素、依托泊苷和米托蒽醌、紫杉醇、多西他赛、吉西他滨有一定的疗效,甲状腺癌的化疗并发症及处理与其他实体肿瘤相似。

(杨　鑫)

第四节　口腔癌

口腔癌广义上是指发生于颊黏膜、上下牙龈、磨牙后区、口底、硬腭和舌前 2/3 区域的恶性肿瘤,通常口腔癌是指发生于上述区域的鳞状细胞癌。

一、概述

1.颈部淋巴结分区

ⅠA区:颏下区。

ⅠB区:下颌骨下区。

Ⅱ区:上颈静脉区,从颅底延伸到舌骨下。

Ⅲ区:中颈静脉区,从舌骨延伸到环状软骨下界。

Ⅳ区:下颈静脉区,从环状软骨下界延伸到锁骨。

Ⅴ区:脊髓附件节点后三角区。

Ⅵ区:气管旁、气管前、喉前淋巴结、气管食管淋巴结。

2.淋巴引流路径

(1)上唇到耳周和腮腺周围淋巴结和ⅠB区淋巴结。

(2)口腔底部、下唇和下齿龈到Ⅰ区、Ⅱ区和Ⅲ区淋巴结。

(3)前口腔、舌到ⅠA区、ⅠB区和Ⅱ区,也直接到Ⅲ～Ⅳ区。

(4)常见双侧淋巴引流。

3.肿瘤浸润深度

肿瘤浸润深度增加T分期,增加淋巴结受累的危险性和病死率。浸润深度的测量:根据与肿瘤最靠近的完整的鳞状上皮基底膜建立一条水平线,再根据肿瘤最深处做一条垂直线,浸润深度即这条垂直线的长度。

4.淋巴结受侵的危险

(1)唇:T_1和T_2有5%淋巴结转移可能;T_3和T_4有33%淋巴结转移可能。

(2)口腔底部:T_1和T_2有10%～20%淋巴结转移可能;T_3和T_4有33%～67%淋巴结转移可能。

(3)口腔内舌:T_1和T_2有20%淋巴结转移可能;T_3和T_4有33%～67%淋巴结转移可能。

(4)颊黏膜:T_1和T_2有10%～20%淋巴结转移可能;T_3和T_4有33%～67%淋巴结转移可能。

5.淋巴结包膜外侵

淋巴结包膜外侵是口腔癌预后的高危因素,预后差,需要综合治疗。病理学淋巴结包膜外侵分为微小包膜外侵和明显包膜外侵,微小包膜外侵定义为镜下包膜外侵犯2mm以内,明显包膜外侵为镜下包膜外侵犯大于2mm或肉眼可见的包膜外侵犯。临床诊断淋巴结包膜外侵的标准包括:皮肤侵犯,肌肉及周围组织侵犯,颅神经、臂丛、交感神经干、膈神经受累以及影像证实包膜外侵犯。

二、诊断标准

(一)临床诊断及疗前处理

(1)诱发口腔癌的危险因素包括烟草、酒精、差的口腔卫生、蒌叶和槟榔果。

(2)触诊或直接鼻咽镜、喉镜检查。

(3)活组织检查和(或)淋巴结活检。

(4)实验室检查:血常规、肝肾功能检查。

(5)影像学检查:头颈部 CT/MRI 检查,对于晚期病变做下颌骨立体重建影像;对于Ⅲ~Ⅳ期病变建议 PET 检查或胸部 CT、腹部 CT 或超声检查。

(6)放射治疗前 10~14 天,预防性牙齿护理和拔出龋齿和习惯氟化物托盘。

(7)语言功能和吞咽功能评价。

(8)营养评估。

(9)戒烟宣教。

(二)分期(NCCN 2019 分期)

1.T 分期

T_x:原发肿瘤不能评估。

T is:原位癌。

T_1:肿瘤≤2cm,DOI*≤5mm。

T_2:2cm<肿瘤≤4cm,DOI≤10mm;或肿瘤≤2cm,5mm<DOI≤10mm。

T_3:肿瘤>4cm,DOI≤10mm;或肿瘤≤4cm,DOI>10mm。

T_4:中等晚期或非常晚期局部疾病。

T_{4a}:中等晚期。肿瘤>4cm,DOI>10mm;或肿瘤侵犯相邻结构(侵犯颌骨骨皮质,上颌窦或面部皮肤);齿龈癌时肿瘤仅表浅地侵蚀骨/牙槽窝,不足归为 T_4。

T_{4b}:非常晚期局部疾病。肿瘤侵犯咀嚼肌间隙、翼板或颅底,和(或)包绕颈动脉。

* DOI:肿瘤浸润深度。

2.N 分期

N_x:区域淋巴结不能评估。

N_0:无区域淋巴结转移。

N_1:同侧的一个淋巴结转移且最大径≤3cm 且 ENE*(-)。

N_{2a}:同侧的一个淋巴结转移且 3cm<最大径≤6cm 且 ENE(-)。

N_{2b}:同侧的多个淋巴结转移且最大径≤6cm 且 ENE(-)。

N_{2c}:双侧或对侧的淋巴结转移且最大径≤6cm 且 ENE(-)。

N_{3a}:任一转移淋巴结最大径>6cm 且 ENE(-)。

N_{3b}:任何临床明显 ENE(＋)的淋巴结转移。

＊ENE:淋巴结包膜外侵。

3.M 分期

M_0:无远处转移。

M_1:有远处转移。

4.临床分期见表 2-6

表 2-6　口腔癌的 TNM 分期

分期	T	N	M
0 期	T is	N_0	M_0
I 期	T_1	N_0	M_0
II 期	T_2	N_0	M_0
III 期	T_3	N_0	M_0
	$T_{1\sim3}$	N_1	M_0
IVA 期	T_{4a}	$N_{0\sim1}$	M_0
	$T_{1\sim4a}$	N_2	M_0
IVB 期	任何 T	N_3	M_0
	T_{4b}	任何 N	M_0
IVC 期	任何 T	任何 N	M_1

三、治疗原则

(一)推荐治疗

1.唇癌

(1)T_1N_0 期:手术,如果结合部受侵或病理检查分化差,可选择放射治疗;对于切缘阳性或周围神经侵犯,可选择术后放疗及颈部淋巴结解剖清除或放疗,放射治疗包括外照射和近距离放射治疗或两者合用。

(2)T_2N_0 期:手术或放射治疗(外照射、近距离放射或两者结合应用),如果切缘阳性或周围神经侵犯,可选择术后放射治疗和颈部淋巴结解剖清除或放疗。

(3)$T_{3\sim4}N_0$ 期:原发灶切除,如果肿瘤位于中线可双侧或单侧颈部淋巴结解剖清除。如果骨侵犯建议优先考虑手术和重建术。如果切缘阳性,可选择术后放化疗。如果切缘近、周围神经浸润和(或)淋巴脉管间浸润,可选择术后放疗。

序贯放化疗:如果原发灶经过放化疗结果＜CR,可选择补救手术切除和颈部淋巴结解剖清除。

(4)$T_{1\sim4}$N+期:原发灶切除和同侧广泛颈淋巴结解剖清除±对侧选择性颈部淋巴结解剖清除(如果是中线位肿瘤);对于 N_{2c} 期病变建议双侧颈部淋巴结解剖清除。切缘阳性,淋巴结外侵,可选择术后放化疗切缘近,周围神经侵犯,淋巴管脉管间浸润和(或)多个淋巴结阳性,可选择术后放疗或术后放化疗。

序贯放化疗:如果颈部肿瘤残存,可选择放疗后行颈部淋巴结解剖清除。如果原发灶经过放化疗结果<CR,可选择补救手术切除和颈部淋巴结解剖清除(观察中)。

2.口底癌

(1)T_1/浅层 T_2N_0 期:手术或放射治疗。切缘近或阳性,可选择术后放疗(近距离放疗或口腔内体腔管放射)。

(2)切除肿瘤 T_2N_0 和 $T_{3\sim4}N_0$ 期:手术切除原发灶及单侧颈部淋巴结或双侧清除(中线位肿瘤)。切缘阳性,可选择术后放化疗。切缘近,周围神经侵犯,淋巴管脉管间浸润,可选择术后放疗。

(3)$T_{1\sim4}$N+期:手术切除原发灶和同侧广泛颈部淋巴结解剖清除±对侧颈部淋巴结解剖清除(如果是中线位肿瘤)或双侧颈部淋巴结解剖清扫(N_{2c})。切缘阳性,淋巴结外侵,可选择术后放化疗。切缘近,周围神经侵犯,淋巴管脉管间浸润和(或)多个淋巴结阳性,可选择术后放疗或放化疗。

(4)不能切除肿瘤 $T_{2\sim4}N_0$/+期:同步放化疗。如果颈部肿瘤残存推荐,可选择放疗后颈部肿块解剖清除。如果原发灶放化疗后<CR,补救手术切除和颈部淋巴结解剖清除残余病灶(观察中)。

3.舌癌

(1)T_1/浅表 T_2N_0 期:手术治疗或放射治疗。病灶厚度>2mm,需要颈部淋巴结解剖清除或放疗。浸润深度≥5mm 未行颈部淋巴结清扫者,建议行双颈部I~Ⅲ区颈部淋巴引流区照射。切缘近或阳性,周围神经浸润和(或)淋巴脉管间浸润,可选择术后放疗或放化疗。

(2)肿瘤大/T_2N_0 期:广泛切除原发灶±双侧或单侧选择性颈部淋巴结解剖清除(根据病变侵犯深度和部位)。切缘阳性,可选择术后放化疗。切缘近,周围神经浸润和(或)淋巴脉管间浸润,可选择术后放疗。如果不能手术,可选择根治性放疗(外照射±近距离放射或口腔管放射)。

(3)$T_{3\sim4}N_0$/$T_{1\sim4}$N+期:手术切除原发灶和同侧广泛颈部解剖±对侧选择性颈部解剖(如果肿瘤位于中线)或双侧颈部解剖淋巴结清除(N_{2c})。切缘阳性或淋巴结外侵,可选择术后放化疗。切缘近,周围神经浸润和(或)淋巴脉管间浸润和(或)多个淋巴结阳性,可选择术后放疗或放化疗。

两者选一:序贯或同步放化疗。如果颈部有残存肿瘤,可选择放疗后进行颈部淋巴结解剖清除残存。如果原发灶在放化疗后肿瘤<CR,可选择补救手术治疗和颈部

淋巴结解剖清除。

4.颊黏膜癌

(1)T_1/浅表 T_2N_0 期:外科手术或放射治疗(特别对结合部侵犯)。切缘阳性,肿瘤厚度>6mm,浸润深度>5mm 或周围神经侵犯,可选择术后放疗,颈部淋巴结解剖清除或放疗。T_2 病变需要颈部治疗,放射治疗包括外照射治疗、近距离放射治疗或外照射结合近距离放射治疗。

(2)大肿瘤 T_2/$T_{3\sim4}N_0$ 期:原发灶的广泛局部切除和双侧或单侧选择性淋巴结解剖清除(根据病变侵犯深度和病变部位)。切缘阳性,可选择术后放化疗。切缘近,周围神经浸润和(或)淋巴管脉管间癌浸润,可选择术后放疗。

如果不能手术或浅表,可选择根治性放射治疗(外照射±近距离放射)±序贯化疗($T_{3\sim4}$ 期病变)。

(3)$T_{1\sim4}N+$ 期:原发灶切除和同侧广泛颈部淋巴结解剖清除±对侧选择性颈部淋巴结解剖清除或双侧颈部淋巴结解剖清除(N_{2c})。切缘阳性或淋巴结外侵,可选择术后放化疗。切缘近,周围神经浸润和(或)淋巴管脉管间癌浸润和(或)多个淋巴结阳性,可选择术后放疗或放化疗。

如果原发灶在放化疗后结果<CR,补救手术和颈部淋巴结解剖清除(有待考虑)。

5.牙龈和硬腭癌

(1)T_1/浅表、T_2N_0 期:外科手术,上颈解剖清除或放射治疗。切缘近或阳性,可选择术后放射治疗。

肿瘤大 T_2 和 $T_{3\sim4}N_0$ 期:原发灶切除和双侧选择性颈部淋巴结解剖清除(根据分期和肿瘤位置)。切缘阳性,可选择术后放化疗。切缘近,周围神经浸润和(或)淋巴管脉管间癌浸润,可选择术后放疗。

如果不能手术或病变表浅,可选择根治性放疗±序贯化疗(对于 $T_{3\sim4}$ 病变)。

(2)$T_{1\sim4}N+$ 期:原发灶手术切除和同侧广泛颈部淋巴结解剖清除±对侧选择性颈部淋巴结解剖清除或双侧颈部淋巴结解剖清除(对于 N_{2c})。切缘阳性或淋巴结外侵,可选择术后放化疗。切缘近,周围神经浸润和(或)淋巴管脉管间癌浸润和(或)多个淋巴结阳性,可选择术后放疗或放化疗。

如果原发灶放化疗后结果<CR,可选择手术补救治疗和颈部解剖清除(有待考虑)。

6.磨牙后三角区

T_1/T_2N_0 期:外科手术或放射治疗(特别对扁桃体柱、颊黏膜或软腭浸润者),上颈部淋巴结解剖清除或放疗。对于切缘近或阳性者,可选择术后放疗。

$T_{3\sim4}N_0$ 期:原发灶手术切除±双侧选择性颈部淋巴结解剖清除(根据分期和肿

瘤位置)。切缘阳性,可选择术后放化疗。切缘近,周围神经浸润和(或)淋巴管脉管间癌浸润,可选择术后放疗。

$T_{1\sim4}$N+期:原发灶手术切除和同侧广泛颈部淋巴结解剖清除±对侧选择性颈部淋巴结解剖清除(N_{2c})。

切缘阳性或淋巴结外侵,可选择术后放化疗。切缘近,周围神经浸润和(或)淋巴管脉管间癌浸润和(或)多个淋巴结阳性,可选择术后放疗或放化疗。

如果原发灶经过放化疗仍有残存(<CR),可选择补救手术切除和颈部淋巴结解剖清除(有待考虑)。

(二)综合治疗

1.放化疗和改变分次

(1)RTOG 90-03(FU)268 例局部晚期口腔癌、口咽癌、声门上喉癌或下咽癌随机研究:70Gy/2Gy;81.6Gy/1.2Gy,每日 2 次;分程 67.2Gy/1.6Gy,每日 2 次(2 周休息);序贯补充放疗 72Gy(1.8Gy/f,最后 12 个治疗日每天补充 1.5Gy)。比较标准治疗分程每日 2 次治疗,序贯补充放疗和连续每日 2 次放疗改善 2 年局部控制率(54%),无病生存率(38%～39%)和总生存率(51%～54%)。改变分次的放疗方法增加了急性毒性反应。

(2)Adelstein 295 例不能切除的口腔癌、口咽癌、喉癌、下咽癌随机研究:70Gy/2Gy;放化疗(70Gy/2Gy 和顺铂×3 周期);分段放疗(首先 30Gy/2Gy,然后 30Gy/2Gy,同时顺铂/5-FU×3 周期),连续顺铂放化疗改善 3 年总生存率(37%,放疗 23%,分程放化疗 27%)和无病生存率(51%,放疗 33%,分程放化疗 41%),但是增加 3～4 级毒性反应(89%,放疗 52%,分程放化疗 77%)。

(3)Brizel 116 例 $T_{3\sim4}N_0/+$ 或 T_2N_0(舌根)口腔癌、咽喉癌、下咽癌、喉癌、鼻咽癌和鼻腔副窦癌随机研究:放疗(75Gy/1.25Gy,2 次/日):同步放化疗(70Gy/1.25Gy,2 次/日,40Gy 时休息 1 周,第 1、6 周顺铂/5-FU 化疗)。多数患者接受 2 周期辅助顺铂/5-FU 化疗。放化疗改善 3 年局部控制率(44%提高至 70%),无病生存率(41%提高至 61%)和总生存率(34%提高至 55%),而且并无明显的增加毒性反应。

2.术后放疗和术后放化疗

相关内容见"喉癌"。

(王郁薇)

第三章　胸部肿瘤

第一节　乳腺癌

一、病因

（一）家族史与乳腺癌相关基因

乳腺癌的家族史是重要的危险因素。有学者报道了一级亲属患乳腺癌的美国妇女发生乳腺癌的概率比无家族史的要高2～3倍。上海的一项调查也显示有乳腺癌家族史的妇女患乳腺癌的相对危险度为4.50（95％可信区间为2.09～9.68）。乳腺癌可有家族集聚的特征，即同一家系有3个以上亲属患乳腺癌，同时有乳腺癌和卵巢癌家族史，有双侧和（或）早期乳腺癌的家族史。家族集聚性的乳腺癌可分为两种形成机制：一种是由于多种基因改变而致，另一种是由于单一基因突变而发生遗传性乳腺癌。已知的乳腺癌相关基因有p53、BRCA-1和BRCA-2等，这些基因的突变被认为与遗传性乳腺癌有关。

（二）生殖因素

女性的乳腺在青春期受卵巢激素的作用发育成熟，而乳腺细胞随每月体内激素水平的周期性变化以及妊娠期体内激素水平的升高而发生生理性的增殖改变。乳腺细胞增殖分裂的形式于女性绝经后逐渐终止。乳腺癌的发生与上述的多种生殖因素有着密切的关系。

1.初潮年龄

初潮年龄小的女性患乳腺癌的概率大。初潮年龄每推迟1岁，患乳腺癌的危险度可减少20％。

2.停经年龄

目前已证实，停经晚是乳腺癌的危险因素之一。停经每推迟1年，患乳腺癌的概率增加3％。

3.月经周期

月经周期较长，无论是否规则，都会降低乳腺癌的危险性。

4.第一胎足月妊娠年龄

未育女性患乳腺癌的危险性比生育过的女性大,而第一胎正常妊娠年龄越小,一生中患乳腺癌的概率也越小。

5.产次

高产次的妇女患乳腺癌的概率小,而 2 次足月妊娠间隔时间越短,一生中患乳腺癌的危险性越小。

6.哺乳史

未哺乳妇女易得乳腺癌。已有数项研究显示长时间母乳喂养在降低乳腺癌的危险性上具有统计学意义。

(三)激素

研究表明性激素在乳腺癌的发展中扮演了重要的角色。

1.内源性和外源性雌激素

前瞻性研究证实,内源性雌激素与绝经前女性乳腺癌危险性的相关性。另外,绝经后的乳腺癌患者体内总雌激素水平比同龄健康女性平均高出 15%～24%。绝经后女性采用激素替代疗法可能会增加患乳腺癌的机会。

2.雄激素

雄激素增加乳腺癌的危险性,因为雄激素可以直接促进乳腺癌细胞的增殖,并可间接转化为雌激素而发挥作用。

3.催乳素

大量研究提示催乳素对乳腺癌的发生有促进作用。

4.其他激素

孕酮对乳腺有保护作用。血清胰岛素样生长因子-I(IGF-I)及其主要的结合蛋白IGFBP-3 的水平与乳腺癌的发病呈正相关。

(四)营养饮食

1.脂肪与高热量饮食

大量流行病学研究证实体重的增加与乳腺癌有关,尤其是绝经后。上海市的一项调查显示,女性体型逐渐变胖者乳腺癌的相对危险度增加,以 60 岁左右为甚,每增加 10kg 体重,乳腺癌的危险性将增加 80%。近年也有资料显示少年时期高热量饮食使生长发育加速,月经提前,从而导致中年以后体重增加,最终增加乳腺癌的发生率。

2.乙醇

有学者报道每日饮酒 3 次以上的女性患乳腺癌的危险性增加 50%～70%。另有报道每日饮酒 2 次者体内雌激素水平上升。

3.纤维素

纤维素对乳腺癌和大肠癌的发生都有抑制作用,少食蔬菜的女性患乳腺癌的危险性轻度增加。

4.微量营养素

维生素 A 类物质对乳腺细胞有保护作用。

(五)其他环境因素

1.电离辐射

接受过放射线治疗的女性乳腺癌的发病率增高。暴露于放射线的年龄越小,则危险性越大。

2.药物

某些化疗药物在治疗肿瘤的同时,本身也有致癌作用,如烷化剂可诱导多种实体瘤的发生。另外,多种治疗高血压的药物如利血平、酚噻唑、甲基多巴和三环类药物有增加催乳素分泌的作用,因而可能增加乳腺癌的危险性。到目前为止,至少有 50 项研究表明口服避孕药几乎不增加女性患乳腺癌的危险性。

3.体育锻炼

40 岁以前适当运动可以减少乳腺癌的危险性。

4.职业

许多研究显示从事美容、药物制造等职业的女性乳腺癌的危险性升高。

(六)其他系统的疾病

一些疾病会增加乳腺癌的危险性,最有代表性的就是非胰岛素依赖型糖尿病。胰岛素是人类乳腺癌细胞的生长因子之一,因此,非胰岛素依赖型糖尿病的高胰岛素血症可直接促进乳腺癌的发生。

二、临床表现

早期乳腺癌往往不具备典型的症状和体征,不容易引起重视,通常是由体检或筛查发现并诊断。具有典型临床表现的乳腺癌通常已经不属于早期,这些典型的临床表现包括以下几个方面。

(一)乳腺肿块

乳腺肿块多为单发、质硬、边缘欠规则、活动欠佳,大多数为无痛性肿块,仅少数伴有不同程度的隐痛或刺痛;乳腺肿块为乳腺癌最常见的症状,约 90% 的患者是以该症状前来就诊的。随着肿瘤知识的普及、防癌普查的开展,这一比例或许还会增加。若乳腺出现肿块,应对以下 5 个方面加以了解。

1.部位

乳腺以乳头为中心,做一十字交叉,可将乳腺分为内上、外上、内下、外下及中央(乳晕部)5 个区。而乳腺癌以外上多见,其次是内上,内下、外下较少见。

2.数目

乳腺癌以单侧乳腺的单发肿块为多见,单侧多发肿块及原发双侧乳腺癌临床上并不多见。

3.大小

早期乳腺癌的肿块一般较小,有时与小叶增生或一些良性病变不易区分。但即使很小的肿块有时也会累及乳腺悬韧带,引起局部皮肤的凹陷或乳头回缩等症状,较易早期发现。

4.形态和边界

乳腺癌绝大多数呈浸润性生长,边界欠清。有的可呈扁平状,表面不光滑,有结节感。但需注意的是,肿块越小,上述征象越不明显,而且少数特殊类型的乳腺癌可因浸润较轻,呈膨胀性生长,表现为光滑、活动、边界清楚,与良性肿瘤不易区别。

5.活动度

肿块较小时,活动度较大,但这种活动是肿块与其周围组织一起活动。若肿瘤侵犯胸大肌筋膜,则活动度减弱;肿瘤进一步累及胸大肌,则活动消失。让患者双手叉腰挺胸使胸肌收缩,可见两侧乳腺明显不对称。

(二)乳头溢液

部分乳腺癌患者有鲜红或暗红色的乳头溢液,有时会产生清水性溢液,无色透明,偶有黏性,溢出后不留痕迹。45~49 岁、60~64 岁为此病的两个发病高峰。患者在无意中可发现乳房肿块,多位于内上限或外上限,无痛,渐大。晚期病变部位出现橘皮样皮肤改变及卫星结节。腋窝淋巴结肿大、质硬,随病程进展彼此融合成团。

(三)皮肤改变

乳头皮肤出现典型的"酒窝征""橘皮征""皮肤卫星结节"等改变。酒窝征是指乳腺癌侵犯腺体与皮肤之间的韧带使之萎缩,可出现皮肤凹陷,这也是早期乳腺癌症状表现。橘皮征是指乳腺癌细胞阻塞了淋巴管,造成皮肤水肿,毛囊处凹陷,皮肤呈橘皮样改变,是晚期乳腺癌的表现。另外,乳腺肿瘤引起皮肤的改变,与肿瘤的部位、深浅和侵犯程度有关,通常有几种表现,如皮肤粘连,皮肤浅表静脉曲张,皮肤发红,皮肤水肿。

此外,晚期乳腺癌尚可直接侵犯皮肤引起溃疡,若并发细菌感染,气味难闻。癌细胞若浸润到皮内并生长,可在主病灶的周围皮肤形成散在的硬质结节,即"皮肤卫星结节"。

(四)乳头异常

乳头异常包括乳头回缩、抬高、糜烂、破溃等;乳头扁平、回缩、凹陷,直至完全缩入乳晕下,看不见乳头。有时整个乳房抬高,两侧乳头不在同一水平面上。乳腺癌患者若有乳头异常改变,通常表现为乳头糜烂或乳头回缩。

(五)腋窝淋巴结肿大

同侧腋窝出现肿大淋巴结,质硬、散在、可推动,随着病情发展,淋巴结可逐渐融合,并与皮肤和周围组织粘连、固定、晚期可在锁骨上和对侧腋窝摸到转移的淋巴结。乳腺癌逐步发展,可侵及淋巴管,向其局部淋巴引流区转移。其中,最常见的淋巴转移部位是同侧腋窝淋巴结。淋巴结常由小逐步增大,淋巴结数目由少逐步增多,起初,肿大的淋巴结可以推动,最后相互融合,固定。肿大的淋巴结如果侵犯、压迫腋静脉常可使同侧上肢水肿,侵及臂丛神经时引起肩部酸痛。

乳腺癌可向同侧腋窝淋巴结转移,还可通过前胸壁和内乳淋巴网的相互交通,向对侧腋窝淋巴结转移,发生率在5%左右。此外,晚期乳腺癌尚可有同侧锁骨上淋巴结转移,甚至对侧锁骨上淋巴结转移。

(六)乳腺疼痛

肿瘤伴有炎症时可以有胀痛或压痛。晚期肿瘤若侵及神经或腋淋巴结肿大压迫或侵犯臂丛神经时可有肩部胀痛。

(七)乳晕异常

炎性乳腺癌时局部皮肤呈炎症样表现,颜色由淡红到深红,开始时比较局限,不久即扩大到大部分乳腺皮肤,同时伴有皮肤水肿。还可出现皮肤增厚、粗糙、表面温度升高。

三、诊断与鉴别诊断

根据病史、体格检查及必要的检查,临床上诊断典型的乳腺癌并不困难。但对于那些临床表现不典型的早期病例,要及早发现,就要求临床医生了解乳腺癌的特点及其临床表现的多样性,根据临床表现,选择恰当的检查手段,才能及早做出诊断与鉴别诊断。

(一)对乳腺癌患者的临床及辅助检查

1.采集病史,发现高危和可疑患者

对于就诊的患者,采集病史是首要的步骤。医生在采集病史时,要耐心倾听、详细了解患者首发症状的时间、症状有何变化,经过何种检查和治疗。以乳腺肿块为首发症状为例,应了解发现肿块的时间,初发时的大小,生长速度,是否伴有疼痛及其与月经的关系,是否伴有发热和皮肤红肿。肿块大小是否随着月经周期而变化,有无腋下和锁骨上区肿块;如果有,应了解其发现时间、大小及其变化。是否有妊娠或哺乳情况。对乳腺肿块是否做过影像学检查和病理学检查,是否做过治疗及治疗后反应。对上述症状要注意结合患者的年龄进行分析。

另外,还要了解患者的既往史、月经史、生育史及哺乳史,个人生活史及家族史。

2.临床体格检查

乳腺手法检查是诊断乳腺疾病的重要手段,不少乳腺癌患者通过有经验的医生临床检查就能获得初步诊断,得到了早期治疗,获得了良好治疗效果。有经验的医师手法检查诊断的准确性有时甚至胜过某些特殊检查,因此应重视乳腺手法检查。

通过临床体格检查发现有以下情况者应嘱患者注意每月自查,定期(3~6个月)复查,以便通过动态观察发现早癌。

(1)乳腺有局部增厚块,特别是中心略硬,但乳腺照片和彩超未发现乳腺癌征象者。

(2)乳头、乳晕湿疹,常规治疗不奏效者。

(3)乳腺内某部位有恒定的压痛。

(4)乳头溢液,特别是单侧单孔溢液者,即使乳管造影和溢液细胞学检查为阴性,也要定期复查细胞学。

(5)影像学检查发现可疑的微小病灶,如乳腺彩超发现小结节,尤其是边界不清楚、形态不规则的小结节或钼靶照片发现少量细小钙化点,而患者不愿意做侵袭性的检查或手术。

综合分析病史及体检资料,对于症状体征较典型者,诊断不难。但是有些情况容易被医生忽视而导致误诊或漏诊。主要有以下3个方面:一是年龄在35岁以下,尤其是30岁以下者,易误诊为良性病变;二是某些特殊类型乳腺癌和临床表现不典型的早期乳腺癌,如湿疹样乳腺癌和炎性乳腺癌,非专科医生易误诊;三是无临床症状和体征的早期乳腺癌,容易被漏诊。因此,对临床表现不典型的早期乳腺癌或某些特殊类型乳腺癌以及对有乳腺癌高危因素或有可疑体征的患者,应进行进一步的检查以及时确诊。

3.影像学检查

(1)乳腺X线检查:对中年以上患者是较好的检查方法,在乳腺良、恶性病变的鉴别诊断和乳腺癌早期诊断方面,目前还没有其他方法能完全取代它。其优点是影像清晰、直观,能发现无任何临床表现的早期乳腺癌。对乳腺癌的确诊率可达80%～90%。有钼靶和干板摄片两种方法。

X线摄片有以下特征时,要考虑为乳腺癌。

①肿块影:乳腺癌的肿块影多表现为不规则或呈分叶状,无明显界限,中心密度高,有的其边缘有短的毛刺,外突而呈星状表现或有僵直的索状带向外周延伸或肿块周围结构紊乱变形或伴有砂粒样钙化或见有增粗扭曲的血管影或可见到邻近皮肤增厚、凹陷或乳头凹陷。不过也有部分乳腺癌肿块表现边界清楚而周围无浸润改变。有学者曾报道过几例患者,体检发现肿块边界欠清,活动差,但X线摄片表现为良性肿块影,手术后病理证实为癌。

②钙化影:有部分患者临床上扪不到肿块,X线摄片上也可能没有肿块影,而单纯表现为簇状细砂粒样钙化影或伴有斑片状密度稍高影像,多见于导管内癌。有资料显示,细砂粒样钙化,其密度大于 5 个/cm²,其大小不一,密度不均,形态怪异多变,动态观察数目增多时,多为乳腺癌。如大于 15 个/cm² 即可临床诊断。

(2)乳腺导管造影:适用于乳头血性、浆液性及水样溢液。乳腺导管可因癌肿的浸润、梗阻、破坏而显示管壁僵硬,局部狭窄,不规则破坏,导管中断或充盈缺损或本应呈树枝状分枝的导管树整体走向扭曲异常。此检查禁用于碘过敏者及乳头乳晕区感染者。

(3)超声检查:因其简便、经济、无创,尤其是高频彩超可以发现小于 5mm 直径的肿块,受到医生及患者的欢迎,已成为乳腺检查的主要手段。并且对无体征的肿块可以在彩超引导下进行定位穿刺活检或切除活检。但在显示微小钙化灶方面不如钼靶照片。乳腺癌的典型彩超表现为非均质的弱回声团块,边界不规则,锯齿状或多形性,呈"蟹足"样,内部回声不均,可见点状强回声,一般其周围可伴有强回声带,后部有不同程度的衰减,肿块纵横径比>1,可见肿块内部或周边血流较丰富,正常乳腺结构被破坏,肿块处皮肤增厚等。

(4)乳管镜检查:乳管镜检查是唯一可在直视下诊断乳头溢液原因的检查方法,它直接、安全、有效、准确性较高,是乳头溢液疾病诊断及治疗的新方法。乳管镜在诊断乳腺癌,主要是导管内癌方面具有早期诊断、定位病灶及冲洗液细胞学检查等多方面应用价值。乳管镜下乳腺癌具有如下特征,新生物呈红色或黄色,基底宽,不活动,表面不光滑,不规则,可伴有出血,管壁呈斑片样或不规则隆起、变硬。

(5)CT 检查:CT 能清晰显示乳腺的解剖结构,CT 平扫和增强扫描能显示病灶的各种征象,能提高诊断准确率。在某些情况下优于其他方法,尤其对致密型乳腺中乳腺癌术前检查具有很大价值。乳腺癌的主要 CT 表现与钼靶照片相似,表现为不规则肿块或结节状影,有分叶和放射状毛刺或表现为腺体结构扭曲,密度高于周围正常腺体组织,局部皮肤受累或脂肪间隙变形、消失;强化后肿瘤组织增强明显,CT 值平均升高 45Hu;可显示肿块内的细小钙化灶;可显示腋窝等部位转移淋巴结,尤其是可以显示有无乳内淋巴结转移;肿块侵犯胸壁时后间隙消失。虽然 CT 扫描在某些方面有一定优势,但价格昂贵,增强扫描需要静脉注射造影剂,且其对乳腺癌的诊断正确率不一定高于彩色多普勒超声和数字钼靶片。因此,CT 不宜作为乳腺病变的常规检查方法。

(6)MRI 检查:MRI 对乳腺癌的诊断有其独到之处。乳腺癌的 MRI 表现与钼靶照片相似,表现为不规则肿块或结节状影,有分叶和放射状毛刺,与周围结构分界不清,内部不均匀,边缘强化明显。有时可见肿块与乳头之间存在不规则条索状强化影。MRI 可发现早期病灶,并对多病灶、胸壁有无侵犯、乳内淋巴结和腋下淋巴结的显示有明显优势。MRI 动态增强扫描可判断肿瘤血供情况,对肿瘤良性、恶性的诊断提供重要依据。但对细小钙化灶不敏感,对安装了心脏起搏器的患者不能采用 MRI 检查。MRI 检查过程复杂,价格贵,目前国内还未作为常规检查。

(7)电脑近红外线扫描检查:电脑近红外线扫描对乳腺癌诊断敏感度各家报道不一,为77%～93%,检查无痛,对良、恶性病变鉴别诊断灵敏度高,动态观察更有助于确诊。适用于乳腺肿块的鉴别诊断及大面积人群普查筛选乳腺癌,但其假阳性高,临床应用不多。影像学特征为在显示器里可见到由浅到深灰甚至黑色、多个灰度中心的阴影,其可大于实际肿块,边界不清,形状不规则,同时其周边伴有异常的血管影,粗大、扭曲、中断,呈放射状、条束状、鼠尾状或蝌蚪状。

4.生化检查

乳腺癌患者某些血清生化指标可有升高,检测这些指标对乳腺癌的诊断有一定意义。主要有癌胚抗原(CEA)、糖类抗原 CA15-3、糖类抗原 CA12-5 等指标。动态观察对发现乳腺癌术后的早期复发有帮助。

5.病理检查

(1)乳头溢液细胞学检查:用于单乳乳头溢液者。乳头溢液细胞学诊断经济方便,其准确率为 40%～70%,假阳性率一般小于 4%。

(2)皮肤破溃区刮片细胞学诊断:对乳头、乳晕有湿疹样病变者可直接进行涂片或刮片检查,有助于诊断早期湿疹样乳腺癌。

(3)针吸细胞学检查:对乳腺癌的确诊率为 76.3%,假阳性率小于 1%,方法可靠,一旦针吸细胞学检查发现癌细胞即可确诊。但阴性不能排除乳腺癌。对性质不定的乳腺肿块,均可做针吸活检,且不会影响患者预后。

(4)空心针穿刺活检:是组织病理学诊断,准确可靠,无假阳性,但阴性不能排除癌。可配合进行免疫组化检查,如检查雌激素、孕激素受体和癌基因。一般用于术前和新辅助治疗前的定性诊断,可在超声引导下进行。

(5)切除活检:对临床怀疑为乳腺癌可能性大者一般采取术中冰冻活检。一旦明确诊断,则一次性行根治性手术。对疑诊为乳腺良性肿瘤者,可在门诊切除肿瘤,若病理诊断为恶性时尽快入院行根治性手术。

(6)乳腺 X 线立体定位下切除活检:用于临床触不到肿块,但 X 线摄片上显示的钙化区疑为恶性病灶者,在 X 线下用金属丝定位以保证切取的准确性。将切除组织送冰冻活检或石蜡切片检查,一旦发现恶性细胞即可确诊。这对早期乳腺癌的诊断和治疗具有重要意义。

(7)乳管内镜咬取活检:对于乳头溢液的患者,乳管内镜能够直观地发现乳管内的病变,并能够咬取组织活检,对早期乳腺癌的诊断有重要价值。但因乳管内镜直径限制,获取标本量有限,往往仅能做细胞学检查,病理诊断难度较大。

（二）特殊类型乳腺癌的诊断

1.早期乳腺癌

临床上肿瘤直径小于 0.5cm 或扪不到肿瘤,无乳腺外转移表现的为早期乳腺癌。由于肿块小,不易被发现,往往被漏诊,这应引起临床医生的重视,特别是对如乳腺癌高危人群,应通过触诊、钼靶照片、彩超甚至 CT 或 MRI 检查,发现可疑病灶后可在超声监控下进行空心针穿刺活检,或在 X 线或超声立体定位钢丝标记下切除活检。伴有溢液者,做涂片细胞学检查及亚甲蓝指示切除活检,一旦病检发现癌细胞,可做出诊断。

2.隐性乳腺癌

乳房未发现肿块,而以转移灶如腋窝淋巴结或其他远处转移灶为表现的乳腺癌即是隐性乳腺癌。患者多在无意中发现腋淋巴结长大或其他乳腺外包块,其中以腋窝淋巴结长大占多数,一般不痛,较硬,边界可清楚也可不清,活动度可好、可差。对这类患者,应仔细检查乳腺情况,做钼靶照片,有条件者可做 CT 或 MRI 检查,以发现乳房病灶或做淋巴结活检(最好是术中冰冻活检),但有时一般的病理切片活检难以区别是乳腺癌转移而来还是其他部位肿瘤转移来的,这就需要做电镜超微结构分析或免疫组织化学检查。

3.炎性乳腺癌

炎性乳腺癌是乳腺癌中预后最差的一种,可发生于任何年龄,但以妊娠及哺乳期常见。表现为乳房皮肤充血,发红、发热,整个乳房增大、变硬,犹如急性炎症反应,但患者没有全身感染中毒症状,乳腺常无明显的局部肿块,发展迅速,转移早,常侵及对侧乳腺。医生面对这种患者,一定要想到炎性乳腺癌,但要与乳腺炎鉴别。彩超检查对诊断有一定的参考价值,可通过空心针穿刺活检,确定诊断。

4.湿疹样乳腺癌

湿疹样乳腺癌主要表现为乳头瘙痒、皲裂和糜烂,乳晕区慢性湿疹样改变,皮肤发红、糜烂、潮湿或覆盖黄褐色鳞屑样痂皮,病变皮肤发硬,边界清楚,有时乳头可内陷或完全损坏。根据临床表现及细胞学检查,不难诊断,因此出现上述临床表现时要考虑湿疹样乳腺癌的可能性,特别是经久不愈的乳头湿疹要做印片细胞学检查或活检。

（三）乳腺癌的鉴别诊断

临床上需要与乳腺癌进行鉴别的疾病主要有以下几种。

1.乳腺囊性增生病

本病好发于 40 岁前后女性。多为双侧,有很多患者伴有不同程度的疼痛,并可影响到肩、背部,经前明显,乳腺癌患者一般无疼痛。部分患者可伴有乳头溢液多为双侧多孔的浆液性溢液,而乳腺癌患者多为单孔溢液。触诊时前者可扪及乳房腺体局限增厚或整个乳房散乱结节感,多以外上部较明显,质地较韧,有时可在多结节基础上扪及较大的囊肿,扪不到分界清楚的肿块,而乳腺癌患者多可扪及边界不清、质硬、活动差的肿块,并且有时有皮肤及乳头的改变。前者X线摄片表现,乳腺部分散在斑片状或全部为密度增高影,密度不均,边缘模糊,形似云团或棉花样,有时可见大小不一的圆形或椭圆形致密影,密度均匀,边界光滑;彩超无实质占位表现。而乳腺癌患者的X线摄片和彩超可有特殊的征象。但对高危人群且临床可疑者以及局限性腺病者,仍须做针吸活检或切除活检。

2.浆细胞性乳腺炎

浆细胞性乳腺炎又称乳腺导管扩张症。好发于30岁左右女性及绝经前后,多数患者有授乳困难或发生急性乳腺炎病史,临床表现酷似乳腺癌。术前常被误诊,有学者报告术前32.6%误诊为乳腺癌。临床表现:乳房肿块硬、边界不清、活动差,可有乳头及皮肤凹陷,并且可伴有腋淋巴结肿大,X线及彩超均可呈恶性样表现。因此,临床上难以与乳腺癌区别。但前者很多患者有急性炎症样改变,可有疼痛,经抗炎治疗,临床症状可略有好转,但不能完全控制,并且其肿大的淋巴结可缩小,而乳腺癌一般不痛,其包块及腋窝淋巴结随病程将逐渐长大。穿刺活检即可明确诊断。

3.乳腺结核

乳腺结核表现为乳房局部肿块,质硬,边界不清,可穿破皮肤形成窦道或溃疡,腋窝淋巴结肿大。乳腺X线摄片也可表现为似乳腺癌样改变,并且约5%可合并乳腺癌。多见于中青年女性,常继发于肺、颈淋巴结及肋骨的结核病变,可有全身结核中毒症状,抗结核治疗后病灶及腋淋巴结缩小。而乳腺癌多发生于中老年,无全身结核中毒症状,抗结核治疗无效。确诊困难者仍须针吸或切除活检。

4.脂肪坏死

脂肪坏死好发于中老年,以乳房肿块为主要表现,肿块硬,边界不清,活动差,可伴皮肤发红并与皮肤粘连,少数可有触痛,乳腺X线摄片也可表现为乳腺癌样改变,部分患者临床表现酷似乳腺癌。但前者部分患者可有乳腺外伤的历史,乳腺肿块较长时间无变化或有缩小;而后者多逐渐长大。确诊靠针吸或切除活检。

5.积乳囊肿

积乳囊肿好发于30岁左右或哺乳期妇女。表现为乳腺肿块,合并感染者可有疼痛,触诊可扪及界清、光滑、活动的包块,如合并感染则边界不清。X线摄片可见界清、密度均匀的肿块影。彩超显示囊性占位,壁光滑,诊断并不困难。穿刺抽得乳汁即可确诊。

6.乳腺纤维腺瘤

乳腺纤维腺瘤好发于18~25岁女性,表现乳腺肿块,呈圆形或椭圆形,有时有分叶状,边界清楚,表面光滑,质坚韧,活动好,生长较慢。彩超显示实性占位,边界清楚,回声均匀。这需要与界限清楚的乳腺癌鉴别。不过乳腺癌肿块有时虽然界限较清楚,但是其活动度差,质地坚硬,生长较快,并且可以有腋窝淋巴结肿大。要确诊仍须针吸活检或切除活检。

7.急性乳腺炎

急性乳腺炎好发于哺乳期妇女,表现为乳腺胀痛,压痛性肿块,界不清,活动差,皮肤发红水肿,腋淋巴结长大,需要与炎性乳腺癌鉴别。但前者同时伴有全身感染中毒表现。脓肿形成时可扪及波动感,外周血白细胞增高。彩超检查可发现液性占位,边界不规则,穿刺抽出脓液。而后者无全身感染中毒表现,疼痛无或不明显,针吸活检可明确诊断。

8.腋窝淋巴结肿大

与隐性乳腺癌较难区别。如为炎性肿块,可伴有全身症状,局部可有压痛。如为其他部位恶性肿瘤的转移,可有原发病灶的相应表现。确诊须靠病理检查或特殊的免疫组织化学检查。

9.乳房湿疹

乳房湿疹常为双侧,也可为单侧,表现为乳房皮肤红斑,脱屑糜烂,结痂或皮肤肥厚,皲裂,但病变较软,不形成溃疡,进展快。应与湿疹样乳腺癌鉴别。前者不侵犯乳头,外用氟轻松等皮质激素,效果好。但对经久不愈者应做刮片细胞学检查,如发现Paget细胞即为湿疹样乳腺癌的特征。

10.导管内乳头状瘤

临床以乳头单孔溢液为主要表现,偶可于乳晕周围伴肿块,应与乳头状癌及管内癌鉴别,可借助造影,涂片细胞学检查或内镜检查帮助诊断,确诊靠亚甲蓝指示下切除活检。

四、分 期

美国癌症联合委员会(AJCC 2017,第8版)及UICCTNM分期系统(分期依据)。

(一)原发肿瘤(T)

T_x:原发肿瘤无法评估。

T_0:无原发肿瘤的证据。

T_{is}:原位癌(包括导管原位癌及不伴有肿块的乳头Paget病)。

T_1:肿瘤最大直径≤20mm。

T_{1mi}:肿瘤最大直径≤1mm。

T_{1a}:肿瘤最大直径>1mm,但≤5mm。

T_{1b}:肿瘤最大直径>5mm,但≤10mm。

T_{1c}:肿瘤最大直径>10mm,但≤20mm。

T_2:肿瘤最大直径>20mm,但≤50mm。

T_3:肿瘤最大直径>50mm。

T_4:肿瘤不论大小,侵犯胸壁和(或)皮肤。

T_{4a}:肿瘤侵犯胸壁(不包括胸肌)。

T_{4b}:皮肤溃疡和(或)卫星结节和(或)水肿(包括橘皮征),但未达到炎性癌标准。

T_{4c}:$T_{4a}+T_{4b}$。

T_{4d}:炎性乳腺癌。

(二)区域淋巴结(N)

临床分期

cN_x:区域淋巴结无法评价。

cN_0:无区域淋巴结转移。

cN_1:转移至同侧腋窝Ⅰ~Ⅱ站的活动性淋巴结。

cN_2:转移至同侧腋窝Ⅰ~Ⅱ站的固定或相互融合的淋巴结或无同侧腋窝转移的临床证据,但临床发现同侧内乳链淋巴结转移。

cN_{2a}:转移至同侧腋窝Ⅰ~Ⅱ站固定或相互融合的淋巴结。

cN_{2b}:无同侧腋窝转移的临床证据,但临床发现同侧内乳链淋巴结转移。

cN_3:转移至同侧锁骨下(腋窝Ⅲ站)区域伴或不伴腋窝Ⅰ~Ⅱ站淋巴结转移,或临床发现同侧内乳链淋巴结转移伴腋窝Ⅰ~Ⅱ站淋巴结转移,或转移至同侧锁骨上区域。

cN_{3a}:转移至同侧锁骨下(腋窝Ⅲ站)区域伴或不伴腋窝Ⅰ~Ⅱ站淋巴结转移。

cN_{3b}:转移至同侧内乳链及腋窝Ⅰ~Ⅱ站。

cN_{3c}:转移至同侧锁骨上区域。

病理(pN)分期*

pN_x:区域淋巴结无法评价。

pN_0:无组织学区域淋巴结转移。

$pN_0(i+)$:组织学检查(包括免疫组织化学检查)区域淋巴结转移簇直径≤0.2mm。

$pN_0(mol+)$:反转录PCR(RT-PCR)检查有区域淋巴结转移,但组织学检查无区域淋巴结转移。

*:pN分期基于腋窝淋巴结清扫或前哨淋巴结活检。如仅行前哨淋巴结活检,而未行随后的腋窝清扫术,则将前哨淋巴结标示为(sn),如$pN_0(i+)(sn)$。

pN_1:微小转移或腋窝淋巴结1~3枚转移和(或)前哨淋巴结活检确认临床未发现的内乳淋巴结转移。

pN_{1mi}:微小转移[范围>0.2mm和(或)>200个细胞,但≤2mm]。

pN_{1a}:腋窝淋巴结1~3枚转移,至少1个转移灶>2mm。

pN_{1b}：前哨淋巴结活检确认临床未发现的内乳淋巴结微转移或宏转移。

pN_{1c}：腋窝淋巴结 1～3 枚转移及前哨淋巴结活检确认临床未发现的内乳淋巴结微转移或宏转移。

pN_2：腋窝淋巴结 4～9 枚转移或确认临床发现的同侧内乳淋巴结转移,但无腋窝转移。

pN_{2a}：腋窝淋巴结 4～9 枚转移,至少 1 个转移灶＞2mm。

pN_{2b}：确认临床发现的同侧内乳链淋巴结转移,但无腋窝转移。

pN_3：腋窝淋巴结≥10 枚转移或同侧锁骨下(腋窝Ⅲ站)淋巴结转移或确认临床发现的同侧内乳链淋巴结转移伴腋窝Ⅰ～Ⅱ站淋巴结≥1 枚转移,腋窝Ⅰ～Ⅱ站淋巴结＞3 枚转移伴前哨淋巴结活检确认临床未发现的内乳淋巴结微转移或宏转移或同侧锁骨上淋巴结转移。

pN_{3a}：腋窝淋巴结≥10 枚转移(至少 1 个转移灶＞2mm)或同侧锁骨下(腋窝Ⅲ站)淋巴结转移。

pN_{3b}：确认临床发现的同侧内链乳淋巴结转移伴腋窝Ⅰ～Ⅱ站淋巴结≥1 枚转移或腋窝Ⅰ～Ⅱ站淋巴结＞3 枚转移伴前哨淋巴结活检确认临床未发现的内乳淋巴结微转移或宏转移。

pN_{3c}：同侧锁骨上淋巴结转移。

(三)远处转移(M)

M_0：无远处转移的临床及影像学证据。

$cM_0(i+)$：无远处转移的临床及影像学证据,但分子生物学或组织学检查发现外周血、骨髓或非区域性淋巴结中肿瘤细胞,标本≤0.2mm,且患者无转移症状及表现。

M_1：临床及影像学手段发现远处转移和(或)组织学确诊病灶＞0.2mm。

(四)分期

乳腺癌组织病理学分期见表 3-1。

表 3-1　乳腺癌组织病理学分期

分期	T	N	M
0 期	Tis	N_0	M_0
ⅠA 期	T_1 *	N_0	M_0
ⅠB 期	$T_{0\sim1}$ *	$N_1 mi$	M_0
ⅡA 期	$T_{0\sim1}$ *	N_1 * *	M_0
	T_2	N_0	M_0
ⅡB 期	T_2	N_1	M_0

续表

分期	T	N	M
	T_3	N_0	M_0
ⅢA 期	$T_{0\sim2}$ *	N_2	M_0
	T_3	$N_{1\sim2}$	M_0
ⅢB 期	T_4	$N_{0\sim2}$	M_0
ⅢC 期	任何 T	N_3	M_0
Ⅳ 期	任何 T	任何 N	M_1

注　* T_1 中包括 T_{1mi}；* * 不包括 N_{1mi}，M_0 中包括 $M_0(i+)$。

五、治疗

(一)外科治疗

乳腺癌的外科治疗有着悠久的历史,至今依然是重要的治疗方式之一。20 余年来,分子生物学的研究揭示了乳腺癌的某些生物学特性,使人们认识到貌似相同的乳腺癌却有不一样的转归,因而个体化的治疗更适合乳腺癌患者。目前外科手术的方式以改良根治术、保乳术和乳房重建术为主。

1.手术方式

(1)乳腺癌根治术:标准的乳腺癌根治术的手术范围为,①整块切除原发灶及区域淋巴结;②切除患侧全部乳腺组织及表面覆盖皮肤且皮瓣尽可能薄;③切除胸大、胸小肌;④彻底清扫腋窝淋巴结。该方式主要适用于腋窝有明显肿大淋巴结或肿瘤累及胸大肌的患者。

(2)乳腺癌改良根治术:是目前最常用的手术方式之一,用于临床Ⅰ、Ⅱ期的患者,手术范围较根治术明显缩小。分为保留胸大肌的 Patey 术及保留胸大肌和胸小肌的 Auchincloss 术,而后者更为常用。

(3)乳腺癌扩大根治术:在根治术或改良根治术的同时行内乳区淋巴结清扫。适用于Ⅱ、Ⅲ期病灶位于内侧及中央区的患者。由于术后可行放疗来代替,临床上扩大根治术逐步减少。

(4)保留乳房手术:由于乳腺癌的生物学理论研究认识到乳腺癌是全身性疾病,手术方式仅影响少数患者的预后,同时放射设备及技术的改善、患者对手术后外形和生活质量要求的提高,保留乳房手术逐步增多。欧洲癌症研究和治疗组织、美国国家癌症研究所、美国乳腺癌与肠癌外科辅助治疗计划的前瞻性随机试验研究证实乳腺癌局部治疗方法的差异并不影响乳腺癌患者的生存率。保留乳房手术应尽可能切除原发病灶并保证切缘阴性,清扫腋窝淋巴结,术后进行全乳放疗。

(5)单纯乳房切除术:适合乳腺原位癌、乳腺原位癌有微小浸润、Paget 病仅限乳头、年老体弱不适合做根治术的患者。切除范围包括全部乳腺组织、腋尾部及胸大肌筋膜。

(6)乳房重建术:目前,常用的有腹直肌肌皮瓣乳房再造、扩大背阔肌肌皮瓣乳房再造、背阔肌肌皮瓣乳房再造、臀大肌肌皮瓣乳房再造、腹壁下动脉穿支皮瓣乳房再造。

(7)前哨淋巴结活检:乳腺癌前哨淋巴结活检的开展使乳腺专科医生有可能选择性地切除那些最有可能发生肿瘤转移的淋巴结,并根据前哨淋巴结的病理检查结果决定进一步的治疗方案,使前哨淋巴结阴性的乳腺癌患者免于行腋窝淋巴结的清扫,从而缩小乳腺癌的手术范围,同时使患者避免腋窝淋巴结清扫术后的并发症,减少了手术给患者带来的创伤,提高了生活质量。前哨淋巴结活检适用于临床体检淋巴结阴性的乳腺癌患者,当原发肿瘤小于 2cm 时,前哨淋巴结预测腋淋巴结有无癌转移的准确性可接近 100%。下述患者目前认为不宜行前哨淋巴结活检:①乳腺多原发病灶;②患侧乳腺或腋窝已接受过放疗;③患侧腋窝淋巴结已行活检;④乳腺原位癌;⑤妊娠哺乳期乳腺癌;⑥示踪剂过敏。

2.手术常见并发症

(1)出血:在行肿块切除和根治术后,均可出现此并发症,出血部位常见于乳内血管分支及侧胸壁前锯肌表面肋间血管。

(2)腋窝及皮下积液:有 10%~20% 的患者会出现皮下积液,形成的原因可能是皮下积液未能彻底引流、皮下淋巴管开放、皮瓣张力过大。

(3)皮瓣坏死:是乳腺癌根治术后常见的并发症,一般在术后 24 小时即可见皮瓣缺血变白逐步发紫,3~7 日后坏死区域界限清晰,皮肤呈黑色。

(4)上肢水肿:乳腺癌根治术后,由于上肢的淋巴及血液回流障碍易引起上肢水肿,发生率为 5%~40%。造成水肿的原因通常为:①腋窝淋巴结清扫不当,破坏了局部的侧支循环;②腋窝积液、感染,局部纤维化,阻碍了腋窝淋巴结侧支循环的建立;③术后放疗致结缔组织增生,局部纤维化而引起水肿。

(5)乳房再造术后,根据不同的手术方式会出现腹壁疝、切口裂开、脂肪液化等。

(6)胸膜穿破:在行扩大根治术清扫淋巴结时可能会穿破胸膜,造成气胸。

(7)神经损伤:手术时将臂丛神经表面的鞘膜或神经分支损伤,则会引起上肢相应部位的麻木、肌肉萎缩。多见于尺神经的损伤。

(二)化学治疗

化疗是治疗乳腺癌的重要手段之一。根据治疗目的和时间的不同,通常将乳腺癌的化疗分为术后辅助化疗和新辅助化疗。

1.术后辅助化疗

旨在消灭亚临床的微小转移灶,以降低或推迟局部复发及减少远处转移。一般在术后第 7 日开始,连用 6 个疗程。常用的方案有以下 3 种。

(1)CMF 方案(环磷酰胺＋甲氨蝶呤＋氟尿嘧啶):第 1 日、第 8 日静脉注射,28 日为 1 个周期。

(2)CEF 方案(环磷酰胺＋表柔比星＋氟尿嘧啶):第 1 日静脉注射,21 日为 1 个周期。

(3)紫杉醇类药物与蒽环类药物的联合应用:如环磷酰胺＋表柔比星＋紫杉醇方案。

2.新辅助化疗

新辅助化疗又称术前化疗或诱导化疗,是术前就给予全身性、系统性的细胞毒性药物治疗,以杀灭全身微小转移灶,抑制肿瘤在手术切除后的快速增殖,同时也可测定肿瘤对化疗的敏感性。新辅助化疗可使原发病灶缩小,达到降期和提高手术切除率的目的。常用的化疗方案为 PC(紫杉醇＋卡铂)、CEF、TE(多西他赛＋表柔比星)和 NE(长春瑞滨＋表柔比星)。常在 2～4 个疗程后手术。

(三)放射治疗

乳腺癌的放疗属于一种局部治疗的措施,随着保留乳房手术的兴起,放疗在乳腺癌综合治疗中的地位被提高,在局部治疗中起着不可替代的作用。

1.根治术或改良根治术后的胸壁和区域淋巴结的预防性放疗

可显著降低高危患者的局部复发率,从而在整体上提高患者的无病生存率和总生存率。

2.早期乳腺癌保乳手术后的乳房根治性放疗

早期乳腺癌保乳手术后的乳房根治性放疗是乳房保留治疗不可或缺的部分。照射技术不仅保证了保乳手术后的局部控制率,而且直接影响到长期的乳房美容效果和生活质量。

3.无手术指征的局部晚期乳腺癌的单纯放疗

与化疗和内分泌治疗配合,放疗可达到满意的局部疾病控制,部分患者由不可手术转为可手术,约 25% 的患者可获得长期生存。

4.局部复发患者的放射治疗

包括胸壁和淋巴引流区域的复发,是重要的补救性治疗措施,恰当的放疗可有效地控制局部疾病。

5.转移性乳腺癌的姑息性放疗

放疗可有效地缓解转移灶引起的症状,改善患者带病生存期内的生活质量,并延长部分患者生存时间。

（四）内分泌治疗

乳腺癌是激素依赖性肿瘤,受雌激素及孕激素的调控。大多数肿瘤内有这两种激素受体(ER/PR)的表达。大约50%的乳腺癌ER为阳性。由于PR的表达也受到雌激素的调节,因而大多数PR阳性的乳腺癌其ER也同时为阳性。ER和PR的表达与乳腺癌的发病年龄有关,绝经后患者的受体阳性率明显高于绝经前患者。一般说来,激素受体阳性的肿瘤分化较好,发生内脏转移的概率较低,对内分泌治疗敏感;而受体阴性的乳腺癌通常分化较差,容易发生内脏(尤其是肝脏)及脑转移,对内分泌治疗反应较差。

内分泌治疗通过改变乳腺癌生长所依赖的内分泌环境,降低雌激素水平,使肿瘤生长受到抑制,达到缓解临床症状的目的,是一种全身治疗手段。这种治疗不良反应少,尽管起效慢,但疗效维持时间长,而且患者的生活质量也比较好。

1.内分泌治疗分类

(1)手术:手术切除内分泌腺体,如双侧卵巢、肾上腺、脑垂体等,目的在于进一步降低体内雌激素水平。但是手术切除内分泌腺体不良反应多,临床上仅1/3患者有效,故目前这些手段已经被内分泌药物所取代而极少使用。

(2)内分泌药物治疗:内分泌药物种类较多,有雌激素、雄激素、孕酮类药物、肾上腺皮质激素、抗雌激素药物、芳香化酶抑制剂、促黄体生成素释放激素类似物等。目前临床上应用较多的是后三类药物。抗雌激素类药物有他莫昔芬、托瑞米芬、氟维司群。芳香化酶抑制剂有阿那曲唑、来曲唑、依西美坦。促黄体生成素释放激素类似物有戈舍瑞林。

2.内分泌治疗指征

(1)可手术乳腺癌的辅助内分泌治疗:手术后肿瘤组织免疫学检测结果ER和PR为阳性者,可服用内分泌药物,一般推荐持续服用5年。

(2)复发和转移性乳腺癌的内分泌治疗:绝经后妇女体内雌激素主要来源于外周雄激素向雌激素的转变,这种转变需要有芳香化酶的作用,故而应用芳香化酶抑制剂即可抑制雌激素的生成。绝经后转移性乳腺癌患者的内分泌治疗可首选芳香化酶抑制剂。

（五）乳腺癌特异性免疫治疗

1.乳腺癌的主动免疫治疗

(1)肿瘤疫苗治疗:肿瘤疫苗治疗是利用肿瘤细胞或肿瘤抗原物质诱导机体的特异性细胞免疫和体液免疫反应,增强机体的抗瘤能力,从而抑制肿瘤的生长、扩散和复发。乳腺癌细胞免疫原性较弱,不能引起很强的免疫反应。肿瘤疫苗是利用物理、化学和生物的方法处理肿瘤细胞或某种细胞成分来增强乳腺癌细胞的免疫原性,从而诱发抗肿瘤反应。目前乳腺癌的疫苗主要有3种,包括肿瘤细胞疫苗、特异性基因肽疫苗和DNA疫苗。

①肿瘤细胞疫苗:是将患者的肿瘤细胞用物理、化学或生物的方法去除其致癌性,保留抗原性,这种疫苗注射到患者体内后可以打破免疫耐受现象,激发抗肿瘤免疫。

②特异性基因肽疫苗:是从乳腺癌相关癌基因(如Mages、CEA、Muc-1、HER-2/neu等)序列中筛选出能表达肿瘤抗原且能结合HLA等位基因位点的短肽序列,进而合成8~10个氨基酸长度的短肽,这种短肽常与免疫佐剂一起进行免疫接种或在体外诱导树突状细胞(DC)细胞,在美国这种疫苗已进入I期或Ⅱ期临床试验。

③DNA疫苗比基因肽疫苗制备过程简单,它是将肿瘤特异性或相关抗原基因的全长cDNA装入载体而制成,这种疫苗不产生复制,不与宿主DNA整合,可以更好地诱导细胞免疫反应。

(2)细胞因子治疗:细胞因子是由免疫细胞及其相关细胞产生的调节其他免疫细胞或靶细胞功能的可溶性蛋白,它们可以抑制癌细胞的生长,促进分化,调节宿主的免疫应答或直接杀伤肿瘤细胞或破坏肿瘤血管而阻断营养供应或刺激造血功能而促进骨髓恢复。目前用于乳腺癌治疗的细胞因子主要有:白介素2(IL-2)、干扰素(IFN)、肿瘤坏死因子(TNF)、胸腺肽、集落刺激因子(CSF),一般与其他生物治疗方法或化疗药物联合应用,既可以全身应用,也可以局部应用。

2.乳腺癌的被动免疫治疗

(1)抗体治疗:乳腺癌抗体治疗的突破性进展是单克隆抗体Herceptin的应用,它与细胞表面的c2erbB22受体结合,从而抑制乳腺癌细胞的生长,还能产生细胞介导的和抗体依赖细胞介导的细胞毒作用,被美国FDA批准用于临床,目前已通过Ⅲ期临床试验,单独应用该药的有效率为$11.6\%\sim21.0\%$,与化疗药联用可显著增加疗效,且能抑制化疗药物引起的细胞损伤的修复,其作用强度与c2erbB22表达程度呈正相关。

(2)过继性细胞免疫治疗:过继性细胞免疫治疗是通过注射免疫活性细胞以增强肿瘤患者的免疫功能而达到抗肿瘤效果的一种免疫治疗方法,主要用于乳腺癌常规治疗后的巩固治疗,以及复发和转移的综合治疗。常用的免疫活性细胞是淋巴因子激活的杀伤细胞、肿瘤浸润淋巴细胞(TIL)、细胞毒性T细胞。

淋巴因子激活的杀伤细胞的前体细胞为NK细胞(自然杀伤细胞)和具有类似NK活性的T细胞及其他具有抗肿瘤活性的不受主要组织相容复合体(MHC)限制的T细胞,这些前体细胞主要取自患者外周血,经IL-2诱导激活而成为细胞,它具有广谱抗瘤性,杀伤活性不受MHC限制,但杀瘤能力需IL-2诱导并维持,因此大剂量IL-2引起的不良反应限制了的淋巴因子激活的杀伤细胞应用。

肿瘤浸润淋巴细胞为浸润在肿瘤组织中具有抗肿瘤效应的淋巴细胞,主要成分为存在于肿瘤间质中的 T 淋巴细胞,在体外扩增后回输患者体内,对自身肿瘤具有很强的特异性杀伤活性。TIL 取源于切除的肿瘤组织,不需抽取外周血,在体外可以长期培养扩增并保持生物活性,杀伤活性具有 MHC 限制性,对 IL-2 依赖性小,仅需较少量 IL-2 即可发挥明显的抗肿瘤效果,杀瘤能力强于淋巴因子激活的杀伤细胞,与细胞因子或化疗药物有协同作用。细胞毒性 T 细胞为患者自身淋巴细胞与乳腺癌相关基因肽疫苗共同培养而获得,具有 MHC 限制性,可以特异性杀伤自身肿瘤细胞。除了上述 3 种细胞外,树突状细胞、由抗 CD3 单克隆抗体激活的杀伤细胞(CD3AK)、细胞因子诱导杀伤细胞(CIK)治疗乳腺癌的研究正在进行。

(景周宏)

第二节　食管癌

食管在解剖学上分为颈段,胸(上、中、下)段和食管胃连接部(EGJ)。各段的定义为:颈段,自下咽至胸骨切迹平面的胸廓入口,内镜检查距门齿 15～20cm;胸上段,自胸廓入口至奇静脉弓下缘水平,内镜检查距门齿 20～25cm;胸中段,自奇静脉弓下缘至下肺静脉水平,内镜检查距门齿 25～30cm;胸下段,自下肺静脉水平向下终于胃,内镜检查距门齿 30～40cm。以上分法选取奇静脉弓下缘及下肺静脉为分界点,适用于手术患者。放疗患者多选择气管分叉作为胸上、中段分界,胸中下段则平均一分为二,这样便于在 X 线钡餐及 CT 上确定肿瘤部位。EGJ 指食管胃解剖交界线上方 5cm 的远端食管和下方 5cm 的近端胃的解剖区域,此处发生的鳞癌多为食管癌向下侵犯,发生的腺癌称为食管胃交界部腺癌(AEG)。

食管癌特指源于食管黏膜上皮的肿瘤,源于食管其他组织的肿瘤不在食管癌诊治原则的所及范围。我国的食管癌中,鳞状细胞癌(以下简称"鳞癌")占 90％以上,腺癌不到 10％,而美国和欧洲的腺癌占 50％以上。

一、病因

关于食管癌的发病因素,近年来随着深入的调查研究及实验室观察,一般认为食管癌可能是多种因素所致的疾病。

(一)亚硝胺类化合物

亚硝胺类化合物是一种很强的致癌物,已知有十几种亚硝胺能引起动物的食管癌。这类化合物主要包括亚硝胺和亚硝酸胺两大类。在食管癌高发区的粮食蔬菜和饮水中均可以检测到较高含量的亚硝胺及其前体,其含量与当地食管上皮增生、食管癌的发病率呈正相关。

（二）吸烟和饮酒

长期吸烟和饮酒与食管癌的发生有关。吸烟量多者食管癌发病率比不吸烟者高7倍,大量饮酒者比不饮酒者食管癌发病率要高50倍。

（三）食管损伤及炎症

长期食用粗、硬食物或进食过快、过烫,易引起食管黏膜的机械性及物理性的刺激与损伤,反复损伤可以造成黏膜上皮增生、间变,最后导致癌变。同时食管慢性损伤为致癌物质进入创造条件,从而促进癌的发生。各种原因引起的经久不愈的食管炎,可能是食管癌的前期病变,尤其是有食管黏膜上皮细胞间变或不典型增生者,癌变的危险性更大。

（四）真菌毒素

已发现有10多种真菌毒素,能诱发动物不同器官的肿瘤。在某些高发区食管癌患者的上消化道中或切除的食管癌标本上,均能分离出多种真菌。其中某些真菌有致癌作用,有些真菌能促使亚硝胺及其前体的形成,更能促进癌肿的发生。

（五）营养和微量元素

某些微量元素缺乏,可能与食管癌的高发有关。在食管癌高发地区的粮食、蔬菜、饮水中测得钼含量偏低。长期缺乏维生素和蛋白质以及核黄素,也是食管癌高发区的一个共同特点。

二、病理分型

（一）病理分型

食管癌中95%为鳞状细胞癌,少数为腺癌或肉瘤。

1.髓质型

以浸润性生长为主,可以沿食管周径和腔内浸润,表面常有深浅不一的溃疡,切面呈灰白色,均匀致密。

2.溃疡型

其突出表现是有深溃疡形成,溃疡边缘凹凸不平,表面有炎性渗出,溃疡可穿透浆膜浸润邻近器官或引起穿孔。

3.缩窄型

癌肿浸润食管全周,呈环形生长,造成管腔狭窄,常较早出现阻塞。肿瘤长度一般不超过3cm,切面结构致密,富含结缔组织。

4.腔内型

多伴有较宽的基底或蒂与食管相连,表面有糜烂或不规则小溃疡。

（二）扩散及转移

1.局部蔓延

癌肿在黏膜下向食管全周及上、下扩散,同时也向肌层浸润,并侵入邻近组织,如气管、支气管、肺门、纵隔或主动脉。

2.淋巴转移

淋巴转移为食管癌转移的主要途径,食管上段癌可转移至锁骨上窝及颈部淋巴结;中段及下段癌常转移至食管旁淋巴结、气管分叉处淋巴结、胸主动脉旁淋巴结及腹腔淋巴结。无论上、中、下段食管癌均可转移至锁骨上淋巴结,也可逆行转移至腹腔淋巴结。

3.血行转移

食管癌较少通过血液循环转移至其他器官,如果发生也在晚期,以转移到肝、肺、骨、肾、大网膜、腹膜和肾上腺为多见。

三、临床表现

（一）早期症状

食管癌早期无明显临床症状,仅有轻度胸骨后不适、食管烧灼感或疼痛,偶有局部异物感,进食时偶有梗阻感,下段食管癌可引起上腹部不适、呃逆等症状。症状间歇出现,常被忽视。

（二）中晚期症状

临床上食管癌的典型症状为进行性吞咽困难,先是硬食咽下缓慢,继而只能进半流质、流质,严重者滴水不进并频繁呕吐黏液,患者明显脱水,体重下降,营养不良。

1.梗阻

当食管癌出现较为明显的进食梗阻时,肿瘤常已侵犯食管周径 2/3 以上,长度已达 3cm。梗阻症状随着病情发展进行性加重且呈持续性。

2.疼痛

胸骨后或背部肩胛区持续性钝痛常提示食管癌已有外侵,引起食管周围炎、纵隔炎,但也可以是肿瘤致食管深层溃疡所致;下胸段或贲门部肿瘤引起的疼痛可以发生在上腹部,常提示有腹腔淋巴结转移。

3.出血

食管癌患者有时也会因呕血和黑便而就诊。对肿瘤有穿透性溃疡者可浸润大血管,特别是浸润胸主动脉者,可造成致死性出血。

4.声音嘶哑

常是肿瘤直接侵犯或转移淋巴结压迫喉返神经所致。

5.体重减轻和厌食

患者在短期内体重明显减轻或出现厌食症状时,常提示肿瘤有广泛转移。

6.其他

如恶病质、气管食管瘘及全身广泛转移的相应症状。

四、诊断

除根据病史、临床表现和体格检查外,主要有以下检查。

(一)食管 X 线钡餐检查

食管 X 线钡餐检查是食管癌常规检查方法之一,可以观察病变的部位、长度、有无外侵、外侵的范围和程度以及梗阻的情况,对选择治疗方案有重要意义。早期食管癌的 X 线表现有:①局限性黏膜皱襞紊乱和中断;②局限性管壁僵硬;③局限性小的充盈缺损;④小龛影。晚期食管癌的 X 线表现一般为充盈缺损、管腔狭窄或梗阻。

(二)食管 CT 及 MRI 检查

可以了解全食管与周围脏器的关系,肿瘤外侵程度,纵隔淋巴结转移情况及远处器官转移情况,对于制订手术及放疗计划很有意义。

(三)食管腔内超声内镜检查

食管腔内超声内镜检查是近年来开展的诊断食管癌的重要方法,不但可以测定肿瘤的浸润深度,有利于术前准确分期,亦可检测肿瘤与邻近器官的关系以及区域淋巴结转移情况。食管超声内镜检查的应用已逐渐广泛,在国外已成为术前常规检查方法之一。

(四)食管拉网细胞学检查

适用于有症状而食管造影无所发现者。可用双腔带网气囊,通过食管采集脱落细胞进行检查,以确定其病理形态。病例阳性率可达 90%,简便易行。

(五)食管镜检查

可直接观察肿块的形态、大小、部位,并可行多点的活检和脱落细胞学检查,为食管癌诊断提供细胞学和病理学依据。

五、治疗

目前对食管癌的治疗大致分为手术治疗、放射治疗、化学治疗和免疫治疗。食管癌早期或较早期以手术治疗为主,中、晚期食管癌需行手术与放疗、化疗、免疫等综合治疗,以进一步提高疗效,减少肿瘤的复发和转移。

(一)手术治疗

手术治疗为治疗食管癌的首选方法。食管癌手术的目的主要有两个方面:一是根治性切除肿瘤,以期获得长期生存;二是恢复消化道功能,解除进食梗阻,提高生活质量。因此,只要患者全身状况许可,除有远处转移的Ⅳ期病例外,均应争取手术治疗;对于Ⅳ期病例,如全身情况允许,为解除进食梗阻症状,也可以有选择地进行姑息性的手术。常用手术切除方式有以下4种。

1.根治性手术

Ⅱ期以内及部分Ⅲ期食管癌,除彻底切除肿瘤外,连同食管周围的脂肪结缔组织一并切除,并做区域淋巴结清扫。区域淋巴结清扫分为二野清扫和三野清扫。二野清扫术是给予纵隔和胃上部淋巴结清扫。三野清扫术是包括颈部、胸部和腹部区域淋巴结的清扫。近年来,三野清扫术越来越受到广泛的推荐。该手术以胃或结肠做食管重建术。

2.不经胸食管钝性剥脱术

对癌瘤侵犯食管黏膜肌层者或一般情况较差,心肺功能不能耐受开胸手术的腹段或颈段食管癌患者,可采用不经胸食管钝性剥脱术。

3.胸腔镜和电视胸腔镜手术

现已用于食管癌的分期和食管切除手术,不少患者因心肺原因不能耐受开胸手术而采用胸腔镜手术。

4.姑息性手术

姑息性手术是指肿瘤已有远处转移或侵犯重要生命脏器或有广泛淋巴结转移,无法全部切除肿瘤,而给予部分切除或利用机体的脏器重建消化道,缓解患者吞咽困难的外科手术方法,如各种转流手术、食管腔内置管术和胃、空肠造瘘术等。这类手术并不能延长患者的生存期,主要为了减轻吞咽困难,改善生活质量。

(二)放射治疗

1.放疗在食管癌治疗中的应用

在我国,手术仍是治疗食管癌的主要手段,但局部晚期食管癌患者的预后不良,ⅡA～Ⅲ期食管鳞状细胞癌患者接受单纯手术治疗后的5年生存率仅为20.64%～34%,多数患者在术后3年内出现转移或局部复发。辅助治疗,包括术前放化疗和术前化疗,尤其是前者有望提高食管癌患者预后。有资料表明,病变长度小于3cm者(阳泉会议0～Ⅰ期)的早期食管癌单纯放疗5年生存率在80%以上。胸上段及胸中段食管癌放射治疗的生存率不低于手术治疗,而胸下段稍低于手术治疗。所以,对于颈段和胸上段食管癌,应首先选用放疗。胸下段食管癌应以手术治疗为首选,胸中段食管癌应选择放疗和手术综合治疗。单纯药物治疗食管癌疗效仍差,只能做姑息治疗。放射增敏剂及物理增敏方法的研究,提高了放射线和某些化疗药物对食管癌的敏感性,也可以作为综合治疗的手段使用。

食管癌放疗不良反应少、危险性小、疗效较好,所以适应证范围广。一般情况中等,无锁骨上淋巴结转移,无声带麻痹,无远处转移,病变短于7cm,狭窄不显著,无穿孔前X线征象,无显著胸背痛者,均可视为根治性放疗的适应证。为缓解症状、减轻痛苦、改善生存质量可行姑息性放疗。在放疗过程中,由于患者一般状况的改变和病情的变化,治疗方针也要随之而改变。

2.放疗前检查

(1)血液生化检查:对于食管癌,目前无特异性血液生化检查。食管癌患者血液碱性磷酸酶或血钙升高考虑骨转移的可能,血液碱性磷酸酶、谷草转氨酶、乳酸脱氢酶或胆红素升高考虑肝转移的可能。

(2)影像学检查。

①食管造影检查:是可疑食管癌患者影像学诊断的首选检查,应尽可能采用低张双对比方法。对隐伏型等早期食管癌无明确食管造影阳性征象者应进行食管镜检查,对食管造影提示有外侵可能者应进行胸部CT检查,食管造影是食管癌患者定期复查的重要项目。

②CT检查:胸部CT检查目前主要用于食管癌临床分期、确定治疗方案和治疗后随访,增强扫描有利于提高诊断准确率。CT能够观察肿瘤外侵范围,T分期的准确率较高,CT以食管壁厚≥0.5cm为病变存在,可以帮助临床判断肿瘤切除的可能性及制订放疗计划;对有远处转移者,可以避免不必要的探查术。

CT对评估食管旁淋巴结有无转移并无太多意义。因为淋巴结即使已有转移直径也较小,部分转移淋巴结直径≤10mm(正常一般≤7mm);食管旁区域淋巴结转移并不是手术禁忌。CT预测食管癌患者气管、支气管受侵的准确率高达85%~100%;CT诊断N分期与手术标本的病理结果相比,准确率为40%~86%,敏感性为55%~77%,特异性为79%~97%。CT诊断远处转移准确率为63%~90%,敏感性为8%~53%,特异性为86%~100%,腹腔淋巴结的准确率为67%~81%。

有学者提出改良T分期标准,与术后病理T分期有较好的一致性。T_1,壁厚5~10mm;T_2,壁厚10~20mm;T_3,>10mm,与周围组织间隙消失,溃疡型>5mm;T_4,包括任何T,和周围组织、淋巴结融合。刘明等分析472例食管癌患者的X线摄片和CT结果,食管癌病变长度0~15cm,平均5.897cm,中位数6.0cm;浸润深度0~7.0cm,平均2.0551cm,中位数2.0cm。食管癌病变长度与浸润深度两者关系呈正相关,相关系数$R=0.459(P<0.001)$,但不呈直线关系。

③PET/CT:不作为常规应用。PET预测淋巴结转移准确率48%~92%,敏感性42%~52%,特异性79%~100%。PET的局限性表现为不能评估T分期,原因是PET无法显示食管壁的解剖层次。

PET/CT有助于鉴别放化疗后肿瘤未控制、复发和瘢痕组织。PET检查还能发现胸部以外更多的远处转移。与 CT＋EUS 比较，^{18}F-FDG PET/CT 特异性较高（98％～90％，$P=0.025$），敏感性相似（43％比 46％，NS）；对探测食管癌原发瘤的敏感性高达 95％，而对探测淋巴结的敏感性只有 33％～46％。^{18}F-FDG PET/CT 还可以用来判断放化疗后原发瘤和淋巴结对治疗的反应，敏感性分别达 78％和 75％。

④EUS：即超声内镜检查。EUS 是目前食管癌治疗前临床分期的金标准。T 分期准确率 81％～92％，敏感性 82％～85％，特异性 82％～91％。其中准确率 T_1 83％～100％，T_2 61％～81％，T_3 89％～95％，T_4 82％～100％；EUS 诊断早期食管癌（Tis，T_1）的准确率高达 97％。EUS 诊断的淋巴结转移与手术标本或活检结果相比，准确率 71％～88％，敏感性 31％～68％，特异性 75％～89％；准确率 N_0 64％～75％，N_1 68％～97％。Rice 分析了 359 例食管癌治疗结果，黏膜内癌区域淋巴结转移 2.8％，黏膜下癌区域淋巴结转移 20.8％，$P=0.033$。按浸润深度分为 T_1 期，侵及 1、2、3 层，4 层完整无增厚；T_2 期，侵及第 4 层，不规则增厚，第 5 层完整光滑；T_3 期，第 4 层断裂，第 5 层向外突出，断裂不规则；T_4 期，侵及邻近脏器组织，与其分界不清。判断转移淋巴结的标准为直径大于 1cm，形态呈类圆形或圆形，边界清楚，低回声，内部回声均质。EUS 诊断食管癌原位癌区域淋巴结转移率为 0，T_1 期区域淋巴结转移率为 11％，T_2 期淋巴结转移率为 43％，T_3 期淋巴结转移率为 77％，T_4 期淋巴结转移率为 67％（$P=0.001$）。

EUS 用于诊断食管癌 T 分期存在局限性，食管癌病变梗阻严重时，超声探头无法通过管腔；探头频率低，一般为 5.0～7.5MHz，超声图像分辨率低，清晰度差，区别 T_{1a} 与 T_{1b} 病变困难；裸体探头易受肿瘤组织挤压，形成图像伪影。

⑤MRI：以 FSE T_2WI 的观察结果，拟定的食管癌 T 分期判断标准如下。$T_{1\sim2}$ 期，病灶周边肌层线状低至中等信号影完整；T_3 期，病灶周边肌层线状低至中等信号影中断或消失；T_4 期，病灶与邻近结构间脂肪间隙消失并伴邻近结构受侵征象。MRI 对癌肿浸润至黏膜层及黏膜下层，即 T_1 期和 T_2 期的区分尚有一定困难。

越顺磁性氧化铁（SPIO）增强 MRI 检查为新型的检查技术，成像原理为利用正常淋巴结内有巨噬细胞，而转移淋巴结内巨噬细胞数量明显减少，吞噬 SPIO 能力减弱，在 T_2 上表现为高信号。Nishimura 等指出，SPIO 增强 MRI 诊断食管癌淋巴结转移的灵敏度、特异度、准确率分别为 100％、95.4％、96.2％。

⑥内镜检查：是食管癌诊断中最重要的手段之一，对于食管癌的定性定位诊断和手术方案的选择有重要的作用，是拟行手术治疗的患者必须的常规检查项目。此外，内镜检查前必须充分准备，建议应用去泡剂和去黏液剂，仔细观察各部位，采集图片，对可疑部位应用碘染色和放大技术进一步观察，进行指示性活检，这是提高早期食管癌检出率的关键。提高食管癌的发现率，是现阶段降低食管癌死亡率

的重要手段之一。

⑦超声检查:主要用于发现腹部脏器、腹部及颈部淋巴结有无转移。

3.放射治疗原则

美国和日本的食管癌治疗指南已将同步放化疗列为可手术切除食管癌患者的标准治疗方案之一。国内很多研究也支持这一结论,但缺乏多中心严格随机分组的研究。国外关于术前新辅助同步放化疗的研究较多,尽管还缺乏高级别证据直接证实优于单纯手术,但也显示了术前同步放化疗＋手术治疗能够提高局控率和改善生存的趋势;一项 Meta 分析也报道了这一研究结果。国内此类研究很少,中山大学肿瘤医院报道的Ⅱ期临床试验结果证实新辅助放疗＋手术的可行性;另外的 2 个随机研究报道新辅助放化疗改善了生存率。另外,有关术后放疗,现有研究结果未显示食管癌根治术后的放疗能够提高患者的总生存率,但对于Ⅲ期或淋巴结阳性者的预后可能有益。

腔内放射治疗在国外开展了广泛的研究,但是由于腔内放疗黏膜受量较高、食管癌瘤体偏心生长、肿瘤浸润较深的特点,其不良反应较多,如严重的下咽疼痛、放射性食管狭窄、食管瘘,腔内放疗也曾经引起过较严重的并发症。目前国内应用范围较少,适应证仅限于早期表浅型食管癌和肿瘤最大浸润深度≤1.5cm 者或外放射后补量。RTOG 92-07 报道了放化疗后腔内放疗补量的严重不良反应,急性毒性 3 级为 58%,4 级为 26%,5 级为 8%,每年累积食管瘘为 18%。因此理论上放疗后或放化疗后进行腔内放疗补量可能获得益处,但是目前结果仍然不明确。

随着肿瘤靶向治疗的兴起,放疗联合靶向药物的研究值得期待。基于以上情况,我们推荐以下的食管癌放射治疗原则。

(1)适合手术切除的患者($T_1 \sim T_{4a}$,$N_0 \sim N_1$,N_x 或ⅣA 期)可首选同步放化疗,鼓励后程加速超分割的深入研究。

(2)在有条件的肿瘤中心应开展术前同步放化疗＋手术的随机对照研究,进一步证实同步放化疗的作用。

(3)不适合手术切除的患者(T_{4b}、ⅣA 期或内科原因不适合手术治疗的)根据具体情况(患者体力状态评分及患者耐受情况等),考虑行同步放化疗或单纯放疗。不能接受放疗的患者还可行姑息性化疗或支持治疗。

(4)放化疗联合靶向治疗是临床研究方向之一。

(5)术前放疗:术前放化疗疗效明显的病例可能不需要手术治疗,无效的病例接受手术的意义更大,建议有条件的单位开展此类研究。

(6)术后放疗:在不同的中心可以根据各自的不同情况,采取相应的术后放疗,鼓励进行多中心的临床试验以证实术后放疗的意义。

(7)腔内放疗:主要应用于姑息性减症治疗或作为放疗、放化疗后补量应用,但是要高度重视其可能带来的严重并发症。

4.放射治疗靶区

(1)GTV:影像学可见的肿瘤范围,包括原发肿瘤和肿大的淋巴结。目前常用的影像学检查手段有内窥镜、食管造影、CT、MRI 及 PET/CT 等。各种影像学检查手段之间有互补作用,可以明显提高对大体积肿瘤体积判断的准确性和灵敏性,因此对于 GTV 的确定应综合参考多种影像学检查的结果。

(2)CTVs:指食管癌亚临床灶范围。对于该范围的定义,目前国际上不统一,尚无高级别循证医学的证据。GAO 等采用连续切片的技术对收集的食管癌标本进行筛查,确定了亚临床灶的分布范围,为临床提供了客观依据。研究结果表明,94%的食管癌患者镜下沿食管纵轴向上和向下浸润范围分别<3cm。因此,推荐 GTV 纵轴外放 3cm,四周外放范围则取 0.5cm,外放后应根据解剖屏障做调整,原则不超过解剖屏障,除非有证据证明病变突破了屏障。

(3)CTVnd:指食管癌淋巴结引流区。无高级别证据确定食管癌预防照射的淋巴引流区范围。目前,预防照射区域通常参照手术淋巴结清扫的范围。RTOG 研究结果显示食管癌放射治疗失败的主要原因为局部失败。某肿瘤医院一项前瞻性研究应用三维适形放疗技术对食管鳞癌进行单纯放疗,仅照射肿瘤和阳性淋巴结而不选择性照射淋巴结区域。结果显示,不伴有肿瘤进展和远处转移的孤立照射野外淋巴结复发率只有 8%,因此认为进行选择性淋巴结区域预防照射是不必要的。考虑放射治疗与手术不同,照射过大,会造成肺损伤,而且在肺癌的放射治疗原则中已不再做预防区的照射。英国的一项研究认为对于根治性放化疗不做淋巴结预防照射是合理的。某大学一组术后放疗的研究将按照手术淋巴结清扫范围确定的预防区域(扩大野)和仅包括肿大淋巴结区域(累及野)的放疗结果进行比较,结果显示两组 1 年生存率无统计学差异,但在治疗相关的不良反应方面前者明显高于后者。因此,食管癌放射治疗时,将 CTVnd 定义为仅包括肿大淋巴结所在区域(累及野)似乎比按照外科手术清扫范围确定的照射野(扩大野)更合理,但仍需严格的临床试验来验证。

(4)ITV:国外治疗规范均未涉及食管运动的问题,有两项文献报道食管癌在四周方向的运动范围,上段食管为 0.5cm、中段为 0.6~0.7cm、下段为 0.8~0.9cm,但缺乏纵向方向的运动范围的研究。

(5)PTV:肿瘤体积外扩 0.5~1.0cm(依据各单位实测结果进行选择)。

5.放射治疗技术

食管癌具有局部侵犯和沿食管黏膜向上、下两端蔓延性生长的生物学特性。

照射野的设计要取决于对病变的部位、长度、食管周围侵犯程度及与周围组织的关系等因素的综合考虑;确定照射野的大小、数量、各野的入射角、是否加用楔形板及各照射野间的剂量比等。采用源瘤距两野、三野或多野等中心照射、3D-CRT 或 IMRT 精确放射治疗技术。

(1)常规放射治疗技术。

①照射野设计。a.颈段、胸上段食管癌:多采用两前斜野等中心,野宽 4.5～5.0cm、机架角 50°或 60°、加 30°或 45°的楔形板照射技术。b.胸上段食管癌:常用两前斜野等中心,两野夹角 60°～120°、加 15°或 30°的楔形板照射技术;或三野(前正中垂直野、左右两后斜野)等中心交叉照射,野宽 5～6cm,三野按 1:1:1 分配剂量。c.胸中、下段食管癌:三野等中心(一前两后斜)照射,野长超出病变上、下端各 3～4cm,前野宽 6～8cm,后野宽 6～7cm,后斜野机架角±130°。胸下段食管癌:按照区域转移淋巴结转移规律设计照射野,包胃左动脉旁淋巴结、腹腔动脉旁淋巴结等。d.分期较晚者:前后对穿等中心照射,DT 36～40Gy 后,改斜野等中心,避开脊髓继续照射。e.后程加速超分割放疗(LCAHF)技术:前 4 周常规分割照射剂量 DT 40Gy 后,改用1.5Gy/次、2 次/日、间隔 6 小时以上的加速超分割照射,总剂量 DT 60～66Gy。

②放射源:^{60}Co-γ 射线或 4MV～8MV X 射线。

③照射剂量:常规照射,1.8～2Gy/次,1 次/日,5 次/周,原发病灶 DT 60～70Gy/6～7w;锁骨上区预防照射剂量 DT 50Gy。

(2)三维适形放射治疗(3D-CRT)和调强适形放射治疗(IMRT)技术

该技术可提高食管癌靶区放射治疗的准确性,可对靶体积、正常组织和危及器官受到照射的剂量和体积给予评估、保护,降低放射治疗的损伤。

食管癌精确放射治疗照射靶区范围的界定、最佳照射剂量等国内外尚无统一标准。目前,食管癌的放射治疗靶区勾画可考虑如下设定。

①靶区设定。

a.根治性放射治疗靶区。

原发灶区(GTVnx):临床和影像学检查的食管癌原发肿瘤及其侵犯的区域。

受累淋巴结区(GTVnd):临床触及和(或)影像学观察到的肿大淋巴结(影像学观察到的肿大淋巴结推荐标准为颈部淋巴结短径 10mm,纵隔气管分叉以上淋巴结短径 5mm、气管分叉以下淋巴结短径 10mm、局部多个淋巴结或淋巴结融合、腹部淋巴结短径 10mm)。

CTV 46～50:GTVnx 上下各 3～5cm 长度的食管、GTVnd 和相应区域淋巴结(颈段食管癌包括双侧颈部、双侧锁骨上区、部分纵隔淋巴结;胸上段食管癌包括双侧锁骨上区、纵隔淋巴结;胸中段食管癌包括纵隔淋巴结;胸下段食管癌包括纵隔及胃左、胃小弯侧淋巴结)。

CTV 60~64:GTVnx 上下各 1.5~2cm 长度的食管和 GTVnd。

PTV:由 CTV 外扩 0.5~0.8cm。

b.术前放射治疗靶区。

原发灶区(GTVnx):临床和影像学检查的食管癌原发肿瘤及其侵犯的区域。

受累淋巴结区(GTVnd):临床触及和(或)影像学观察到的肿大淋巴结。

CTV 40~50:GTVnx 上下各 3~5cm 长度的食管、GTVnd 和纵隔淋巴引流区(上界不超过锁骨头平面)。

PTV:由 CTV 外扩 0.5~0.8cm。

c.术后放射治疗靶区。

原发灶区(GTVnx):影像学检查的食管癌原发肿瘤及其侵犯的区域。

受累淋巴结区(GTVnd):影像学观察到的肿大淋巴结。

CTV 46~50:双侧锁骨上区、纵隔淋巴引流区和食管瘤床。

CTV 60~64:GTVnx 和 GTVnd。

PTV:由 CTV 外扩 0.5~0.8cm。

②放射治疗剂量:根治性放疗 60~64Gy;术前放疗 40~50Gy;术后放疗 46~64Gy,根据病灶具体情况进行调整;单纯放疗亦可考虑采用后程加速超分割,照射剂量 DT 36~40Gy,2Gy/次,后改为1.5Gy/次,每天 2 次,至总量 DT 68~70Gy。

6.根治性放疗及同步放化疗

根治性放疗的适应证:患者一般情况在中等以上(KPS 评分>70);病变长度以不超过 8cm 为宜;没有穿孔或窦道瘘管形成,没有穿孔前兆或胸背剧痛;可以进半流食或普食;无锁骨上和腹腔淋巴结转移,无声带麻痹,无远处转移;初次治疗(仅指放射治疗);争取有细胞学或病理学诊断依据(特别是表浅癌)。食管癌根治性放疗的照射剂量为 60~70Gy/6~7 周。食管癌后程加速超分割放疗国内外已有许多报道,其方法为放射治疗总剂量开始的 2/3(40Gy 左右)采用常规分割照射,后 1/3 剂量改用加速超分割照射。与常规分割相比,分割次数增加,总疗程缩短,总剂量相同。荟萃分析表明,后程加速超分割放疗比常规分割放疗提高了食管癌的 3 年生存率。

(1)照射野的设计:根据食管钡餐造影和 CT 检查结果,在模拟定位机上吞钡定位;有条件者采用放疗计划系统(TPS)优化照射野;近年来 CT 模拟定位计划系统的应用,可以使食管癌放疗设野更加精确,对颈段及胸廓入口处食管肿瘤尤为适用。照射野的长度,在模拟机下观察,一般超出病变上下端各3~4cm,宽度根据 CT 检查结果而定,如无明显外侵一般为 5~6cm;如果外侵明显或伴淋巴转移,照射野适当放宽至 6～8cm。常规采用三野照射，即前 1 个垂直野，后 2 个角度野；患者仰卧位，机架角正负 120°～130°，根据二维 TPS 显示，此种分布方法比较合理，使脊髓和肺的照射量在正常耐受范围内；颈和胸上段食管由于与脊柱距离近，采用常规三野照射时往往脊髓难以避开，此时可以采用 2 个前野角度照射，机架角正负 45°～50°。或用左后右前斜野以避开脊髓为原则；有时上段食管癌患者由于脊柱弯曲，上端几乎靠近脊柱，两后斜野照射时上端脊髓无法避开，如遇这种病例可以采用不规则野，将上端靠脊柱侧用铅块遮挡。若用 CT 模拟定位，采取 3D-CRT 技术，会取得优化的放疗计划，治疗更理想(图 3-1 和图 3-2)。

(2)照射剂量：有关食管癌的根治性放射剂量，根据多年研究认为，适宜剂量为 60～70Gy。研究者分别以 4 个剂量组进行统计发现，41～50Gy 组，5 年生存率为 3.5%，10 年生存率为 0；51～60Gy 组，5 年生存率为 9.2%，10 年生存率为 5%～6%；61～70Gy 组，5 年和 10 年生存率分别为 15.9% 和 6.6%；大于 70Gy 剂量组，5 年和 10 年生存率各为 4.6% 和 1.1%。某肿瘤医院总结经放疗后手术切除标本的病理检查结果发现，剂量在 40Gy 以上无癌率为 24%，50Gy 以上为 33.3%，60Gy 以上为 31.8%，70Gy 以上为 33%。可见食管癌放射治疗局部切除标本的无癌率与剂量增加并不完全成正比。此外，60Gy 以上再增加剂量并未明显提高生存率。

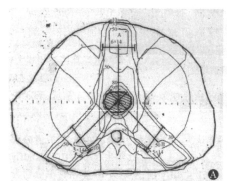
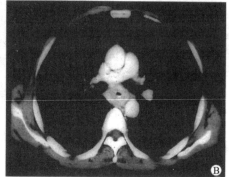
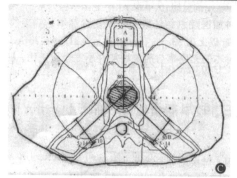

图 3-1　常规放疗计划示意

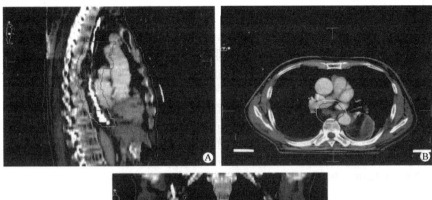

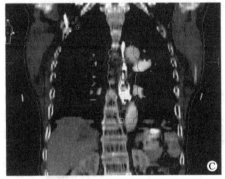

图3-2 三维适形放疗

（3）较早期食管癌（临床Ⅰ～Ⅱa期）。

①适应证。

a.拒绝手术或因心肺疾患等不能手术患者。

b.CT显示没有明显肿大/转移淋巴结者。

②勾画靶区的标准。

GTV：以影像学（如食管造影片）和内镜可见的肿瘤长度，CT片（纵隔窗和肺窗）显示原发瘤的（左右前后）大小为GTV。

CTV1：在GTV左右前后方向均放0.5～0.8cm（平面），外放后将解剖屏障，包括做调整。

PTV1：CTV1+0.5cm。

CTV2：包括预防照射的淋巴引流区。

上段包括锁骨上淋巴引流区、食管旁、2区、4区、5区、7区。

中段包括食管旁、2区、4区、5区、7区的淋巴引流区。

下段包括食管旁、4区、5区、7区和胃左、贲门周围的淋巴引流区。

病变上下（在GTV上下方向）各外放3～5cm。

PTV2：在CTV2基础上各外放0.5～0.7cm。

③放疗剂量：95％PTV 60Gy/30次（2Gy/次）+选择性腔内放疗或95％PTV

250Gy/25 次/5 周＋95％ PTV 120Gy/10 次。

(4)中晚期食管癌[原发肿瘤较大(≥T_3)和(或)CT 检查显示肿大淋巴结(Ⅱb～Ⅳ期)]。

①勾画靶区的标准。

GTV:以影像学(如食管造影片)和内镜可见的肿瘤长度。CT(纵隔窗和肺窗)显示原发肿瘤的(左右前后)大小为 GTV 和 CT 显示肿大淋巴结(如肿大淋巴结远离原发病灶)和(或)触诊可确定的转移淋巴结部位如锁骨上淋巴结,气管旁淋巴结为 GTVnd。

GTV:包括 GTV 和 GTVnd＋预防照射的淋巴引流区(各段食管癌靶区勾画的标准与 CTV2 相同)。

PTV:在 CTV 基础上各外放 0.5cm。

②单一放疗剂量。

95％ PTV 60～70Gy/30～35 次(2Gy/次)。推荐中晚期食管癌进行同步放化疗。建议方案:PDD 25～30mg/m²×3～5 日。

5-FU 450～500mg/m²×5 日(推荐静脉连续输注),28 日为 1 个周期×2 个周期。1～3 个月后巩固化疗 3～4 个周期。

同步放化疗时的放疗剂量:95％ PTV 60Gy/30 次(2Gy/次)。

7.术后放疗及术后同步放化疗

(1)完全切除手术后(根治性手术)Ⅱa($T_{2～3}N_0M_0$-淋巴结阴性组)患者推荐进行术后预防性放疗。

①勾画靶区的标准。

胸上段(CTV):上界为环甲膜水平;下界为隆嵴下 3cm,包括吻合口、食管旁、气管旁、下颈、锁骨上、2 区、4 区、5 区、7 区等相应淋巴引流区。

胸中段(CTV):上界为胸 1 椎体的上缘,包括锁骨头水平气管周围的淋巴结,包括相应纵隔的淋巴引流区(如食管旁、气管旁、下颈、锁骨上、2 区、4 区、5 区、7 区等相应淋巴引流区),下界为瘤床下缘 2～3cm。

PTV:在 CTV 基础上均放 0.5cm。

②处方剂量:95％ PTV 54～60Gy/27～30 次/5.4～6 周。

(2)Ⅱb～Ⅲ期患者推荐放化疗同时进行(同步放化疗)。

①上段食管癌患者的照射范围(CTV)与淋巴结阴性组相同,上界为环甲膜水平。下界为气管隆嵴下 3～4cm。包括吻合口、食管旁、气管旁、锁骨上、2 区、4 区、5 区、7 区等相应淋巴引流区。

②中下段食管癌(CTV):原发病变的长度＋病变上下各外放 5cm＋相应淋巴引流区(按此标准勾画靶区时,中段食管癌患者的上界建议设在 T_1 上缘,便于包括

2 区的淋巴引流区)。PTV 是在 CTV 基础上均放 0.5cm。

③处方剂量:95% PTV 54~60Gy/27~30 次(2Gy/次)。靶体积内的剂量均匀度为 95%~105%的等剂量线范围内,PTV 93%~107%。

④推荐化疗方案:PDD+5-FU,化疗剂量同单一放疗,28 日为 1 个周期,共 2 个周期。1~3 个月后,进行3~4 个周期的巩固化疗。

8.术前放疗及新辅助放化疗

(1)勾画靶区的标准。

GTV:以影像学(如食管造影片)和内镜可见的肿瘤长度,CT(纵隔窗和肺窗)显示原发肿瘤的(左右前后)大小。

CTV:在 GTV 左右前后方向均放 0.5~0.8cm(平面)。

包括预防照射的淋巴引流区:上段,锁骨上淋巴引流区、食管旁、2 区、4 区、5 区、7 区;中段,食管旁、2 区、4 区、5 区、7 区的淋巴引流区;下段,食管旁、4 区、5 区、7 区和胃左、贲门周围的淋巴引流区。病变上下(在 GTV 上下方向)各外放3~5cm。

PTV:在 CTV 基础上各外放 0.5~0.7cm。

(2)处方剂量:95% PTV 40Gy/20 次(2Gy/次)。靶体积内的剂量均匀度为 95%~105%的等剂量线范围内,PTV 93%~107%。

某肿瘤医院胸外科及放疗科进行了食管癌术前放疗随机分组研究,得出结论是术前放疗+手术减少淋巴结转移率,肿瘤明显缩小,降期显著,降低局部和区域复发,提高手术切除率,提高生存率,不增加手术并发症;RTOG0246 研究开展一项多中心前瞻性Ⅱ期试验,纳入 43 例无转移食管癌患者,其中 40 例可分析,治疗前分期为 $T_{3\sim4}N_1$。结果显示,根治性放化疗联合选择性外科手术挽救治疗局部晚期食管癌是可行的,美国马里兰医学中心报告了一项同步放化疗后手术的研究结果。术前采用同步放化疗(放疗剂量为 50.4Gy,化疗方案为顺铂+5-FU,放疗中进行 2 个周期的化疗),中位时间间隔 7 周后手术。多因素分析显示,T 分期、病变长度、组织学及手术时间间隔对总生存期(OS)没有影响,只有术后病理完全缓解(pCR)是唯一可以提高生存率的因素。组织学是唯一可以预测术后病理结果的因素,鳞状细胞癌比腺癌有更高的术后 pCR 率(56%比 35%)。腺癌中,淋巴结阴性者和阳性者的 pCR 率分别为 45%和 28%($P=0.049$),因此,淋巴结状态也是预测术后病理结果的指标之一。此外,在这组患者中,术后病理残存肿瘤组的 3 年 OS 率也达到了 36%(RTOG 8501 试验的 3 年 OS 率为 30%)。此外,该中心又进一步对Ⅳ期食管癌进行了分层研究,Ⅳ期包括 M_{1a}(有腹腔淋巴结转移)和 M_{1b}(有其他部位淋巴结转移,但不包括结外转移)。Ⅳ期(27 例)和Ⅲ期的 OS 相比,无显著差异(25.2 个月比 27 个月)。此外,这组Ⅳ期病例中,61%的受累淋巴结没有在术前通过 PET 或 CT 检测出来,因此,术前精确辨别 M_{1a} 和 M_{1b} 的淋巴结病变将会进一步指导放疗,提高可手术、无结外转移的Ⅳa 和Ⅳb 患者的疗效。

一项研究对新辅助放化疗后手术治疗及手术治疗后辅助放化疗的作用进行了比较。研究共纳入 42 名食管鳞癌患者,23 名随机分配接受放化疗及放化疗后的手术治疗(新辅助组),19 名接受手术治疗及术后辅助放化疗(辅助组)。化疗方案为卡铂(AUC=2)及紫杉醇($50mg/m^2$)每周 1 次治疗 6 周。研究发现,42 名患者中,最常见血液系统不良反应为白细胞减少(9.5%)、中性粒细胞减少(11.9%)、血小板减少(14.30%)和贫血(16.6%)。最常见非血液系统不良反应为食欲缺乏(14.3%)、乏力(11.9%)和颈部吻合口瘘(19.1%)。新辅助组 100% 患者达到肿瘤切缘干净的完全切除(RO),辅助组为 90.4%。新辅助组中 8 名(34.8%)达到病理完全缓解。两组术后并发症和治疗相关死亡率相当。新辅助组 18 个月时病情无进展生存率为78.7%,辅助组为 63.6%,超出本研究的设计目标。初步研究结果表明,可切除的局部进展期食管鳞癌患者中术前新辅助放化疗优于术后辅助放化疗,治疗的不良反应发生率尚可接受。

加拿大某医学中心的研究人员进行系统性的荟萃分析与综述,比较食管癌患者中不同治疗方案的疗效,包括单纯手术、新辅助化疗(N-CT)、新辅助放疗(N-RT)和新辅助放化疗(N-CRT)等方案,纳入对象均为随机对照试验。最终,13 项随机对照试验纳入研究,共包含 6 710 例患者。直接配对荟萃分析提示,N-CRT 较 N-CT 方案或可更好地改善患者 OS,但并没有达到显著的统计学差异,HR 为 0.83,95% 可信区间为 0.59~1.18。当采用 MTM 方法进一步结合直接和间接证据后,N-CRT 显著优于 N-CT 方案,HR 为 0.84,95% 可信区间为 0.71~0.97。本次研究得出证据,相对于 N-CT 及 N-RT,N-CRT 方案是治疗局部可切除食管癌的最理想模式,其可显著改善 OS,同时并没有带来术后死亡率的增加。

9.超分割放疗

分割技术包括超分割(HF)、加速超分割(AF)和低分割技术,目前已在临床上应用。

以往我们常用常规分割(CF),即每周 5 日,休息 2 日,每日 1 次,每次剂量约 2Gy,这已用了几十年的方法称为常规分割。可使肿瘤受损达到较高程度,但又使靶区内的正常细胞有可能得到部分修复,利用正常细胞与肿瘤细胞"受量耐受性差"作为治疗根据。这种常规分割,24 小时重复 1 次,不论剂量调到 3Gy/次还是更高,但有一定限度,连续每日 4Gy 高剂量则正常组织修复乏力。临床动物实验结果显示,肿瘤细胞经过照射之后约 4 小时即已开始进行修复,如果在其修复周期 3~24 小时,再给予一定的辐射打击,则可以加重其损伤程度并减少修复百分比,使致死性损伤更多,双链断裂(DSB)更多,使阻于 G_1 期的细胞减少。基于此,国内外开展了超分割放疗(HFRT),其基本条件为每日照射 2 次,每次间隔 4～6 小时,次剂量在 1.1～1.4Gy;其余条件为总剂量、治疗次数均与 CF 无差别。临床研究和动物实验已证实,局部控制、复发率、生存率 HFRT 比 CF 有显著意义提高,其近期不良反应比常规分割明显大,长期损伤和迟发反应、明显后遗症和常规分割无显著性差别。加速超分割其原理和基本出发点和规定与常规分割相同,但在每天放疗次数、每次剂量有区别。AF 每日至少 3 次以上(偶有应用 4 次的报道),间隔 3～4 小时,3 次剂量总和达 3Gy 以上(一般在 4.5Gy 以下),自开展 AF 以来,其近期疗效和远期疗效均优于 CF。其近期、远期并发症与 HF 相同,近期反应略大于 HF。但无论是超分割还是加速超分割,都是建立在肿瘤细胞和正常细胞组织间的放射生物学特点差异基础上的,放射治疗剂量的提高,局部控制的好坏完全离不开这些基本条件。在美国某医院和一部分地区试用辅助野超分割治疗,其方法为全程采用每日 2 次,治疗中首次使用较大剂量,间隔 4～6 小时后加入辅助小野,抛开该大野中之淋巴预防区,其效果在于增加对原发灶打击,对淋巴区照射则限于常规分割剂量,增加原发灶的损伤。

10.其他放疗方法

(1)腔内照射:腔内照射的特点是放射源的表面剂量高,随着深度增加剂量急剧下降,剂量分布很不均一。其优点是周围组织及器官受量小;缺点是肿瘤深部剂量不足。因而,腔内治疗主要是用于辅助治疗或姑息治疗。某肿瘤医院单纯用腔内照射了 203 例食管癌,1 年生存率为 70/203(34.5%),3 年生存率为 28/203(13.8%),5 年生存率为 17/203(8.4%)。其初步结果不低于外照射,但本组早期病例较多,病变长度小于 3cm 占 45 例(22.2%),病变长度 3.1～5cm 占 92 例(45.3%)。

(2)体外照射加腔内照射:从放射治疗失败原因来看,88.9% 是局部未控、复发或穿孔,因此通过腔内照射提高局部剂量有可能提高生存率,但这方面工作报道不多,某医院进行前瞻性随机分组研究发现,单纯外照射,采用 10MV X 线,肿瘤剂量 70Gy/7 周;外照射加腔内照射组,外照射 50Gy/5 周,然后每周做腔内照射 1 次,为铯-137 源,151.5mCi(5.5×10^7 Bq)照射 3～4 次,剂量为 1 962～3 616cGy。外照射加腔内照射组优于单纯外照射组,但无统计学意义,值得进一步研究。

(3)术中放疗:日本神户大学医学院回顾性研究了 127 例根治性食管切除术加或不加术中放疗(IORT)病例。其中 94% 为鳞状细胞癌/腺癌,49% 为 Ⅲ 期患者。IORT 组和非 IORT 组患者分别占 64% 和 36%,两组患者除了 IORT 外还接受术前或术后放化疗。IORT 的靶区定义为上腹部淋巴结区,包括左右贲门淋巴结、胃左动脉淋巴结和腹腔动脉淋巴结。单次剂量为 22～25Gy,能量为 9～12MeV 电子线。结果显示,IORT 组和非 IORT 组的 5 年 OS 率分别为 45% 和 37%(P =

0.34)。在Ⅲ期患者中,IORT 组和非 IORT 组的 5 年区域淋巴结控制率分别为88%和58%($P=0.01$)。两组的治疗后严重并发症无明显差异,IORT 组没有 2 级以上的晚期或急性反应。因此,IORT 对于Ⅲ期食管癌,特别是在控制腹部淋巴结方面是一种安全有效地方法。

11.放疗不良反应及处理

(1)全身反应:由于肿瘤组织崩解、毒素被吸收,在照射数小时或 1~2 日后,患者可出现全身反应,表现为虚弱、乏力、头晕、头痛、厌食,个别有恶心、呕吐等,特别是腹部照射和大面积照射时,反应较重。

注意事项。①照射前不宜进食,以免形成条件反射性厌食。②照射后完全静卧休息 30 分钟。③清淡饮食,多食蔬菜和水果,并鼓励多饮水,促进毒素排出。④适当参加文娱活动,以转移注意力。此外,每周检查血象 1 次,当白细胞下降至 $4\times10^9/L$ 以下时,需给升白细胞药物,如血象明显下降需暂停放疗。

(2)皮肤反应:皮肤对射线的耐受量与所用放射源、照射面积和部位有关。钴60 治疗机和直线加速器产生的 γ 射线和高能 X 线透力强,皮肤受量小,反应轻;X线治疗机产生的低能 X 线和感应加速器产生的电子束皮肤受量大,反应重。临床上大面积照射时或照射皮肤的皱褶及潮湿处,可出现一定程度的皮肤反应,皮肤反应分为三度。

Ⅰ度反应:红斑、有烧灼和刺痒感,继续照射时皮肤由鲜红渐变为暗红色,以后有脱屑,称干反应。

Ⅱ度反应:高度充血,水肿,水疱形成,有渗出液、糜烂,称湿反应。

Ⅲ度反应:溃疡形成或坏死,侵犯至真皮,造成放射性损伤,难以愈合。

放疗后数日或更长时间,照射部位可出现皮肤萎缩,毛细血管扩张、淋巴引流障碍、水肿及深棕色斑点、色素沉着,称后期反应。

照射野皮肤保护措施。①内衣宜柔软、宽大,吸湿性强。②保持乳房下、腋窝、腹股沟及会阴部皮肤清洁干燥,防止干反应发展为湿反应。③照射野皮肤应用温水和柔软的毛巾轻轻沾洗,忌用肥皂,不可涂酒精、碘酒、红汞、油膏,并避免冷热刺激(如热水袋)。④照射野不可贴胶布,以免所含氧化锌(重金属)产生二次射线,加重皮肤损伤。

(3)放射性食管炎:常于放疗开始后 2 周出现,表现为吞咽困难加重或进食疼痛,主要由于放疗引起的食管黏膜充血、水肿所致。多数患者随水肿和肿瘤的消退上述症状逐渐好转,不需特殊处理,仅注意调节饮食即可。少数患者症状持续时间长,疼痛明显,严重影响进食,医务人员应给患者做细致的解释工作,减轻患者的思想负担,同时给予静脉补液,以加强支持疗法,并辅以黏膜表面麻醉剂和黏膜保护剂,如氢氧化铝凝胶等对食管黏膜有保护作用;普鲁卡因加庆大霉素配以生理盐水口服,以起到黏膜麻醉和消炎的效果。

(4)放射性气管损伤:较少见,一般发生于放疗后3～4周,主要症状为干咳,轻者不需处理,咳嗽严重时影响正常休息生活,应给予对症处理。

(5)食管穿孔:食管穿孔是食管癌的严重并发症之一。放疗期间出现胸骨后持续疼痛、体温升高、脉搏增快、呼吸困难时,均应考虑食管穿孔。此时应立即通知医生进行必要的检查,以确定诊断。一旦确诊,应立即中断放疗,并积极采用相应的治疗措施,如输液、禁食、大量应用抗生素等,必要时插鼻饲管或行胃造瘘。

(6)食管气管瘘:当放疗达到一定剂量时,患者若出现进食时呛咳、体温升高、胸骨后疼痛、憋气、呼吸困难等应高度警惕发生食管气管瘘的可能,一经确认应立即中止放疗,禁食,并行胃造瘘或插鼻饲管,防止其他继发症的发生。

(7)出血:出血多见于溃疡型食管癌,主要因溃疡形成导致黏膜破坏、血管暴露、肿瘤侵蚀或放疗中肿瘤脱落造成。若发生出血,应中断放疗,让患者绝对卧床休息,保持侧卧位,保持镇静(必要时应用镇静剂),及时清除口腔内血液和分泌物,保持呼吸道通畅,防止误吸造成窒息。尽量使患者免受各种刺激,定时测量血压、脉搏等生命体征,及时选用氨甲苯酸、酚磺乙胺、垂体后叶素、巴曲酶等止血药物,补液和输血,并保留静脉通道。

(三)分子靶向治疗

随着分子生物学研究的不断深入,分子靶向治疗成为食管癌综合治疗的重点和热点。目前研究的靶点主要包括人类表皮生长因子-2受体(HER-2),表皮生长因子受体(EGFR),血管内皮生长因子(VEGF)以及血管内皮细胞生长因子受体(VEGFR)等。

1.靶向HER-2治疗

HER-2是由原癌基因(HER-2/neu)编码的细胞膜表面受体,其在调控正常细胞的生长发育和分化中起重要作用。HER-2原癌基因的扩增导致HER-2受体在细胞表面过度表达。HER-2最早在乳腺癌中发现,其过表达预示肿瘤细胞的侵袭性增加,预后不佳。与乳腺癌相似,胃、食管腺癌亦存在HER-2蛋白的过表达。阳性率为7%～22%,食管腺癌与胃癌相比,HER-2阳性表达率无明显差异。曲妥珠单抗是一种靶向HER-2的单克隆抗体,最早被批准用于HER-2阳性的乳腺癌的治疗。Ⅲ期随机对照的ToGA研究首次证实曲妥珠单抗(首剂8mg/kg静脉滴注,随之6mg/kg静脉滴注,每3周1次)联合DDP＋5-FU/卡培他滨(DDP 80mg/m² 静脉滴注,第1日;5-FU每日800mg/m²持续静脉滴注,第1～5日或卡培他滨1 000mg/m²口服,1日2次,每21日化疗1次)与单纯的化疗相比可显著提高HER-2阳性的复发和(或)转移性食管胃交界部腺癌和胃腺癌患者的生存。中位OS从单纯化疗组的11.1个月延长到13.8个月($P＝0.0048$,HR 0.74,95% CI 0.

$60 \sim 0.91$),客观有效率也从 34.5%,显著增加至 47.3%($P = 0.0017$)。在亚组分析显示,对于 HER-2 表达 IHC2＋或 FISH＋或 IHC3＋的患者,曲妥珠单抗可使中位 OS 进一步延长,与单纯化疗组相比分别为 16.0 个月和 11.8 个月(HR＝0.65)。基于此项研究结果,曲妥珠单抗成为 NCCN 指南推荐用于晚期胃/食管胃交界部腺癌的第 1 个靶向药物,并且被美国 FDA 和欧盟委员会批准用于初治的 HER-2 阳性转移性胃癌/食管胃交界部腺癌患者。

HER-2 在食管鳞癌中的表达率显著低于食管腺癌。有学者分别测定了 152 例和 189 例食管鳞癌和腺癌患者 HER-2 基因的扩增及蛋白的表达,结果显示食管鳞癌 HER-2 蛋白阳性率仅为 3.9%,显著低于食管腺癌的患者(15.3%),提示对食管鳞癌患者尚需探索新的治疗靶点。

2.靶向 EGFR 治疗

EGFR 是具有配体依赖性的酪氨酸激酶活性的跨膜糖蛋白家族,在多种肿瘤中都存在过表达。EGFR 与相应配体如表皮生长因子(EGF)、转化生长因子(TGF)等结合后,连接很多参与信号转导的细胞内蛋白质,使不同的信号蛋白被激活,刺激细胞的分裂增殖,并可使正常细胞恶变,影响肿瘤的血管及间质的生长,促进肿瘤的转移和复发。研究显示 EGFR 过表达率在食管腺癌中为 $27\% \sim 50\%$,食管鳞癌中为 $40\% \sim 50\%$,与不良的预后相关。靶向 EGFR 的治疗目前已成为食管癌治疗的一个研究热点。目前以 EGFR 为靶点的药物主要包括单克隆抗体和小分子酪氨酸激酶抑制剂。

(1)西妥昔单抗是一人鼠嵌合的靶向 EGFR 的单克隆抗体。较多的小样本研究显示西妥昔单抗联合化疗一线治疗晚期食管癌有较好的安全性和较高的有效率。德国一项Ⅱ期随机对照研究入组了 66 例既往未治疗的转移性食管鳞癌患者,随机分配至单纯的 PF 方案化疗组或 PF 方案联合西妥昔单抗治疗组。结果 PF 方案联合西妥昔单抗耐受性较好,在一定程度上增加了客观有效率,PFS 和 OS。另一项多中心的 SAKK75/06 研究,评估西妥昔单抗联合放化疗治疗局部进展期的食管癌患者,在可评价的 20 例中有 13 例达到完全缓解,且耐受良好,提示了西妥昔单抗在食管癌的应用前景。

(2)帕尼单抗是一全人源化的单克隆抗体。对晚期肠癌的研究显示帕尼单抗与西妥昔单抗疗效相似,但输液反应的发生率更低。Ⅲ期随机对照的 REAL3 研究旨在评价抗体帕尼单抗联合化疗对晚期食管腺癌的疗效。该研究共入组了 553 例初治的局部晚期或转移性食管腺癌患者,随机分配至帕尼单抗联合 EPI、奥沙利铂和卡培他滨化疗组或单纯化疗组。该研究结果显示联合帕尼单抗与单纯化疗组有效率相似,但生存更差。两组客观有效率分别为 42% 和 46%(OR 1.16,95% CI 0.81~1.57,$P = 0.467$);中位 OS 分别为 8.8 个月和 11.3 个月(HR 1.37,95% CI 1.

07～1.76，$P=0.013$）。中位 PFS 分别为 6 个月和 7.4 个月（HR 1.22，95％ CI 0.98～1.52，$P=0.068$）。联合帕尼单抗组 3/4 度腹泻、皮疹及血栓性事件的发生率明显增多。后续探索性亚组分析结果显示帕尼单抗组发生皮疹者较未发生皮疹者的 OS 和 PFS 显著延长。对分子标志物分析结果显示 K-Ras 和 PIK3CA 的突变率很低，与帕尼单抗疗效无关，但与不良预后相关，突变者较野生型者 OS 分别缩短40％和 60％。以上的研究结果提示抗 EGFR 单克隆抗体联合化疗对于晚期食管癌的疗效尚不确定，除临床研究外，目前还不推荐用于晚期食管癌的治疗。

（3）吉非替尼：几项小样本的研究探索了吉非替尼对转移性食管癌/胃癌的疗效。一项Ⅱ期临床研究采用吉非替尼（500mg 口服，每日 1 次）治疗 36 例晚期食管癌患者，结果显示患者总体耐受良好。在疗效方面有 1 例患者达到部分缓解，10例（28％）患者稳定超过 8 周。同时该研究发现，疾病控制率在女性患者（55％）显著高于男性（20％），鳞癌患者（55％）高于腺癌患者（20％）。另外，该研究还观察到9 例肿瘤组织高表达 EGFR 的患者中 6 例肿瘤得到很好的控制。另一项研究同样采用吉非替尼（500mg 口服，每日 1 次）治疗 27 例不可手术的晚期食管腺癌患者，结果显示有 3 例患者达到部分缓解，7 例患者肿瘤稳定。药物相关毒性反应多数为轻度的，27 例患者中 3 例患者出现了 3 度腹泻反应，5 例患者出现 3 度皮疹反应。在英国进行的（COG）试验纳入了英国 51 个中心的 450 例晚期食管或食管胃交界部癌患者，其中 80％为食管癌，腺癌占 75％，其余为鳞状细胞癌，少数是分化不佳的肿瘤。全部病患都是经过至少 2 次一线化疗后进展期的患者，被随机分派接受安慰剂或吉非替尼（500mg 口服，每日 1 次）。结果显示吉非替尼较安慰剂能改善患者的吞咽困难和吞咽痛。两组患者的中位 PFS 分别为 1.6 个月 $vs.$ 1.17 个月（$P=0.017$）。但 OS 改善不明显，分别为 3.73 个月 $vs.$ 3.60 个月（$P=0.285$）。

（4）厄洛替尼：一项较早期的报道显示厄洛替尼对食管胃交界处腺癌有一定的疗效，而对远端胃腺癌无效。在 SWOG 研究，共入组了 70 例晚期食管胃交界处或胃腺癌患者，一线接受厄洛替尼治疗后，结果有 6 例（9％）客观缓解的患者均为食管胃交界部腺癌患者。毒性反应主要为轻度的乏力和皮肤反应。但该研究未能证实 EGFR 的表达或突变与疗效相关。

3.靶向 VEGF 治疗

肿瘤的生长和转移是一个依赖于血管的过程，当肿瘤体积超过 $1～2mm^3$ 时，维持其生长靠新生血管的生成。因而以新生血管为靶点对肿瘤进行生物治疗成为近年来的研究热点。目前已发现 20 多种肿瘤血管生成因子和抗肿瘤血管生成因子，研究最多是 VEGF 及其受体 VEGFR。已批准上市的药物主要包括抗 VEGF单克隆抗体贝伐单抗和小分子的酪氨酸激酶抑制剂。

（1）贝伐单抗：Ⅱ期临床研究显示贝伐单抗与顺铂、盐酸伊立替康或 DOC 联合显示了较好的疗效和安全性。贝伐单抗联合 mDCF(DOC/DDP/5-FU)化疗方案治疗 39 例胃食管癌患者,6 个月无进展生存率为 79%,远远高于 DCF 方案历史对照研究的结果(43%)。OS 长达 18 个月,无严重不良作用。然而Ⅲ期 AVAGAST 研究却未能证实贝伐单抗对晚期食管癌的生存获益。在该试验中,774 例转移性或不可手术的局部晚期胃或食管胃交界部腺癌的患者被随机平均分成两组,XP 方案化疗组(卡培他滨 1000mg/m²,1 日 2 次,第 1~14 日;DDP 80mg/m² 静脉滴注,第 1 日)加或不加服贝伐单抗(7.5mg/kg 静脉滴注,第 1 日)。化疗最多 6 个周期后给予卡培他滨和贝伐单抗/安慰剂维持直至出现疾病进展。结果患者总体耐受较好,未观察到与贝伐单抗相关的新毒性反应。在疗效方面,尽管化疗+贝伐单抗组总有效率(46% $vs.$37%,$P=0.031$)和中位 PFS 也显著优于化疗+安慰剂组(6.7 个月 $vs.$5.3 个月;HR 0.80,$P=0.0037$)。但 OS 的改善没有达到统计学意义(12.1 个月 $vs.$10.1 个月;HR 0.87,$P=0.10$)。因此该研究的结果并不支持将贝伐单抗用于晚期食管胃腺癌的常规治疗。

亚组分析的结果显示贝伐单抗的疗效有明显的地区差异。美国入组患者生存最差但从贝伐单抗获得的总生存益处最大(HR 0.63),其次为欧洲入组患者(HR 0.85),在亚洲入组患者尽管生存时间最长,但几乎未观察到贝伐单抗的获益(HR 0.97)。导致这种地域差异的原因可能与亚洲患者食管胃交界部癌比率较低,肝转移的发生率低以及较多地接受二线治疗有关。另外一项由国内发起的多中心Ⅲ期 AVATAR 研究入组 202 例局部进展或转移性胃或食管胃交界部腺癌,随机分配至 XP 方案化疗联合贝伐单抗或安慰剂组。结果在 ASCO 会议上报告,显示同 AVA-TAR 研究结果相同,与单纯化疗相比 OS 无显著差异(11.4 个月 $vs.$10.5 个月),贝伐单抗联合 XP 方案未能改善中国胃/食管胃交界部腺癌的生存。

(2)舒尼替尼、索拉非尼:舒尼替尼和索拉非尼均为多靶点的小分子酪氨酸激酶抑制剂,主要的靶点之一是 VEGF。一些小样本的Ⅱ期临床研究探索了舒尼替尼和索拉非尼对晚期食管癌的疗效,结果显示了较弱的抗肿瘤效应。一项单臂的Ⅱ期研究纳入了 78 例既往治疗失败的晚期胃/食管胃交界部腺癌患者,予二线舒尼替尼治疗(37.5mg 口服,每日 1 次),有效率仅为 2.6%,中位 PFS 和 OS 仅为 2.3 个月和 6.8 个月。另一项最新的研究探索了舒尼替尼(37.5mg 口服,每日 1 次)联合每周紫杉醇(90mg/m² 静脉滴注,第 1 日、第 8 日、第 15 日,1 个周期 28 日)对晚期食管或胃食管交界处癌的疗效和安全性。结果显示 23 例患者中 3 例(11%)达到了客观缓解,包括 1 例完全缓解的患者,中位 OS 为 228 日。但 3~4 度的毒性反应的发生率较高,主要包括粒细胞下降(25%),贫血(18%),乏力(11%);另外有 4 例患者发生了严重的毒性反应,包括 2 例患者出现消化道出血,1 例患者出现食管瘘,1 例患者出现了原因不明的死亡。一项Ⅱ期的临床研究探索了索拉非尼

(400mg 口服,每日 2 次)联合 DDP(75mg/m² 静脉滴注,第 1 日)、DOC(75mg/m² 静脉滴注,第 1 日)治疗 44 例既往未接受化疗的局部晚期/转移性胃/食管胃交界部腺癌的疗效和安全性。结果显示客观有效率为 41%,中位 OS 为 13.6 个月。主要的毒性反应是 3～4 度的中性粒细胞下降,达 64%。

综上所述,虽然分子靶向治疗已在食管癌治疗中取得一定的疗效,但如何选择合适的靶点及筛选获益人群仍是目前治疗的瓶颈,仍需进行大型的高质量随机对照临床研究。

(舒小镭)

第三节 肺癌

原发性支气管肺癌(简称肺癌),是指来源于支气管黏液腺、细支气管上皮及肺泡上皮的恶性肿瘤。

肺癌的发生与主动或被动吸烟、空气污染、职业性因素及家族易感因素等有关。

肺癌的临床症状表现轻重与肿瘤的发生部位、病理类型、肿块的大小和发展速度等有关。

一、解剖及病理

(一)肺的解剖及淋巴引流

1.肺脏

位于胸廓内纵隔的两侧,表面覆盖有脏层胸膜,壁层胸膜则附在胸壁内侧、膈肌和纵隔上。左肺 2 个叶,右肺 3 个叶,气管于胸腔入口进入上纵隔,在第 5 胸椎水平分为左、右支气管。左、右支气管,肺动脉、肺静脉,支气管动脉、支气管静脉和淋巴组织等组成了肺门结构。

2.肺的淋巴引流

肺脏淋巴分布丰富,浅层与脏层胸膜、深层与支气管、肺血管相并行后汇集肺门。把胸腔淋巴结分为 14 个区。

1 区:为上纵隔上部淋巴结。

2 区:为气管旁淋巴结。

3 区:为气管前、血管后淋巴结。

4 区:为气管支气管淋巴结。

5 区:为主动脉弓下(主动脉肺动脉窗)淋巴结。

6 区:为主动脉弓旁淋巴结(升主动脉或膈神经)。

7区：为气管隆嵴下淋巴结。

8区：为食管旁淋巴结。

9区：为肺韧带淋巴结。

10区：为气管周围、肺门淋巴结。

11区：为叶支气管间淋巴结。

12区：为叶支气管周围淋巴结。

13区：为段支气管周围淋巴结。

14区：为亚段支气管周围淋巴结。

1～9区淋巴结称为纵隔淋巴结，10～12区淋巴结称为肺门淋巴结，13、14区淋巴结称为肺内淋巴结。

肺癌的淋巴转移：先至同侧肺门，后到气管隆嵴下淋巴结、纵隔淋巴结、锁骨上淋巴结，最后进入血液循环。

(二)病理类型

1.根据肺癌的发生部位分类

分为中心型肺癌(以鳞癌或小细胞癌最多见)、周围型肺癌(腺癌多见)、弥漫型肺癌(多为腺癌和肺泡细胞癌)3型。

2.根据肺癌的生长方式分类

分为管内型、管腔浸润型、肿块型、球型、弥漫浸润型5型。

3.肺癌的组织学类型分类

(1)鳞状细胞癌：包括乳头状癌、透明细胞癌、小细胞样癌、基底细胞癌。生长较缓慢，中心常发生坏死而伴有偏心厚壁空洞，多伴有肺门淋巴结的转移，血行转移较晚，对放射治疗中度敏感。

(2)腺癌：包括腺泡状腺癌、乳头状腺癌、细支气管—肺泡细胞癌及混合型癌。早期即可出现淋巴、血行或胸膜的转移，对放射治疗、化学治疗敏感性均较差。

(3)小细胞癌：包括雀麦细胞癌和复合雀麦细胞癌。多为中心型，病情进展迅速，恶性度极高，常侵犯周围组织，早期即可出现广泛的淋巴及血行转移，对放射治疗和化学治疗均敏感。

(4)大细胞癌：包括大细胞神经内分泌性癌、透明细胞癌、淋巴上皮样癌、大细胞伴横纹肌样癌。周围型多见，常伴有淋巴结转移，对放射治疗中度敏感。

(5)腺鳞癌：少见，对放射治疗、化学治疗低度敏感，需综合治疗。

(6)类癌：极少见，对放射治疗不敏感。

(7)支气管唾液腺癌：包括腺样囊性癌，黏液表皮样癌等，偶见，对放射治疗不敏感。

(8)多形性癌伴肉瘤样成分：极少见，对放射治疗不敏感。

4.病理检查

(1)痰细胞学检查(>3 次),纤维支气管镜检查并取活检。

(2)未能取得病理者,可选择经皮肺穿刺、浅表淋巴结穿刺、胸腔积液细胞学、纵隔镜或胸腔镜检查,必要时结合免疫病理学检查和(或)电镜检查。

(3)小细胞肺癌外周血常规异常,考虑行骨髓穿刺检查。

由于肿瘤的生物学行为不同,肺癌分为两大类:小细胞肺癌(SCLC)和非小细胞肺癌(NSCLC),后者包括除小细胞肺癌以外的其他所有上皮源性肺癌。

二、肺癌的病因学

(一)吸烟

几乎所有的研究资料均认为吸烟是肺癌的主要危险因素。吸烟者肺癌病死率约为不吸烟者的 10 倍以上。吸烟量与肺癌有剂量反应关系,戒烟后可以减少肺癌发生的危险性。吸烟与肺癌危险度的关系与烟草种类、开始吸烟年龄、吸烟年限和吸烟量有关。不同烟草类别中以长期吸香烟最为危险。香烟在点燃过程中局部温度可达 900～1000℃,从而发生一系列的热分解和热合成化学反应,形成近 4000 种新的化学物质,其中绝大部分对人体有害。危害最大的是尼古丁(烟碱)、一氧化碳和烟焦油。烟焦油是致肺癌的元凶。烟焦油含有以多环芳烃和亚硝胺两类为主的多种致癌物及酚类促癌物。香烟含有的一些致癌物质可直接作用于 DNA,引起基因损伤,另一些致癌物(如多环芳烃类和亚硝胺类化合物)则需要代谢激活后才能损伤 DNA。CYP2EI 可激活香烟特有亚硝胺等致癌物,可能涉及吸烟引起的肺癌变过程。吸烟不但危害吸烟者本人的健康,而且由于污染了室内环境还会危害不吸烟者的身体健康。

(二)大气和环境污染

大气和环境污染是导致肺癌发生的另一个危险因素。城市大气和环境污染主要来源于机动车辆尾气、采暖及工业燃烧废物等,从污染大气中,已查明的致癌物有多环芳烃、脂肪族巯基化合物和一些镍化合物等。美国伯明翰大学的学者通过分析美国肺腺癌的分布变化,对近 50 年美国肺腺癌发病率不断上升的原因进行了探索,结果显示大气污染增加早在腺癌上升前 10 年就已存在了,当大多数吸烟者转向低焦油香烟时腺癌已经开始上升了,空气污染下降时间比吸烟显著下降的时间晚 10 年,这些数据符合肺腺癌发生率增高比鳞癌发生率下降晚 10 年的现象。腺癌显著上升地区的汽车密度很高,非吸烟者腺癌的发生率亦上升。该研究认为目前肺腺癌发生率升高与采用的低焦油含量香烟并不一致,而与空气污染日益严重有关。烹饪时使用的燃料和油烟是女性肺癌发生的危险因素。有学者对 90 例印度女性肺癌和 62 例正常对照进行研究后观察到,最常见的肺癌病理类型为腺癌,占非吸烟女性患者的绝大多数,吸烟妇女以鳞癌和小细胞肺癌居多;接触烹饪燃料与肺癌具有确定的相关性,暴露机会比(OR)为6.5,所有燃料中,Biomass燃料(木材与牛粪、煤等混合制成)与肺腺癌发生的相关性最强($P<0.001$),机会比为6.5,肺癌患者的烹调指数(每日平均烹调时间乘以烹调年限)显著高于对照组,从而认为Biomass是印度非吸烟女性肺癌的重要危险因素,建议烹调应采用通风好的厨房。另一项来自尼泊尔的研究也证实了经常接触室外粉尘和使用煤加热睡床的人患肺癌的风险增加。

(三)职业暴露

职业和生活环境中接触细小的致癌物质颗粒或烟尘一直被认为是近年来肺腺癌增加的主要原因。巴基斯坦的流行病学资料证实在环境污染(汽车尾气、工业加工、矿石生产等)严重的城市肺癌发生率(4%～9%)显著高于乡村(1%～3%)。长期接触或大量吸入放射性物质(如铀、镭及其衍化物氡等),长期接触煤气、含放射性金属矿及微波辐射等均可诱发肺癌。职业性短期接触二氧化硅、无机砷、石棉、铬、镍、煤焦、焦油、二氯甲醚、氯甲甲醚等,均可使肺癌发病率增高。

(四)病毒感染

就目前所知,有15%～20%的人类肿瘤与病毒感染有关,但尚无明确证据表明肺癌与病毒感染有关,然而细支气管肺泡癌可能是肺癌中的特例。有研究发现,细支气管肺泡癌的发生可能与一种羊肺腺瘤病毒(JSRV)有关。在人类发现细支气管肺泡癌后不久,在南非的绵羊和山羊中发现了一种与人类似、起源于肺泡的肺腺癌,并将其命名为jaagsiekte病。经研究发现,这种肺腺癌与人类的细支气管肺泡癌在临床和组织学上有很多相似之处,如肿瘤生长缓慢、沿肺泡壁生长、很少发生转移等。由于这种肺腺癌可通过动物之间的直接接触而传播,于是人们对此进行了深入研究,并最终确定羊肺腺癌是由反转录病毒的感染和传播引起的;同时,人们也开始将羊肺腺癌作为人肺癌的模型,探讨JSRV感染与细支气管肺泡癌的关系。大量的基础研究表明,JSRV能够诱导多种人类细胞转化,与JSRV包膜蛋白相连的细胞受体$Hyal-2$广泛存在于人肺泡细胞在内的多种细胞中,而$Hyal-2$基因编码所在的区域3p21又是人肺癌中经常缺失的部分,因此有人推断$Hyal-2$是人肺癌形成中潜在的肿瘤抑制基因。有学者用抗JSRV包膜蛋白的抗体对肺癌标本进行了免疫组化分析,结果发现阳性样本中30.2%为细支气管肺泡癌患者,26.2%为腺癌患者,51例为其他类型肺癌,样本阳性率为0,25个非癌性组织阳性反应率亦为0。然而,有研究者对26例细支气管肺泡癌标本进行PCR检测却没有发现JSRV的基因序列。可见,虽然JSRV感染被高度怀疑与细支气管肺泡癌发病相关,但仍需进一步的研究确证。

(五)结缔组织病

结缔组织病是一组累及关节及关节周围软组织的慢性疾病,其病因多为免疫紊乱,主要包括系统性红斑狼疮、类风湿关节炎、多发性肌炎、皮肌炎等。近年来,结缔组织病与肺癌之间的联系逐渐引起人们的注意,有学者总结了153例与结缔组织病有关的肺癌的情况,结果发现进行性全身硬化症患者有着较高的细支气管肺泡癌的发生率。还有学者的研究也发现,50%以上的全身性硬化症患者并发肺癌时病理类型为细支气管肺泡癌。总之,现有的数据都提示进行性全身硬化症与细支气管肺泡癌存在一定联系。由于结缔组织病的病因较为复杂,因此结缔组织病与肺癌之间存在关系的原因可能是多方面的,免疫缺陷、长期肺纤维化及瘢痕形成都可能造成肿瘤的发生。

(六)遗传因素

肺癌的发生是个体对环境危险因素的易感性与环境致癌因素相互作用的结果。日本某学者应用聚合酶链反应(—限制性片段长度多态性)(PCR-RFLP)对在吸烟作用下的肺癌癌变基因和药物代谢酶进行单核苷酸多态性(SNP)分析,对68例肺腺癌、35例鳞癌和121例对照的外周血细胞基因组 DNA 的细胞色素 P4501Al(CYPIAl)、MSP1、Ile-Va1、谷胱甘肽 S 转移酶 MI(GSTM$_1$)、N-乙酰转移酶2(NAT$_2$)和 L-myc 进行检测,结果显示对于吸烟量低(Brinkman 指数<600)的患者,中等和缓慢发生的 NAT$_2$SNP 基因型具有显著的患肺癌危险,腺癌的机会比为2.83,吸烟量低的患者 L-mycSSPSS 基因型也具有显著的危险度,鳞癌机会比为5.09,而 CYPIA1 和 GSTM$_1$(—)基因型与吸烟作用下发生的肺癌无关联,认为 NAT$_2$SNP 基因型可以预测与吸烟相关肺腺癌的易感性,而 L-mycSSPSS 基因型可预测肺鳞癌易感性。

(七)其他

机体免疫功能低下,人体正常细胞中的原癌基因和抑癌基因异常改变,失去对细胞调控的平衡能力,即可能发生肺癌。如瑞典有学者发现类肉瘤病和肺癌发生有关。营养不良、食物中缺乏蔬菜水果、肺部既往病史、肺癌家族史等均可能与肺癌的发生有一定关系。体内激素水平、心理及精神因素对肺癌发生的影响也越来越被人们所重视。

三、临床分期

肺癌分期对确定治疗方案和预后判断很重要。采用2015年国际抗癌联盟(UICC)和国际肺癌研究协会(IASLC)公布的第8版肺癌国际 TNM 分期,见表3-2。

表 3-2　第 8 版肺癌 TNM 分期

分期	标准
T 分期	
T_x	未发现原发肿瘤或者通过痰细胞学检测或支气管灌洗发现癌细胞,但影像学及支气管镜未发现
T_0	无原发肿瘤的证据
T is	原位癌
T_1	肿瘤最长径≤3cm,周围包绕肺组织及脏层胸膜,未累及叶支气管近端以上位置
T_{1a}	肿瘤最长径≤1cm
T_{1b}	1cm<肿瘤最长径≤2cm
T_{1c}	2cm<肿瘤最长径≤3cm
T_2	3cm<肿瘤最长径≤5cm;或肿瘤有以下任意一项:侵犯主支气管,但未侵及气管隆嵴;侵及脏层胸膜;有阻塞性肺炎或者部分肺不张
T_{2a}	3cm<肿瘤最长径≤4cm
T_{2b}	4cm<肿瘤最长径≤5cm
T_3	5cm<肿瘤最长径≤7cm;直接侵犯以下任何一个器官:胸壁(包含肺上沟瘤)、膈神经、心包;全肺肺不张;同一肺叶出现孤立性癌结节。符合以上任何一个条件即归为 T_3
T_4	肿瘤最长径>7cm;无论大小,侵及以下任何一个器官:纵隔、心脏、大血管、气管隆嵴、喉返神经、主气管、食管、椎体、膈肌;同侧不同肺叶内孤立癌结节
N 分期	
N_x	无法评估
N_0	无区域淋巴转移
N_1	同侧支气管周围和(或)同侧肺门淋巴结以及肺内淋巴结有转移
N_2	同侧纵隔内和(或)气管隆嵴下淋巴结转移
N_3	对侧纵隔、对侧肺门、同侧或对侧前斜角肌及锁骨上淋巴转移
M 分期	
M_x	无法评估
M_0	无远处转移
M_1	
M_{1a}	胸腔或心包积液;对侧或双侧肺肿瘤结节;胸腔或心包结节;多种上述情况合并发生

续表

分期	标准
M_{1b}	单个器官单处转移
M_{1c}	单个或多个器官多处转移

四、临床表现

肺癌的临床表现与肺癌的部位、大小、类型、是否压迫和侵犯邻近器官以及是否伴有转移等密切相关。多数肺癌患者在就诊时已有症状,仅 5% 无症状。早期肺癌往往没有任何症状,中晚期肺癌除了有食欲缺乏、肿瘤引起的恶病质之外,可出现肿瘤压迫、侵犯邻近器官、组织或远处转移的征象。咳嗽、血痰、胸痛、发热、气促为肺癌常见的五大症状,其中以咳嗽最为常见,而最有诊断意义的症状则为血痰。其常见的症状和体征如下。

(一)由原发肿瘤引起的症状和体征

1.咳嗽

咳嗽为肺癌最常见的早期症状,由于肿瘤刺激支气管黏膜而出现阵发性干咳、刺激性呛咳。部分患者往往认为咳嗽是吸烟所致而忽视。肿瘤增大导致支气管狭窄时,咳嗽可带高音调金属音。

2.痰血与咯血

以中央型肺癌多见。肿瘤组织本身血管丰富,常引起持续性痰中带血,侵犯血管可引起断续性小量咯血,然而大量咯血少见。

3.喘鸣、胸闷、气促

多与肿瘤阻塞气道及并发肺炎、肺不张或胸腔积液等有关。呼吸气流通过气管受压或部分阻塞形成的狭窄处可引起喘鸣。肿瘤压迫大气道时,出现吸气性呼吸困难。弥散性细支气管癌(腺癌)病变广泛,气促进行性加重,发绀严重。

4.发热

多为低热,亦可发生高热,早期为肿瘤引起阻塞性肺炎所致,晚期由继发感染、肿瘤坏死所致,抗生素治疗效果多不明显。

5.体重下降

体重下降为肺癌晚期的常见症状。由于肿瘤毒素和慢性消耗,加之感染、疼痛等所致的食欲缺乏,患者出现消瘦或恶病质。

(二)肺癌局部扩展引起的症状和体征

1.胸痛

病变累及胸膜或纵隔时,患者出现持续、不规则的胸部钝痛或隐痛。肿瘤侵犯胸壁或肋骨时,呈现部位较固定和持续性的胸痛。

2.胸腔积液

病变侵犯或转移至胸膜或心包可引起胸腔积液,常为血性。多表现为胸闷、胸痛、心动过速和心前区心音减弱,大量胸腔积液可导致患者气促。

3.声音嘶哑

为肿瘤压迫或转移至纵隔淋巴结及主动脉弓下淋巴结,压迫喉返神经所致。

4.上腔静脉压迫综合征

肿瘤侵犯纵隔、压迫上腔静脉时,头部和上腔静脉回流受阻,导致头面部、颈部和上肢水肿及前胸部淤血、静脉曲张,引起头痛、头晕或眩晕。

5.Pancoast 综合征

见于肺尖部的肺癌,称为肺上沟瘤,又称 Pancoast 肿瘤,因其周围空间狭小而易侵犯臂丛下神经根、星状神经节、交感神经节和肋间神经,产生肩部、肩胛骨内侧缘、上臂甚至前臂的疼痛,往往为阵发性加重的烧灼样痛,可伴皮肤感觉异常和不同程度的肌肉萎缩。如病变侵及星状神经节、交感神经节,则可出现同侧霍纳综合征,即同侧瞳孔缩小、眼球内陷、眼睑下垂、颜面无汗等。

6.吞咽困难

因肿瘤或淋巴转移压迫食管、侵入纵隔所致,也可引起支气管食管瘘。

7.膈肌麻痹

膈肌麻痹多见于肿瘤侵犯膈神经而致其麻痹,可表现为顽固性呃逆、胸闷、气急,还可引起膈肌升高、运动消失或反常呼吸运动(吸气时膈肌下降,呼气时膈肌反而上升)。

(三)肿瘤远处转移引起的症状和体征

1.淋巴结和皮肤转移

最常见的部位为锁骨上淋巴转移,可皮下结节。

2.肝转移

可表现为畏食、肝区疼痛、肝大、黄疸和腹水等。

3.骨转移

可有转移局部的疼痛和压痛,常转移至肋骨、脊柱骨、骨盆等。

4.脑转移

可表现为头痛、呕吐、眩晕、复视、共济失调、偏瘫、颅内压增高等。

(四)肺癌的肺外表现

肺癌的肺外表现又称副肿瘤综合征,包括内分泌、神经、肌肉或代谢异常的综合征。往往出现在肺部肿瘤之前,肿瘤切除后症状可减轻或消失,肿瘤复发又可出现。

1.杵状指和肥大性骨关节病

多侵犯上、下肢长骨远端。

2.异位内分泌综合征

①异位促肾上腺皮质激素分泌：引起库欣综合征，表现肌力减弱、高血压、尿糖增高等症状，小细胞肺癌多见。②异位抗利尿激素分泌：引起稀释性低钠血症，有全身水肿、嗜睡、定向障碍、水中毒症状，多见于小细胞肺癌。③异位甲状旁腺分泌：引起高血钙、低血磷、精神紊乱等，有多尿、烦渴、便秘、心律失常症状，见于肺鳞癌。④异位促性腺激素分泌：引起男性乳房发育等。⑤神经肌肉综合征：引起重症肌无力、小脑性运动失调、眼球震颤及精神改变等，见于小细胞肺癌。

五、诊断

(一)体格检查

肺癌早期可无阳性体征。肿瘤致部分支气管阻塞时，体格检查可发现单侧局限性哮鸣音和湿啰音。随着病情的进展患者可出现消瘦，应仔细检查有无气管移位、肺不张、肺炎及胸腔积液等体征。肺癌晚期压迫侵犯邻近器官，可出现声音嘶哑、前胸浅静脉怒张、锁骨上及腋下淋巴结肿大，部分患者有杵状指(趾)、库欣综合征等体征。

(二)影像学检查

1.X 线检查

X 线检查是诊断肺癌最基本和常用的检查方法。中央型肺癌肺门处可见不规则的半圆形阴影，外围可有阻塞性肺炎和肺不张，并呈现横 S 型的 X 线征象。周围型肺癌显示肺野中有结节或肿块阴影，边缘不规则或毛刺，个别可见癌性空洞。若有支气管梗阻，可见肺不张。早期发现可提高治愈率，对由于职业、遗传背景或有吸烟史的高危人群，应每年进行 1 次 X 线检查。

2.胸部 CT 和 MRI 检查

胸部 CT 可发现更小和特殊部位的病灶，了解病灶对周围脏器、组织侵犯程度，显示纵隔、肺门淋巴结的肿大，有利于肺癌的临床分期。此外，低剂量 CT 肺癌筛查能显著提高早期肺癌检出率，有助于降低肺癌病死率，从而实现肺癌筛查的早诊断、早治疗。MRI 检查能明确肿瘤与淋巴结或大血管之间的关系，但对肺内病灶的分辨率不如 CT 高。螺旋 CT 连续性扫描速度快，可更好地进行图像三维重建，显示直径小于 5mm 的小结节，还可显示中央气管内病变和第 6~7 级支气管和小血管，明确病灶和周围气道、血管关系。通常将肺内直径≤1cm 的局限病变称为小结节，1cm＜直径≤3cm 的局限病变称为结节，而直径＞3cm 者称为肿物。PET/CT 有助于肺癌及淋巴结与身体其他部位转移的定性诊断。

3.放射性核素扫描、支气管或血管造影等检查

了解肿瘤的部位、大小、淋巴结肿大等情况。

4.超声检查

常用于检查腹部重要器官有无转移,用于锁骨上窝及腋下等浅表部位淋巴结的检查;对于浅表淋巴结、邻近胸壁的肺内病变或胸壁病变,可较为安全地进行超声引导下穿刺活组织检查;超声还可用于检查有无胸膜转移、胸腔积液及心包积液,行超声定位抽取积液。

(三)内镜及其他检查

肺癌组织学或细胞学检查技术包括痰液细胞学、胸腔穿刺术、浅表淋巴结及皮下转移结节活组织检查、经胸壁肺穿刺术、纤维支气管镜检查、经支气管镜针吸活检术(TBNA)和超声引导下经支气管针吸活检术(EBUS-TBNA)。

1.细胞学检查

痰脱落细胞及胸腔积液肿瘤细胞学检查,是目前诊断肺癌简单方便的非创伤性诊断方法之一。痰脱落细胞学检查的阳性率可达 70%~80%,中央型肺癌阳性率为 66.67%,周围型肺癌阳性率为 33.33%。为提高检查阳性率,标本必须是患者深部咳出的新鲜痰,标本送检一般应连续在 3~4 次以上,晨起所咳的痰或带血的痰液涂片阳性较高。

2.支气管镜检查

支气管镜检查是诊断肺癌最重要的手段,可直接观察到肿瘤大小、部位及范围,如可观察位于气管和支气管腔、管壁的病变,并可活检或吸取分泌物进行病理诊断,同时估计手术的范围和方式,近端支气管肿瘤诊断的阳性率可达 90%~93%。

3.TBNA 和 EBUS-TBNA

传统 TBNA 根据胸部 CT 定位操作,对术者要求较高,不作为常规推荐的检查方法。EBUS-TBNA 可在超声引导下实时进行胸内病灶的穿刺,对肺癌病灶及淋巴转移灶能够明确诊断,且更具有安全性和可靠性。当临床怀疑纵隔淋巴结是否转移影响治疗决策,而其他分期手段难以确定时,推荐采用超声支气管镜检查等有创分期手段以明确纵隔淋巴结状态。

4.其他

淋巴结活检、经支气管细针穿刺活检、胸腔镜检查、纵隔镜检查、肿瘤标志物检查、开胸肺活检等。

六、治疗

肺癌的治疗应根据患者全身的状况、肿瘤的病理类型和侵犯范围、发展趋势,

结合细胞分子生物学的改变,综合考虑,有计划地制订治疗方案,以最适当的经济费用取得最好的治疗效果,以最大限度地提高治愈率和改善生活质量。肺癌的合理治疗是采取以手术切除为基础的综合治疗方法,即包含手术、放疗或中医疗法。小细胞肺癌多选用化疗、放疗加手术的综合治疗方法;非小细胞肺癌(鳞癌、腺癌、大细胞癌的总称)则先手术,然后放疗和化疗。

(一)外科治疗

手术是治疗肺癌的首选方法,适应于Ⅲa期前的非小细胞肺癌。目的是彻底切除肺部原发肿瘤病灶、局部和纵隔淋巴结,尽可能保留健康的肺组织。若出现膈肌麻痹、声音嘶哑、上腔静脉阻塞综合征、对侧淋巴结(纵隔、肺门)或锁骨上淋巴转移或其他远处转移、严重心肺功能不全者则丧失了手术的机会。

1.手术方式

肺切除术方式的选择取决于肿瘤部位、大小和肺功能。目前我国肺癌手术切除率为 $85\%\sim97\%$,5 年生存率为 $30\%\sim40\%$。

(1)肺叶切除:为肺癌的首选手术方式。病灶仅累及一叶肺或叶支气管应考虑肺叶切除术。对周围型肺癌,一般采用肺叶切除同时加淋巴结切除。

(2)单侧全肺切除:肿瘤直接侵犯到肺叶之外,超过肺叶切除的范围时才考虑一侧全肺切除。对中央型肺癌可施行一侧全肺切除加淋巴结切除术。全肺切除对心肺功能的损伤大,术后并发症大大高于肺叶切除术,应严格掌握手术指征。

(3)袖式肺叶除术:适用于肿瘤已侵及主支气管或中间支气管,为避免支气管切端被肿瘤累及而不能实行单纯肺叶切除术者。即为保留正常的邻近肺叶,切除病变的肺叶并环形切除一段受累及的主支气管,再吻合支气管上下切端。

(4)肺段或肺楔形切除:是指切除范围小于一个肺叶的术式,属于局部切除术。采用肺段切除治疗肺癌的指征如下。①心、肺功能差,病灶为周围型,小于 3cm者。②对侧已行肺叶切除的肺癌患者,其新病灶为小于 4cm 的周围型。③有角化的高度分化的肺癌无淋巴转移者。与肺叶切除相比,行肺段切除术的复发率高,长期年生存率减少 $5\%\sim10\%$。

肺癌手术治疗对肺功能的要求:最大通气量(MVV)占预计值应≥50%;时间肺活量(FEV_1/FVC)≥50%;第 1 秒用力呼气量(FEV_1)≥1000mL;动脉血氧分压(PaO_2)≥60mmHg;动脉血二氧化碳分压($PaCO_2$)≤50mmHg。做全肺切除术的肺功能要求更高些:MVV 占预计值应≥70%,没有明显的阻塞性肺气肿;FEV_1 在正常范围;PaO_2≥80mmHg;$PaCO_2$≤40mmHg。

手术禁忌证:胸外淋巴转移、脑肾等远处转移、广泛肺门、纵隔淋巴转移、胸膜广泛转移或心包腔内转移、上腔静脉阻塞综合征、喉返神经麻痹等。

2.微创外科在肺癌治疗中的应用

电视胸腔镜手术在肺癌外科中的作用越来越受重视,是肺癌外科今后发展的方向之一。美国国家综合癌症网络(NCCN)指南指出胸腔镜手术作为肺癌外科备选术式的前提是符合肺癌外科的原则,即在不影响手术切除完全性的同时,保证手术的安全性。

(二)放射治疗

1.非小细胞肺癌的放疗

放疗可作为可手术切除肿瘤的辅助治疗,不可切除肿瘤的重要局部治疗,不可治愈者的重要姑息治疗。

(1)放疗指征及具体实施。

1)根治性放疗:因内科疾病不能手术或拒绝手术的局限期肿瘤,放疗是其首选疗法,5年生存率为5%~42%。单纯放疗剂量60~74Gy/30~37f/6~7.5w,同步放化疗放疗剂量60~70Gy/30~35f/6~7w。大型Ⅲ期临床试验RTOG 0617纳入了464例Ⅲ期非小细胞肺癌患者,比较了高剂量(74Gy)和标准剂量(60Gy)放疗,所有的患者也接受了紫杉醇和卡铂化疗,在中期分析发现标准剂量放疗组患者1年中位OS率为81%,优于大剂量组70.4%,对应的中位生存期分别为21.7个月和20.7个月。立体定向放射治疗与三维适形放疗相比能提高5年生存率。不可手术的<5cm、淋巴结阴性的周围型病灶或有限肺转移的患者可考虑接受立体定向放射治疗。立体定向放射治疗分割方案有单次到3次、4次和5次,但最佳剂量和分割方案尚未彻底明确,相关临床试验目前尚在进行中。同步放化疗缓解后巩固治疗的作用尚不能肯定。

有下列情况者,一般不做根治性放疗:①两肺或全身广泛转移;②胸膜广泛转移,有癌性浆膜腔积液;③癌性空洞或肿瘤巨大;④严重肺气肿;⑤心包或心肌有肿瘤侵犯;⑥伴有感染,抗感染治疗不能控制;⑦肝、肾功能严重受损。

2)术前放疗:推荐剂量为45~50Gy,每次分割剂量为1.8~2.0Gy,过高的剂量会使手术难以进行。如果患者无手术可能,按照根治性放疗处理。

3)术后放疗:已接受手术者,如果切缘阴性而纵隔淋巴结阳性(pN_2),除辅助化疗外,建议加用术后放疗。对于切缘阳性的pN_2肿瘤,放射野包括支气管残端以及高危引流淋巴区。如果患者身体许可,术后同步放化疗且放疗应当尽早开始,否则局部复发率和远处转移率均会增加。这与乳腺癌不同,后者手术至复发的间隔时间较肺癌患者长,因此可在完成辅助化疗之后再进行放疗。仅N_1和N_0患者,术后放疗生存期无延长。术后放疗剂量主要依据切缘而定,R_0、R_1和R_2切除后放疗剂量分别为50~54Gy、54~60Gy和60~70Gy,每次分割剂量为1.8~2.0Gy。

选择性淋巴结照射(ENI)仍然存在较大争议。许多研究证实仅给予累积野照射而不给予 ENI 能够使肿瘤达到更高的放射剂量且毒性较小,孤立淋巴结复发风险也无增加。

4)姑息性放疗:有广泛转移的Ⅳ期肺癌患者,部分患者可以接受原发灶和转移灶的放疗以达到姑息减症的目的。预防性脑照射一般不推荐。

(2)放疗并发症:肺癌放疗并发症主要有放射性肺炎、放射性上消化道损伤、放射性心脏损伤和放射性脊髓炎。

1)放射性肺炎:放射性肺炎与肺接受到的放疗剂量、放疗体积、分割剂量、放化疗联合、肺部基础疾病和个体差异相关。典型的放射性肺炎多发生于放疗开始后1～3个月,病变出现在放射野内,但三维适形等精确放疗可表现为弥散性间质改变。急性放射性肺炎的症状和体征与一般肺炎无特殊区别,可能有刺激性咳嗽、咳少量白色黏液样痰、胸痛、气短等非特异性呼吸道症状。严重者有高热、胸闷、呼吸困难、不能平卧、剧烈咳嗽、咯血痰。更严重病例可并发急性呼吸窘迫综合征或急性心功能不全。胸部体征可有局部实变征、湿性啰音、胸膜摩擦音和胸腔积液。急性放射性肺炎持续时间相对较短,急性期过后临床症状减轻,但组织学改变将继续发展,逐渐进入纤维化期以及在此基础上并发的反复感染。病变范围广泛者可能出现杵状指和慢性肺源性心脏病体征。小部分患者可无急性放射性肺炎的症状而由隐性肺损伤发展为放射性肺纤维化。

急性放射性肺损伤的 RTOG 分级标准见表 3-3,应尽早使用激素治疗,病情缓解后及时减少用量,必要时预防性使用抗生素。放射性纤维化一旦发生就不可逆转,因此预防更为重要,NCCN 推荐在常规分割下 $V_{20}<37\%$,全肺平均剂量$<20Gy$。

表 3-3　急性放射性肺损伤 RTOG 分级标准

分级	症状
0 级	无变化
1 级	轻度干咳或劳累时呼吸困难
2 级	持续咳嗽需麻醉性止咳药/稍活动即呼吸困难,但休息时无呼吸困难
3 级	重度咳嗽,对麻醉性止咳药无效,或休息时呼吸困难/临床或影像有急性放射性肺炎的证据/间断吸氧或可能需要类固醇治疗
4 级	严重呼吸功能不全/持续吸氧或辅助通气治疗
5 级	致命性

2)放射性上消化道损伤:发生率仅次于放射性肺炎,使用三野等中心或三维适形放疗可以降低发生概率,但Ⅲ期患者由于其病变范围而不可避免。急性期表现为放射性黏膜炎,患者有进食疼痛或梗阻感,见于放疗后1～2周。可给予甘露醇、激素、利多卡因合剂口服或静脉使用激素、抗生素。远期并发症主要给予止血、营

养支持等对症治疗。后期并发症通常发生在照射剂量达 60～66Gy 时,表现为食管狭窄、溃疡、穿孔、出血,但不常见。急性放射性上消化道损伤 RTOG 分级标准见表 3-4。NCCN 推荐在常规分割下全肺平均剂量＜34Gy。

表 3-4　急性放射性上消化道损伤 RTOG 分级标准

分级	症状
0 级	无变化
1 级	厌食伴体重比治疗前下降≤5％/恶心,不需要止吐药/腹部不适,不需要抗副交感神经药或镇痛药
2 级	厌食伴体重比治疗前下降≤5％/恶心和(或)呕吐,需止吐药/腹部不适,需止吐药
3 级	厌食伴体重比治疗前下降≥s％/或需鼻胃管或胃肠外支持。恶心和(或)呕吐需插管或胃肠外支持/腹痛,用药后仍较重/呕血或黑便/腹部膨胀(平片示肠管扩张)
4 级	肠梗阻,亚急性或急性肠梗阻,胃肠道出血需输血/腹痛需置管减压或肠扭转
5 级	致命性

3)放射性心脏损伤:放射性心脏损伤包括心肌和心包的损伤。主要表现为心肌缺血、心包积液,心电图上 ST 段改变,心脏超声检查可发现心肌收缩力下降。急性放射性心脏损伤 RTOG 分级标准见表 3-5。治疗主要给予扩血管、营养心肌、改善心包积液等对症处理。NCCN 推荐限制剂量为 V_{40}＜100％,V_{45}＜67％,V_{60}＜33％,有心脏基础疾病尤其是冠心病者在制订放疗计划时需要限制心脏受量,但最佳的限制剂量尚不明确。

表 3-5　急性放射性心脏损伤 RTOG 分级标准

分级	症状
0 级	无变化
1 级	无症状但有客观的心电图变化证据;或心包异常,无其他心脏病证据
2 级	有症状,伴心电图改变和影像学上充血性心力衰竭的表现,或心包疾病但无须特殊治疗
3 级	充血性心力衰竭,心绞痛,心包疾病,对治疗有效
4 级	充血性心力衰竭,心绞痛,心包疾病,心律失常,对非手术治疗无效
5 级	致命性

4)放射性脊髓炎:多发生于分割次数少、治疗时间短、放射剂量大、脊髓照射长度过大,其中脊髓照射剂量及受照体积意义最大,临床表现为低头触电感。只要将脊髓受量限制在 45Gy 下,一般不会发生此并发症。

2.小细胞肺癌的放疗

(1)照射剂量:小细胞肺癌是对放射敏感的恶性肿瘤,因此照射剂量是临床上实施放射治疗时所必须面对的问题。然而,对于小细胞肺癌的最佳照射剂量,并不像对恶性淋巴瘤的放疗那样有较明确的临床研究结果。

NCIC 研究纳入 3 个周期化疗有效的病例,随机分为 25Gy/10 次/2 周(SD 组)和 37.5Gy/15 次/3 周(HD 组)两组。放射野根据化疗前肿瘤边界外放 2cm。可分析病例 168 例,完全缓解率 SD 组为 65%,HD 组为 69%。中位局部病变无进展时间两组分别为 38 周和 49 周($P = 0.05$)。两年局部未控率分别为 80% 和 69%($P < 0.05$)。总生存率两组无显著差别。吞咽困难发生率 SD 组和 HD 组分别为 26% 和 49%($P < 0.01$)。另一项研究分析 197 例局限期小细胞肺癌的治疗结果,比较不同放射治疗剂量组的治疗疗效,45Gy 组与 40Gy 组比较,显示有提高生存率的趋势,但无统计学显著意义。

虽然临床上对最佳剂量尚无有力的证据和明确的答案。但在临床治疗和研究中,多数学者达成一定的共识,低于 40Gy 将导致局部控制率降低,而高于 54~56Gy 似乎无明显的益处。

(2)照射体积:在制订放射治疗计划时,照射体积与照射剂量同样重要。到目前为止,照射体积仍是一个没有明确结论的问题。有学者报道了 17 例综合治疗的病例,7 例出现胸腔失败,其中 5 例失败部位是在放射野外。放射野的大小是根据化疗后病变的大小决定的。因此,有专家认为失败的原因是放射野偏小所致。有学者把照射体积作为质量控制的一部分进行回顾性分析,照射野被分为"恰当"和"不恰当",前者局部复发率为 33%,而后者局部复发率为 69%,$P = 0.02$。某学者对 SWOG 的研究结果进行了相同的回顾性分析,照射野恰当组和照射野不恰当组的局部复发率分别为 43% 和 69%,$P = 0.04$。上述临床报道倾向于支持大野照射。如对原发灶位于左肺上叶的病变伴同侧肺门、纵隔淋巴结转移的病例,照射体积应包括肿瘤边缘外 2cm,左、右肺门区,纵隔(胸廓入口至气管隆嵴下)和双侧锁骨上。如此大野照射其原因之一是由于小细胞肺癌对放射治疗相对敏感,中等剂量的照射能够获得较好的局部效果,但大野照射阻碍了提高照射剂量的可能。

根据化疗前肿瘤体积还是化疗后肿瘤体积设计照射野也是一个有争议的问题。通过临床研究证据显示,小的照射体积不影响肿瘤的局部控制率。有学者回顾性分析治疗的 59 例局限期小细胞肺癌治疗失败原因与治疗体积的关系,根据诱导化疗前肿瘤体积设计照射野 28 例,根据诱导化疗后肿瘤体积设计照射野 31 例。共 19 例出现胸腔内复发为最早复发部位,化疗前肿瘤体积照射组 9/28,化疗后肿瘤体积照射组为 10/31,复发部位均为野内复发。该学者认为按照化疗后肿瘤体积照射不增加照射野边缘失败和放射野外胸腔失败。

SWOG 对小细胞肺癌照射体积的随机对照研究,将诱导化疗后部分缓解和疾病稳定的患者随机分为大野照射和小野照射,可分析病例 191 例。结果显示,远期生存率和复发形式两组无明显差别,而并发症的发生率大野照射组高于小野照射组。有专家分析了局限期小细胞肺癌的照射剂量和照射体积,提出降低照射体积不影响治疗结果,重要的是降低照射体积可以在不超过正常组织耐受的范围内提高照射剂量。对侧肺门和锁骨上区的预防照射、对局部控制率和生存率均无帮助。

(3)放射治疗的剂量分割:由于应用常规放射治疗提高照射剂量的方法在小细胞肺癌的治疗中是不成功的,临床上转向对提高局部治疗强度的研究,改变剂量分割,缩短治疗时间,这也是放射治疗学家常用的手段。加速超分割照射技术正适合应用于小细胞肺癌,因其细胞增殖快,照射后细胞存活曲线的肩区不明显。理论上应用加速超分割照射能够提高治疗增益。

有学者报道了每日 2 次照射,每次照射 1.5Gy,同时合并 EP 方案化疗的 II 期临床研究结果,2 年生存率 40% 左右,毒性反应主要为骨髓抑制和食管炎,但均是可以耐受的,3 度中性粒细胞减少 70%~80%,3 度食管炎 35%~40%。

在上述 II 期临床研究的基础上,美国开展了多中心 III 期临床研究。419 例局限期小细胞肺癌患者随机分为加速超分割放疗组(AHF RT),每日 2 次照射,每次 1.5Gy,总量 45Gy;常规分割治疗组,每日照射 1 次,每次 1.8Gy,总量 45Gy。两组均在治疗的第 1 日同时应用 EP 方案化疗,化疗共 4 个周期;全部病例均随诊 5 年以上。结果显示,AHF RT 组明显优于常规治疗组。

(4)非手术综合治疗(放疗+化疗)在早期小细胞肺癌中的作用:对于因不愿手术或内科疾病不能手术的早期肺癌患者,放疗是最重要的局部治疗手段。有关早期非小细胞肺癌的临床研究已经证实,合理的放疗特别是立体定向放疗能够达到与手术相同的局部控制率和生存率,放疗的不良反应更小,可以作为外科手术的替代方法。但是目前对于小细胞肺癌,手术仍是 $T_{1-2}N_0$ 局限期小细胞肺癌的推荐治疗手段,非手术方法(放疗+化疗)治疗早期小细胞肺癌仍需进一步地研究。一项随机分组研究显示,采用外科手术的早期小细胞肺癌患者(71 例)中位生存期为100 天,没有患者存活至 10 年,而采用根治性放疗患者(73 例)的中位生存期为 300天,有 3 例患者生存期超过 10 年。有学者采用同步放化疗(放疗 45Gy/30 次,每日2 次;化疗为 EP 方案)+后继化疗治疗局限期小细胞肺癌,44 例患者的中位生存期为 21.3 个月,1、3、5 年的生存率分别为 83%、43% 和 19%,治疗失败主要为局部区域复发和脑转移。某肿瘤医院对临床 I、II 期小细胞肺癌患者手术与非手术综合治疗的临床研究发现,早期局限期小细胞肺癌患者如选择行非手术的治疗,针对一般情况好的患者行同期放化疗能够取得与手术相近的疗效。

(5)在综合治疗中放射治疗的顺序:放射治疗和化疗联合应用有两种方式:①

序贯治疗;②交替治疗。随着 PE 方案作为小细胞肺癌的标准化疗方案的应用,多数临床研究认为 PE 方案化疗同时合并放射治疗是可以耐受的,并被广泛接受。

因此,根据现有临床研究证据,有关放射治疗的时间顺序可总结为以下几点。①在同步放化疗的模式中,放射治疗的最佳时间尚不确定,加拿大、日本和欧洲的研究证据支持在治疗疗程的早期给予放疗。CALGB 的研究结果显示晚放疗优于早放疗,但该研究中存在早放疗组降低了化疗剂量这一混杂因素。②没有证据支持在化疗全部结束以后才开始放射治疗。③对一些特殊的临床情况,如肿瘤巨大、合并肺功能损害、阻塞性肺不张,2 个周期化疗后进行放疗是合理的;这样易于明确病变范围,缩小照射体积,使患者能够耐受和完成放疗。

(6)姑息治疗中放疗的应用。

1)适应证:不考虑远期效应,减轻近期症状,局部晚期肿瘤或远地转移灶已出现或极可能出现临床症状的病例,应行姑息放疗减症。广泛骨转移可行半身照射。

通过调查,现约 75％临床医师认为放疗不能治愈手术不能切除的局部晚期小细胞肺癌,仅能达到缓解症状,有限延长存活期目的。尽管采用根治性放疗技术照射,实质为姑息治疗。

2)照射技术:胸部照射野仅包括产生症状的病灶。建议预期存活<6 个月者照射 TD 20Gy/5 次/1 周,预期存活 6～12 个月者 TD 30Gy/10 次/2 周或 TD 45Gy/15 次/3 周;一般情况好,瘤体直径<10cm 者采用根治性放疗技术照射。应避免过度照射可能出现急性放射反应的器官。缓解阻塞性肺疾病症状可行腔内近距离照射,剂量参考点在黏膜下 1.5cm,只照射 1 次 TD 10～15Gy。

多发脑转移者,全脑照射 TD 30Gy/10 次/2 周或 TD 40Gy/15 次/3 周;单发转移局部加量 TD 12Gy/4 次/1 周,也可以不行全脑照射,单纯手术或者光子刀治疗。

骨转移照射野应包括整块受累骨,也可单纯照射局部。一般照射 TD 30Gy/10 次/2 周或 TD 8Gy/1 次。半身照射一般照射 TD 6～8Gy/1 次。

3)疗效。

①症状及体征消失情况:据报告,放射治疗对改善局部症状、消除上腔静脉压迫综合征有效。肺不张的复张主要和不张时间长短有关,复张率约 23％,声嘶消失约 6％,二者症状缓解率与症状出现时间长短有关。姑息性放疗治疗肺癌脑转移有效率在 70％～90％,骨转移疼痛缓解率>80％。

②胸部病灶姑息性放疗结果:通过报告姑息性放疗随机分组研究结果,高剂量长时间照射对患者无任何益处。有学者随机分组研究了 152 例Ⅲ～Ⅳ期病例,一组常规剂量分割照射 TD 60Gy,一组超分割姑息照射,每次 2Gy,每日 2 次,间隔 6

小时,总量 TD 32Gy/10 日,中位生存期姑息组稍长,2 年存活率同为 9％。有学者随机分组姑息治疗 230 例 T_4 有轻微胸部症状的病例,分为即刻放疗或症状出现加重后再放疗甚至不行放疗,放疗剂量 TD 8.5Gy/2 次/1 周或 10Gy/1 次,结论是各组存活质量和存活时间均无差异。有学者随机分组比较了 184 例加拿大 TD 20Gy/5 次/1 周姑息放疗方式和英国 TD 10Gy/1 次姑息放疗方式,2 组疗效无差异。RTOG 随机研究报告照射 TD 30Gy/10 次/4 周,TD 40Gy/10 次/4 周和 TD 40Gy/20 次/4 周,三种治疗方式姑息效果无差异,与照射剂量>TD 60Gy 比,高于 TD 60Gy 者预后好,但延长的生存时间却无统计学差异。有研究比较了姑息腔内或外照射放疗 99 例晚期小细胞肺癌,结果外照射组存活时间和症状缓解率均优于腔内治疗组。

(三)化学治疗

化疗是肺癌的一种全身性治疗方法,对局部肺内病灶及经血液和淋巴转移病灶均有作用,可分为根治性化疗、同步化疗、姑息性化疗、新辅助化疗、辅助化疗、局部化疗和增敏化疗。小细胞癌对化疗最敏感,最佳联合化疗方案的总缓解率可达 80％～90％;鳞癌次之,腺癌效果最差。化疗不可能完全清除癌细胞,可单独用于晚期肺癌以缓解症状或与手术、放疗综合应用,以推迟手术或放疗后局部复发和远处转移的出现,提高疗效。化疗是小细胞肺癌重要的治疗方式,也可与手术治疗和放疗联合使用,防止肿瘤转移和复发。与手术、放疗并列作为非小细胞肺癌治疗的三大手段之一。

1.一线药物治疗

含铂两药方案(EP 方案:依托泊苷＋顺铂;EC 方案:依托泊苷＋卡铂;IC 方案:伊立替康＋卡铂)是标准的一线化疗方案。在化疗基础上可以联合血管内皮抑制素。对于晚期无驱动基因、非鳞 NSCLC 患者,还可在化疗基础上联合贝伐珠单抗;肺癌驱动基因阳性的患者,如 EGFR 基因突变阳性的患者,可选择表皮生长因子受体酪氨酸激酶抑制剂(EGFR-TKI)治疗,包括吉非替尼、厄洛替尼、埃克替尼或阿法替尼治疗,一线化疗给予吉非替尼治疗时还可考虑联合培美曲塞和卡铂。ALK 或 ROS1 融合基因阳性的非小细胞肺癌患者,可选择克唑替尼治疗。

二线化疗方案可选药物有托泊替康单药或联合用药,如异环磷酰胺、紫杉醇、多西他赛、吉西他滨、伊立替康、环磷酰胺、长春瑞滨、替莫唑胺、阿霉素、长春新碱、口服依托泊苷等。

2.二线药物治疗

二线治疗可选择的药物包括多西紫杉醇、培美曲塞、纳武单抗、EGFR-TKI 和克唑替尼。肺癌驱动基因突变阳性的患者,如果一线治疗和维持治疗时没有应用相应的分子靶向药物,二线治疗时应优先应用分子靶向药物。一线 EGFR-TKI 治疗后耐药并且 EGFR T790M 突变阳性的患者,二线治疗时应优先使用奥希替尼。对于 ALK 阳性,一线接受克唑替尼治疗后出现耐药的患者,二线治疗时可序贯使用塞瑞替尼。对于一线接受 EGFR-TKI 或者克唑替尼治疗出现耐药患者,二线接受化疗治疗时,可根据患者的 ECOGPS 评分选择含铂双药或者单药治疗方案。对于驱动基因阴性的患者,应优先考虑化疗,对于无驱动基因且组织学类型为鳞状细胞癌的患者,可选择使用阿法替尼。对于含铂两药联合化疗或靶向治疗失败后的 NSCLC 患者可选择 PD-1 抑制剂纳武单抗。

非小细胞肺癌的化疗方案仍以铂类为基础。鳞癌可选用 GP 方案(吉西他滨＋顺铂或卡铂)、DP 方案(多西他赛＋顺铂或卡铂)、NP 方案(长春瑞滨＋顺铂)、TP 方案(紫杉醇＋顺铂或卡铂)、氮芥、甲氨蝶呤、洛莫司汀、顺铂、依托泊苷等;非鳞癌可选用 PP 方案(培美曲塞＋顺铂或卡铂)、EP 方案(依卡泊苷＋顺铂)、环磷酰胺、甲氨蝶呤、氟尿嘧啶、阿霉素等。

目前采用 2～3 个化学治疗药物的联合方案为多,每 3～4 周为 1 个周期。应注重个体化化疗用药,用药后应观察压迫或转移症状有无减轻、病灶的影像有无缩小。大多数化疗药物在杀伤肿瘤细胞的同时,可引起正常细胞的损害,尤其是对生长旺盛的正常细胞。

(四)其他治疗方法

1.局部治疗方法

经支气管动脉和肋间动脉灌注加栓塞治疗、经纤维支气管镜行激光或电刀切割肿瘤治疗、经纤维支气管镜内植入放疗源做近距离照射、经纤维支气管镜内置气管内支架等局部治疗方法,对缓解症状有较好的效果。

2.免疫治疗

与化疗联合应用可以明显延长患者生存时间。卡介苗、短小棒状杆菌、干扰素、白细胞介素-1 和白细胞介素-2、胸腺素、集落刺激因子等生物制品或左旋咪唑等药物可激发和增强人体免疫功能。

3.生物靶向治疗

吉非替尼(又称易瑞沙)是肺癌生物靶点治疗中较为成熟的药物,是一种 EGFR-TKI。主要用于接受过化疗的晚期肿瘤或转移性非小细胞肺癌的治疗。其他靶向治疗的药物,如盐酸厄洛替尼、贝伐单抗、西妥昔单抗、重组人血管内皮抑制素等与化疗联合应用可以提高晚期肺癌患者的生存率。

4.中医药治疗

按患者临床症状、脉象和舌苔等进行辨证论治,部分患者的症状可得以缓解并延长生存期。中医药对增强机体抵抗力,减少化疗、放疗的不良反应有一定作用。

5.并发症治疗

(1)恶性胸腔积液的治疗:目的是减轻症状,提高生存质量和延长生存期。恶性胸腔积液者,可给予胸穿抽液,注入化疗药物与免疫功能调节药物或胸腔封闭治疗。但在注入药物前,应尽可能抽尽胸腔内液体。有中等量和大量积液时,为避免纵隔摆动和复张后肺水肿,应先经皮置细硅胶管,在24小时内缓慢放净胸腔内液体,然后注入胸腔后夹管。除博来霉素外,其他药物可2种联合应用,但剂量必须减少1/3。为减少不良反应,可同时应用5mg地塞米松胸腔内注射。每1~2小时变动体位,使药物分布均匀,24~48小时后拔管。

(2)颅脑转移:有颅脑转移者,如果原发灶已控制,脑内转移只是单个病灶,可考虑手术治疗后全颅放疗或全颅放疗后结合伽马刀治疗。对于多发或弥散性转移者,可采用全颅放疗。如果脑转移合并其他部位转移或肺原发灶未控制者,可考虑全颅放疗结合化疗。

(3)骨转移:外放疗是治疗肺癌骨转移的有效方法。推荐EP方案、EC方案、IP方案或IC方案化疗+局部姑息外照射放疗和(或)双磷酸盐治疗。根据影像学转移灶部位,姑息放疗可对有可能危及生存和影响生存质量的骨转移灶以及癫痫症状产生较好疗效。此外,也可以选择双磷酸盐或鲑鱼降钙素等阻止骨溶解的药物,可有止痛效果。骨折高危患者可采取骨科固定。

(4)其他:合并气管或主支气管阻塞者,可经支气管镜局部治疗或放置内支架后外放疗和(或)后装内放疗。出现上腔静脉阻塞综合征时,可给予脱水药物、糖皮质激素、放疗和化疗,也可考虑放置上腔静脉内支架治疗。肝转移可选用介入治疗、放疗或其他局部(如射频)处理。

6.对症治疗

包括止痛、止血和平喘等缓解症状的治疗。

(舒小镭)

第一节　胃癌

一、概述

胃癌是指原发于胃黏膜上皮的恶性肿瘤。我国是胃癌的发病大国,胃癌发病率仅次于肺癌,居第 2 位,病死率排第 3 位,全年新发胃癌病例占全球 40％以上。在全国,早期胃癌占比很低,仅约 20％,虽然近年来随着胃镜检查的普及,早期胃癌所占比例有逐年增加的趋势,但各地差异仍较大。进展期胃癌在我国居多,因此胃癌的总体 5 年生存率不足 50％。胃癌治疗的总体策略是以外科为主的综合治疗。

二、病因

(一)饮食因素

饮食在胃癌发生过程中扮演着重要角色,盐腌、烟熏食品被认为是胃癌发病的危险因素。高盐食物可破坏胃黏膜完整性,表现为黏膜变性坏死及糜烂灶形成,长期高盐饮食可使胃黏膜上皮呈现不同程度的异型增生,乃至癌变。烟熏食物中含有 3,4-苯并芘,具有很强的致癌作用。新鲜蔬菜、水果则具有保护作用,蔬菜、水果中含有大量重要的维生素及香豆素类、黄酮类、异黄酮类等复合物,其抗癌具体机制并不十分明确。

(二)环境因素

从对日本移民的研究中发现,夏威夷的日本移民第 1 代胃癌发病率与日本本土居民相似,第 2 代即有明显下降,而至第 3 代已接近当地的胃癌发病率,提示环境因素与胃癌发病有关。

(三)微生物因素

1.幽门螺杆菌

流行病学调查表明,胃癌发病率与当地胃幽门螺杆菌(Hp)感染率呈正相关。

目前认为 Hp 感染是胃癌的致病因素,在胃癌发病过程中发挥重要作用。Meta 分析显示,Hp 感染患者发生胃癌的比数比(OR)值为 1.92。感染 Hp 可使胃黏膜产生急性、慢性炎症,黏膜上皮损伤,细胞增殖增加;又可使胃液中氨浓度增高,中和胃酸,便于细菌生长,并促使硝酸盐降解为亚硝酸盐及亚硝胺而致癌。因此,Hp 感染可能协同导致胃癌。

2.其他微生物因素

研究证实真菌所产生的毒素是强烈的致癌物,也与胃癌的发生有关。我国胃癌高发区居民常食霉变食物,在胃液中可检出杂色曲霉、黄曲霉菌等真菌。此外,真菌本身也可合成亚硝胺,从而起到间接致癌作用。

3.遗传因素

A 型血者胃癌发病率比其他血型人群高 15%～20%,也有研究发现胃癌发病有家族聚集倾向,这均提示胃癌发病可能与遗传因素相关。

4.肥胖

肥胖是贲门癌的一项重要危险因素,肥胖能加剧胃食管反流,导致巴雷特食管——一种胃食管连接处的癌前病变。

5.基因改变

胃癌发生和发展是多阶段、多步骤的过程,出现了一系列基因改变,包括原癌基因激活、抑癌基因失活、细胞间黏附减弱、新生血管形成以及微卫星不稳定等。

(四)癌前状态和癌前病变

1.癌前状态

(1)胃溃疡:胃溃疡虽可癌变,但恶变率不高。溃疡周围的黏膜上皮在反复炎症刺激和修复过程中,再生上皮易受致癌因素的作用而发生恶变。

(2)胃息肉:多发性息肉的癌变率高于单发性息肉,腺瘤性息肉高于增生性息肉。息肉直径大于 2cm、基底范围大、无蒂者易于癌变,应积极予以手术切除。

(3)慢性萎缩性胃炎:与胃癌发生密切相关。由于壁细胞萎缩而致胃酸分泌量减少,患者常有胃溃疡、胃酸低下或缺乏胃内亚硝胺类化合物的合成,增加了胃内致癌物的浓度。慢性萎缩性胃炎的患者胃排空时间延长,增加了胃黏膜与致癌物的接触时间。

(4)残胃:常见于胃大部切除胃空肠吻合术后残胃黏膜发生慢性炎性病变,术后 5～10 年有残胃癌发生的可能,但以术后 20～25 年发生者最多。

2.癌前病变

(1)胃黏膜不典型增生:大部分良性、慢性胃病患者的胃黏膜上皮可以产生异型性增生,是主要的癌前病变,分轻、中、重三级,重度异型性增生易与分化较高的早期癌混淆。有 75%～80% 重度异型性增生者可能发展成胃癌。

(2)肠上皮化生:好发于胃窦部,并可逐渐向移行带及体部小弯侧扩展。分为完全型肠上皮化生(Ⅰ型)和不完全型肠上皮化生(Ⅱ型)两种类型。完全型肠上皮化生胃黏膜变成几乎与小肠上皮一样的形态;不完全型肠上皮化生即杯状细胞间有分泌黏液的柱状细胞,但缺乏吸收细胞。有研究显示肠上皮化生发生胃癌的危险度为6.4。

三、病理分期

(一)胃癌的大体分型

1.早期胃癌推荐巴黎分型

(1)隆起型(0-Ⅰ):又可分为有蒂隆起型(0-Ⅰp)和无蒂隆起型(0-Ⅰs)。

(2)浅表型(0-Ⅱ):又可分为表浅隆起型(0-Ⅱa)、表浅平坦型(0-Ⅱb)和表浅凹陷型(0-Ⅱc)。同时具有表浅隆起和表浅凹陷的病灶根据表浅隆起/表浅凹陷的比例分为表浅凹陷+表浅隆起型(0-Ⅱc+Ⅱa型)和表浅隆起+表浅凹陷型(0-Ⅱa+Ⅱc)。

(3)凹陷(溃疡)型(0-Ⅲ):凹陷和表浅凹陷结合的病灶,根据凹陷/表浅凹陷的比例分为表浅凹陷+凹陷型(0-Ⅱc+Ⅲ型)和凹陷+表浅凹陷型(0-Ⅲ+Ⅱc型)。

2.进展期胃癌

进展期胃癌是指肿瘤浸润超过黏膜下层,并可进一步浸润至浆膜层,此时肿瘤可发生直接浸润性扩散,且多伴有淋巴、腹膜和(或)血行转移,故也称中、晚期胃癌。进展期胃癌的分期主要根据肿瘤在黏膜面的形态和胃壁内浸润方式确定。

(1)博尔曼(Borrmann)分型Ⅰ型(结节蕈伞型/结节隆起型):肿瘤主要向腔内生长,隆起呈结节、息肉状,表面可有溃疡,溃疡较浅,切面界限较清楚。该型病变局限,浸润倾向不大,转移发生较晚。

(2)博尔曼(Borrmann)分型Ⅱ型(局限溃疡型):溃疡较深,边缘隆起,肿瘤较局限,周围浸润不明显。

(3)博尔曼(Borrmann)分型Ⅲ型(浸润溃疡型):溃疡基底较大,边缘呈坡状,周围及深部浸润明显,切面界限不清。

(4)博尔曼(Borrmann)分型Ⅳ型(弥漫浸润型):肿瘤组织在胃壁内呈弥漫浸润性生长,主要是在黏膜下层、肌层及浆膜下浸润。临床上常称之为"革囊胃"或"皮革胃"。

(二)组织学分型

胃癌WHO组织学分类主要分为腺癌、乳头状腺癌、管状腺癌、黏液腺癌、低黏附性癌(包括印戒细胞癌及其他变异型)、混合性腺癌、腺鳞癌、髓样癌、肝样腺癌、鳞状细胞癌、未分化癌、小细胞癌等。

不同的组织学类型具有不同的生物学表现,其与肿瘤的预后、发病年龄、转移方式有密切的关系,在肿瘤诊治中具有重要意义。

(三)胃癌的浸润和转移

1.直接浸润

直接浸润是指肿瘤细胞沿组织间隙向四周扩散。其向上可浸润至食管下段,向下可浸润至幽门下、十二指肠上段;向外可浸出浆膜,继而侵犯邻近器官,如肝、胆、胰、脾、横结肠、肠系膜、腹膜等,是肿瘤切除困难和切除不能的主要原因。

2.淋巴转移

文献报道早期胃癌淋巴转移率为 3.3%～33%,进展期胃癌的淋巴转移率为 56%～77%。胃癌的远处淋巴转移有沿胸导管的锁骨上淋巴转移和少数左腋下淋巴转移以及沿圆韧带淋巴管的脐部转移。

3.血行转移

胃癌最常见的血行转移部位是肝,主要通过门静脉转移,其次是肺,少数可转移到胰腺、骨、脑等部位。

4.腹腔种植转移

腹腔种植转移是指胃癌细胞浸润浆膜后脱落至腹膜腔,形成种植性转移。种植性病灶可以分布在腹腔的任何器官表面。腹膜转移在临床上体检时可发现腹壁增厚、变韧、紧张度增加,盆底的种植转移可通过肛指检查发现盆底的种植结节。

(四)分 期

胃癌的分期是胃癌诊治计划设计的重要基础。2016 年 10 月,UICC 及 AJCC 颁布了第 8 版胃癌 TNM 分期系统。表 4-1 为 AJCC 于 2016 年发布的第 8 版胃癌分期。

表 4-1　AJCC 第 8 版胃癌分期

分期	标准
T 分期	
T_x	原发肿瘤无法评估
T_0	无原发肿瘤证据
T is	原位癌:上皮内肿瘤,未侵犯黏膜固有层,高度不典型增生
T_1	肿瘤侵犯固有层、黏膜层或黏膜下层
T_{1a}	肿瘤侵犯黏膜固有层或黏膜肌层
T_{1b}	肿瘤侵犯黏膜下层

分期	标准
T 分期	
T_2	肿瘤侵犯固有肌层[*]
T_3	肿瘤穿透浆膜下结缔组织,而尚未侵犯脏腹膜或邻近结构[*][**][***]
T_4	肿瘤侵犯浆膜层(脏腹膜)或邻近结构[**][***]
T_{4a}	肿瘤穿透浆膜层(脏腹膜)
T_{4b}	肿瘤侵犯邻近组织结构
N 分期	
N_X	区域淋巴结无法评估
N_0	区域淋巴无转移
N_1	区域淋巴转移 1~2 个
N_2	区域淋巴转移 3~6 个
N_3	区域淋巴转移 7 个及以上
N_{3a}	区域淋巴转移 7~15 个
N_{3b}	区域淋巴转移 16 个及以上
M 分期	
M_0	无远处转移
M_1	存在远处转移
	肿瘤侵犯邻近组织结构(远处转移包括腹腔种植、腹腔细胞学检测阳性及非持续性延伸的大网膜肿瘤)

　　[*] 肿瘤可以穿透固有肌层达胃肠韧带、肝胃韧带、大网膜或小网膜,但没有穿透覆盖这些结构的脏腹膜。在这种情况下,原发肿瘤的分期为 T_3。如果穿透覆盖胃韧带或网膜的脏腹膜,则应被分为 T_4 期。

　　[**] 胃的邻近结构包括脾、横结肠、肝脏、膈肌、胰腺、腹壁肾上腺、肾脏、小肠以及后腹膜。

　　[***] 经胃壁内扩展至十二指肠或食管的肿瘤不考虑为侵犯邻近结构,而是应用任何这些部位的最大浸润深度进行分期。

四、临床表现

(一)症状

　　早期胃癌症状可以不明显或与胃炎、胃溃疡相似的非特异性症状,最常见的为上腹部不适、疼痛和消化不良。随着肿瘤的进展,以上早期症状加重,并可出现厌食、恶心、呕吐、黑便、贫血、呕血、腹胀、腹痛和吞咽困难等,开始出现体重减轻。如果胃癌晚期肿瘤外侵,依据肿瘤所在部位不同,可以侵犯其周围不同的组织和器官,从而产生相应的症状。如肿瘤侵犯贲门时,可出现吞咽困难、吞咽异物感;侵犯幽门时,可导致幽门梗阻而出现呕吐宿食现象。

(二)体征

早期胃癌无明显阳性体征,腹部检查常无任何表现。部分患者有上腹部深压痛,伴有轻度肌抵抗感,可能是唯一值得注意的体征。进展期胃癌有时腹部可扪及肿块,多在上腹部偏右相当于胃窦处,质地坚硬,呈结节状,有压痛。当肿瘤向邻近器官或组织浸润时,肿块常固定不能推动。胃体肿瘤有时可触及,但发生在贲门及胃底者常不能扪及。肿瘤侵及结肠可以形成胃结肠瘘;肿瘤累及肝门造成胆管压迫梗阻,可形成梗阻性黄疸。如果出现转移,则可能出现相应的症状和体征。如当胃癌发生肝转移时,肝可肿大,并可扪及坚实结节。当胃癌出现远处淋巴结转移时,可发现左侧锁骨上淋巴结肿大,质地坚硬。当胃癌发生盆腔转移时,肛门指检在直肠膀胱陷凹可摸到肿块或结节;并发库肯勃瘤时,阴道检查可扪到两侧卵巢肿大,在下腹部可扪及包块。肿瘤穿透浆膜在腹腔内种植时,可以产生腹水,出现移动性浊音。当发生胸部转移出现胸腔积液时,同侧呼吸动度减低,局部叩诊呈浊音,听诊呼吸音减低。骨转移时可出现局部骨压痛,少数有局部肿块。脑转移时可出现相应的定位体征。

五、诊断

(一)病史

胃癌早期诊断困难,因此仅占胃癌住院患者的 20% 左右。当出现以下表现时,须警惕胃癌诊断的可能。

(1)原因不明的上腹部饱胀不适或隐痛。

(2)原因不明的食欲缺乏、嗳气、反酸等。

(3)原因不明的呕吐、黑便或大便隐血阳性。

(4)有长期胃病史,近期症状加重或既往无胃病史,短期出现胃部症状。

(5)有胃溃疡、胃息肉、萎缩性胃炎者,多年胃良性疾病做胃大部切除、近期出现消化道症状者,应有计划地随访。

(二)诊断标准及内容

1.定性诊断

采用胃镜检查进行病变部位活检及病理检查等方法,明确是否为肿瘤、肿瘤的分化程度以及特殊分子表达情况等与胃癌自身性质和生物行学特点密切相关的属性与特征。

2.分期诊断

胃癌的严重程度可集中体现在是否存在局部浸润深度、淋巴转移程度以及远处转移 3 个方面。

（三）影像学检查

1.气钡双重对比造影

X 线检查是胃癌主要的检查方法,具有无创、价廉、高效的特点,可以获得 80% 的诊断准确率,但对早期胃癌的诊断率较低。数字胃肠 X 线检查与低张双重造影相结合时,则可以检出大多数早期胃癌病灶。

2.CT 检查

CT 检查是一种常用的胃癌检查方法,是胃癌临床分期的首选手段,我国多层螺旋 CT 广泛普及,推荐胸、腹、盆腔联合大范围扫描。不推荐 CT 作为胃癌初诊的首选诊断方法,但在胃癌临床分期诊断中推荐 CT 为首选影像方法。

3.MRI 检查

推荐对 CT 对比剂过敏者或其他影像学检查怀疑转移者使用,尤其适用于临床疑有胃癌伴肝转移者。

4.PET/CT

可用于辅助胃癌的术前分期,但由于对分化差的胃癌敏感性不高以及检查费用较高等原因不做常规推荐。

5.肿瘤标志物

常规推荐 CA724、CEA 和 CA199。CA125 对于腹膜转移、AFP 对于特殊病例类型的胃癌具有一定的诊断和预后价值。

6.胃镜检查

胃镜检查是确诊胃癌的必要检查手段(重要检查方式),可确定肿瘤位置,获得组织标本以行病理检查。

7.超声内镜检查

超声内镜检查被认为是胃肠道肿瘤局部分期最精确的方法,可动态观察肿瘤与邻近脏器的关系,推荐在医疗水平较高的医院或中心开展。

（四）细胞和病理学检查

1.脱落细胞学检查

胃脱落细胞学检查是一种简单、有效的定性检查方法。由于脱落细胞学检查有一定的漏诊、误诊率,在临床上多以病理活检确诊。

2.胃黏膜活组织检查

胃黏膜的活检主要通过胃镜检查进行。胃组织活检的诊断正确率较高,误诊主要由于没取到肿瘤组织或胃活检所取组织较小、较浅表,无法鉴别诊断。

六、治疗原则

胃癌的治疗是采取综合治疗的原则,即根据肿瘤的病理学类型和临床分期,结合患者的一般状况和器官功能状态,采取多学科综合治疗(MDT)模式。它汇集了具有各种专业知识、技能和经验的专家(基本组成包括肿瘤学、外科、放射治疗、内窥镜检查、病理学、影像学、生物疗法、基础肿瘤学研究人员、社会工作者等),以患者为中心,有计划、合理地应用手术、化疗、放疗和生物靶向等治疗手段,以达到根治或最大幅度地控制肿瘤,延长患者生存期,提高生活质量的目的。

对于无淋巴转移证据的早期胃癌,根据肿瘤侵犯深度,可考虑行内镜下治疗或手术治疗,术后无须辅助放疗或化疗。近年来,内镜切除已成为早期胃癌的有效治疗手段,其中内镜下黏膜下剥离术(ESD)被推荐为早期胃癌内镜下治疗的标准手术方式。

对于局部进展期胃癌或伴有淋巴转移的早期胃癌,应当采取以手术为主的综合治疗。根据肿瘤侵犯深度及是否伴有淋巴转移,可考虑直接行根治性手术或术前先行新辅助化疗,再考虑根治性手术。成功实施根治性手术的局部进展期胃癌,要根据术后病理分期决定辅助治疗方案(辅助化疗,必要时考虑辅助化放疗)。

对于晚期胃癌,长久以来都是采取基于化疗为主的单药或联合方案。随着免疫检查点抑制剂的广泛应用,晚期胃癌一线化疗联合免疫治疗的研究也越来越多,免疫治疗也逐步在胃癌诊疗领域发挥作用。

对于复发或转移性胃癌,应当采取以药物治疗为主的综合治疗手段,在恰当的时机给予姑息性手术、放疗、介入治疗、射频治疗等局部治疗,同时也应当积极给予镇痛、支架置入、营养支持等最佳支持治疗。

七、术后辅助放(化)疗

在 INT0116 研究发表以前,放疗在胃癌的治疗中,多以姑息性治疗为目的,如止血,缓解疼痛等。有部分研究探讨了辅助放疗的作用,虽然显示有局部控制率的提高,但未显示有对生存提高的获益。放化疗联合作为胃癌术后的辅助治疗,目的是在提高局部控制的同时,抑制或消除亚临床病灶的远处转移,从而提高生存率。胃癌术后放疗的研究,首先在不可切除或不完全切除的胃癌中进行,此后相应的随机临床研究在可切除胃癌中开展。

(一)早期的随机对照研究

有学者报道的随机研究,比较术后单纯放疗与放化疗的疗效,142 例患者,按肿瘤范围分为局限期($T_{1\sim3}$,$N_{1\sim2}$,M_0)和进展期(T_4 或 M_1)。局限期组的患者随机分为放化疗组和对照组,放化疗为放疗+5-Fu,放疗的剂量为 $20Gy/8$ 次。进展期分为 3 组,对照组和 2 个放化疗组,其中一组的方案同局限期,另一组的化疗为塞替哌,研究显示各组间均未有生存差异,生存的影响与肿瘤分期有关,而与治疗方法无关。

Mayo 医学中心的随机研究报道,62 例具有预后差因素的胃癌患者,接受 R_0 切除后,随机分为单纯手术组和手术+辅助放化疗组,放疗的剂量为 37.5Gy/24 次,4～5 周内完成,同期应用 5-Fu,剂量为 15mg/kg,共 3 日,在放疗的第 1 周应用。39 例随机分在辅助治疗组的患者中,有 10 例患者拒绝接受术后辅助治疗,他们与单纯手术组的 23 例患者一起接受随访观察。按随机分组时情况统计,5 年的生存率接受辅助治疗组要高于单纯手术组,为 23% 比 4%($P=0.05$);如果按实际接受治疗的情况统计,术后辅助治疗组的生存率仍高于单纯手术组,为 20% 比 12%,但无统计学差异。

专家报道了 EORTC 的随机研究,患者接受的手术为根治性或姑息性,被随机分为接受术后放疗、放化疗、放疗+辅助化疗、放化疗+辅助化疗 4 组,各治疗组间显示生存有统计学差异,但在平衡了与预后相关的因素后,各组间未能显示出差异。上述的这些早期临床研究并未能得出有关胃癌术后放化疗是否能带来获益的肯定结论。

英国胃癌研究组报道,436 例患者,随机分为单纯手术组、术后辅助放疗和辅助化疗组。放疗为 45～50Gy/25～28 次,化疗为丝裂霉素+柔比星+氟尿嘧啶的三药联合方案。三组的 5 年生存率分别为 20%、12% 和 19%,放疗组未显示有生存获益,但 3 年局部失控率分别为 27%、10% 和 19%,显示术后辅助放疗对局部复发控制的有效性。

以上这些研究大多显示了采用放疗对局部控制的重要性,但在这些研究中放疗的剂量,分割方式及与手术联合的时间配合,有无联合化疗等存在较大的差异。而且,手术无标准化,有的手术术后有较大的肉眼残留肿瘤,化疗方案,放疗的剂量多数非标准或共识的剂量,使这些随机研究的结果不一,说服力不强。

(二)D_0/D_1 术后放化疗

为了克服上述不足,在此后开展了一项Ⅲ期多中心的随机对照临床研究,以评价胃癌切除术后,辅助放化疗的作用,即 INT0116 研究。这项研究纳入了分期为ⅠB～ⅣM$_0$ 的胃癌术后患者,共入组 603 例,其中可评价的病例为 551 例。患者在接受根治手术后,被随机分成观察组和术后治疗组。术后治疗包括辅助化疗、同期放化疗及随后的辅助化疗。辅助化疗采用的是 5-Fu+CF 的联合方案。同期放化疗时,与放疗联合的药物为 5-Fu。放疗的剂量为 45Gy/25 次,5 周。放疗的范围包括肿瘤床、区域淋巴引流区。肿瘤床范围的确定是根据术前 CT、胃肠道造影以及手术医师在术中所置的标记。此研究显示 3 年的总生存率治疗组较观察组明显提高,分别为 50% 和 41%($P=0.005$)。无病生存率也显示治疗组为优,分别是 48% 和 31%($P<0.001$)。

INT0116 研究首次显示了在胃癌切除术后,辅助放化疗可提高生存率,且在长期随访 7 年后,对不同手术清扫范围与生存时间进行了分析,接受 D_0 和 D_1 手术的患者在接受术后放化疗后,中位生存期明显提高,显示了辅助放化疗所带来的生存获益。随访更新结果仍肯定了胃癌切除术后辅助放化疗延长无病生存和总生存的作用,显示放化疗对生存的影响并未随时间增加而减弱。基于 INT0116 的结果,胃癌术后辅助放化疗已成为标准的治疗模式。

然而,关于 INT0116 研究的质疑也有很多,主要围绕其手术方式和质控。在 551 例患者中,接受标准 D_2 手术的为 54 例,仅占 10%,接受 D_1 手术为 199 例,占 36%,而研究中大多数患者,占 54% 的 298 例,接受的是 D_0 手术。后续的分层分析显示,获益最大的人群是仅接受 D_0 手术的患者,其次是 D_1 手术患者,而 D_2 手术患者接受辅助放化疗并未得到明显的获益。当然,由于分层分析中样本例数较少,不能通过该分层分析来肯定或否定某些结论。

从另一个角度看,INT0116 研究的目的是有高危复发因素的胃癌患者在手术切除后辅助放化疗的作用,淋巴结清扫并不是此研究的目的,因此其入组条件中,对手术的要求仅为根治性切除肿瘤,切缘阴性,而对手术清扫的范围无限定。由此,有很多学者认为由辅助放化疗带来的生存获益,其意义可能更多是对手术清扫不彻底的补充治疗,提示在今后开展的相关综合治疗研究中应包括标准的手术范围和病理评价。

(三)D_2 术后放化疗

有一项来自韩国的观察性研究,对 D_2 术后放化疗组与观察组进行了比较。结果显示两组中位生存期分别为 95.3 个月和 62.6 个月($P=0.0200$),Ⅱ、ⅢA、ⅢB 和Ⅳ期患者 5 年生存率亦较对照组高,中位无复发生存期分别为 75.6 个月和 52.7 个月($P=0.0160$)。此研究第 1 次显示了 D_2 手术后放化疗可以提高生存率并降低局部复发,且此临床获益在Ⅲ期以上的患者中意义更明显。

随着日本 ACTS-GC 研究和 CLASSIC 研究这 2 项大型前瞻性Ⅲ期随机研究结果的公布,D_2 术后辅助化疗被证实可使Ⅱ～Ⅲ期胃癌患者生存获益。韩国国家癌症中心开展的前瞻性Ⅲ期研究共纳入 90 例Ⅲ～Ⅳ期 D_2 术后患者(因入组缓慢提前关闭),结果显示术后同步放化疗组 5 年存限无复发生存较单纯化疗组明显提高,5 年无进展生存率两组无显著差异;其亚组分析显示Ⅲ期患者存限无复发生存获益更为明显(93.2% vs. 66.8%,$P=0.014$)。

ARTIST 研究是一项 D_2 术后对比辅助化疗与辅助化疗联合放化疗的前瞻性多中心随机对照临床研究。该研究入组的 458 例患者均接受了 D_2 根治术。研究结果显示,放化疗组和单纯化疗组的 3 年无病生存率分别为 78.2% 和 74.2%($P=$ 0.0862),差异无统计学意义;但在有淋巴转移的患者中,接受放化疗患者的 3 年无病生存率为 77.5%,高于单纯化疗组的 72.3%($P=$0.0365)。这一结果提示在有淋巴转移的患者中值得进一步进行放化疗的相关研究。

然而,需要注意的是由于事件的发生较预期少,ARTIST 研究最终分析的时间早于最初计划的时间,这可能与 60% 的患者分期偏早(ⅠB/ⅡA)有关。这些分期偏早患者中超过 20% 为 T_1 或 T_2,在西方国家这些早期患者多数并不需要辅助放化疗。在已有的研究证据中,INT0116 研究的入组患者接受 D_2 根治术比率低,而 ARTIST 研究则早期患者比例过高,因而术后放化疗对于局部进展期胃癌的治疗作用尚未准确阐明。在 ARTIST 研究的基础上又启动了针对淋巴结阳性患者的 ARTIST-Ⅱ研究。

(四)其他术后放化疗相关研究

即使随机临床研究和实际临床结果显示了胃癌辅助放疗对生存的获益,接受辅助放化疗患者的远处转移率却无明显降低。因此有学者探索是否可通过加强术后辅助化疗的强度以降低远处转移率,并开展了 CALGB80101 研究。该研究共纳入 546 例患者,以 INT0116 的辅助放化疗组为该研究的对照组,保持同样的放化疗方案,试验组辅助化疗则采用 ECF 方案,探索加强化疗后对远处转移的控制。初步结果显示 ECF 方案组有更多的不良反应发生,但两组间 5 年无进展生存率和总生存率均无差异。这可能与其辅助化疗的疗程数不足有关,也有可能是在术后辅助放疗的基础上提高辅助化疗的强度对胃癌的总体生存帮助有限,需要在以后的临床试验中证实。

CRITICS 研究为一项针对可切除胃癌新辅助化疗后联合辅助化疗对比辅助放化疗的多中心随机Ⅲ期临床试验。该研究 87% 的患者接受 D_1＋以上根治术,中位清扫淋巴结清个数为 20 个。22% 的手术并发症和 2% 的死亡率在可接受范围内。主要出组原因为患者拒绝、疾病进展、新辅助化疗不良反应和手术并发症。术后辅助治疗的不良反应主要为粒细胞减少和胃肠毒性。约 60% 患者开始术后辅助治疗,50% 患者完成治疗。中位随访时间 4.2 年,两组 5 年生存期和无疾病进展时间无显著差异。

此外,还有一些其他的证据支持放疗在胃癌治疗中的作用,包括多项 Meta 分析和一项大样本数据分析,均比较稳定地显示了手术的基础上加用放疗的生存获益。某学者发表的一项 Meta 分析,包括 13 项临床研究、2811 例患者,提示放疗的应用(联合或不联合化疗)提高了胃癌患者的总生存(HR:0.78;0.70～0.86,$P<$ 0.001)。术后辅助化疗对比辅助放化疗,显示放化疗相比于辅助化疗提高了无病

生存期（HR：0.77；0.65～0.91，$P=0.002$）。针对 D_2 根治术后放化疗对比单纯化疗的数项 Meta 分析也显示联合放化疗较单纯化疗相比，可提高局部控制率和无病生存期。一项基于 SEER 数据库的分析，纳入了 11 630 例患者，提示辅助放疗的获益，特别是在淋巴结阳性的患者中（5 年生存率 30.4% $vs.$ 21.4%，$P<0.0001$），且放化疗的生存获益在淋巴结分期 $N_{1/2}$ 和 N_3 中清扫了 >15 或 >30 个淋巴结的患者中是恒定的。

综上，以上临床证据，证实了术后放化疗在局部控制方面的作用，并突出了患者选择的重要性。今后开展的针对术后放化疗的研究，应以选择能够从中获益的患者为目标。

八、新辅助治疗

（一）新辅助治疗的优势

胃癌的治疗中也进行了术前新辅助治疗的研究。理论上，术前治疗有如下优势。①与术后治疗相比，未经历手术的患者能更好地耐受放化疗的不良反应。②胃癌患者在手术前解剖结构未发生改变，因此，放疗区域的定位更加准确。③术前治疗能够降低分期，提高 R_0 切除率，而能否 R_0 切除则是胃癌术后患者的独立预后因素之一。④微转移可在较早阶段得到控制。⑤术前治疗可降低肿瘤细胞活性，最大程度减少腹腔中游离的肿瘤细胞以及手术时肿瘤细胞的转移和种植。⑥术前化疗可作为化疗药物的体内药敏资料，为术后化疗提供用药依据。

（二）术前化疗/围手术期化疗

某学者报道了英国医学研究协会进行的胃、食管围手术期化疗（MAGIC 研究）的研究结果。该研究随机将可切除胃癌和远端食管癌患者进行随机分组，一组为术前和术后接受表柔比星＋顺铂＋5-Fu 联合化疗（ECF 方案）的围手术期化疗组，另一组为单纯手术组。研究结果显示，围手术期化疗组与单纯手术组相比其中位生存期与生存率均显示有提高，两组中位生存期分别为 24 个月与 20 个月（$P=0.009$）；5 年的生存率分别是 36% 和 23%。此研究虽未能明确得出新辅助化疗可提高切除率，但提示在接受手术的可评价病例中，随机分组接受 ECF 新辅助化疗的患者有较高的 R_0 切除率（79% 比 70%）。另一项 FFCD9703 研究，与 MAGIC 研究类似，对比了手术＋围手术期化疗与单纯手术对胃食管结合部腺癌的疗效，发现围手术期化疗组的根治性切除率、无病生存期和总生存期均显著提高。

值得注意的是，MAGIC 研究中贲门癌和低位食管癌的比例约为 26%，而 FFCD9703 研究中为 75%。另外，在两项研究中对照组 5 年生存率相似的情况下（分别为 23% 及 24%），FFCD9703 研究两药方案的 5 年生存率提高幅度完全不逊于 MAGIC 研究的三药方案,这一结果是否与入组患者的肿瘤部位不一致相关,还是存在化疗方案与肿瘤部位的交互作用,值得进一步探讨。此外,MAGIC 研究中接受 D_2 手术的患者比例在围手术期化疗组为 42.5%,在单纯手术组为 40.3%,提示两组 D_2 根治率均较低。同时,完成术前 3 周期化疗的患者有 215 例,但其中完成 3 周期术后化疗的患者仅有 104 例,也提示术后患者对 ECF 化疗方案的耐受性不良。日本启动的 JCOG0501 研究针对 Borrmann Ⅳ 型和巨大 Ⅲ 型胃癌,将患者分为两组,一组接受术前替吉奥联合顺铂加术后替吉奥治疗,另一组接受手术加术后替吉奥治疗,期待这一研究结果可以对围手术期化疗方案的选择提供更多的证据。

围手术期化疗方案的选择,目前推荐的是 MAGIC 试验中的 ECF 方案及其改良方案(EOX、ECX、EOF 方案)。这些方案是基于晚期胃癌 REAL-2 的研究结果。REAL-2 研究设计严谨,采用"2×2"设计比较了 EOX、EOF、ECX、ECF 方案的疗效,其中 EOX 方案有效率最高,为 48%。此外,基于靶向药物在晚期胃癌中的阳性结果,正在进行中的 MAGIC B 研究选择了 ECX 方案±贝伐珠单抗,希望验证靶向药物在围手术期化疗中的作用。

对于单纯新辅助化疗,多为小样本 Ⅱ 期临床试验,且结果并不统一。ASCO 年会上报道的 EORTC40954 研究,因入组缓慢而提前关闭,共纳入了 144 例进展期胃癌患者,其中新辅助化疗组(顺铂+5-Fu 的术前化疗+手术)和单纯手术组各 72 例。结果显示,接受术前化疗患者的 T 和 N 分期均有下降,提示新辅助化疗有降期的作用。但长期随访结果显示,新辅助化疗组并无明显生存获益($P=0.466$)。因此,尚无大量证据证实术前化疗可取代术后化疗,对于接受新辅助化疗的局部进展期胃癌患者,推荐行围手术期化疗。

基于上述研究结果,NCCN 指南推荐围手术期化疗作为可切除局部进展期胃癌的治疗方案,术前术后各 3 个周期,推荐的方案有 5-Fu+顺铂,ECF 方案(表柔比星+顺铂+5-Fu)或改良的 ECF 方案(表柔比星+顺铂/奥沙利铂+5-Fu/卡培他滨)。

(三)术前放(化)疗

其他肿瘤的放疗相关研究结果提示术前放疗/放化疗可能较术前单纯化疗更具临床价值,因为其可通过对局部晚期肿瘤的治疗使肿瘤退缩降期,从而提高手术切除率;且正常组织术前放疗的耐受性通常高于术后放疗。因此,在胃癌中也已进行了相关术前放疗的研究。

1.单纯术前放疗

俄罗斯、乌克兰和美国进行的前瞻性随机研究评估了在可切除的胃癌患者中,术前放疗联合手术与单纯手术的比较。这些研究均显示了术前放疗所带来的生存获益。但需要注意的是,这几项研究在其方法学上有不确定性,因此其在胃癌中的运用意义不明确。

我国报道的Ⅲ期临床研究纳入了 370 例贲门癌患者,随机分为术前放疗联合手术组和单纯手术组,放疗为 40Gy/20 次,10 年的生存率在术前放疗组和单纯手术组分别为 20% 和 13%($P=0.009$),局部失控在两组分别为 39% 和 55%($P<0.005$)。此研究显示了术前放疗在局部控制和生存方面所能带来的得益。

2.术前放化疗

在其他消化道肿瘤如直肠癌、食管癌,术前同期放化疗已被证明有效且优于术前单纯放疗或单纯化疗,主要表现在提高肿瘤降期率、术后病理缓解率和降低局部复发率等方面。如前所述,理论上,术前放化疗具有诸多优势。目前,关于局部进展期胃癌的术前放化疗,已有较多的Ⅰ期或Ⅱ期研究。NCCN 指南推荐对于局部进展期可切除胃癌,分期为 cT_2+Nany 的患者可考虑接受术前放化疗,证据级别为ⅡB。

美国安德森癌症中心早在 21 世纪初已开始了局部进展期胃癌术前同期放化疗的相关临床研究,并对同期化疗药物的选择进行了探索。该中心所用的同期化疗方案主要是单药氟尿嘧啶或在其基础上加入顺铂或紫杉醇或三药联用,放疗剂量均为 45Gy 分 25 次 5 周完成。

相应的回顾性研究亦不在少数,其中基于美国 SEER 数据库的回顾性分析研究质量较高。该研究纳入了美国已排除远处转移的 10 251 例胃腺癌患者,结果显示虽然是否接受过术前或术后放疗对总生存期无影响,但却显著延长了有淋巴结转移患者的生存。

目前国际上已有两项公布结果的Ⅲ期研究,即荷兰的 CROSS 研究和德国的 POET 研究。CROSS 研究纳入了 366 例食管或胃食管交界部腺癌或鳞癌的患者(分期为 T_1N_1 或 $T_{2\sim3}N_{0\sim1}$,M_0),分为术前放化疗+手术组(178 例)或单纯手术组(188 例)。全组腺癌比例为 3/4,胃食管交界癌比例为 1/4。疗效方面,放化疗组和手术组的 R_0 切除率分别为 92%(148/161)和 69%(111/161)($P<0.001$)。放化疗组有 29%(47/161)获得了病理学完全缓解(pCR),其中包括 23%(28/121)的腺癌患者获得 pCR。中位 OS 分别为 49.4 个月和 24.0 个月($P=0.003$)。安全性方面,院内死亡率分别为 4%(6/168)和 4%(8/186)($P=0.7$)。术后 30 天内死亡率分别为 2% 和 3%($P=0.85$)。放化疗毒性反应发生率为 12%(12/171),主要为Ⅲ度血液学毒性。1 例Ⅳ度血液学毒性反应,为中性粒细胞减少伴发热;1 例死亡。

德国的 POET 研究针对的是胃食管交界部腺癌患者($uT_{3\sim4}N_XM_0$),设计为术前化疗+手术对比术前同期放化疗+手术。研究结果显示,化疗组和放化疗组的病理学完全缓解率分别为 2.0% 和 15.6%($P=0.03$),3 年生存率分别为 27.7% 和 47.4%($P=0.07$),两组术后死亡率分别为 3.8% 和 10.2%($P=0.26$)。放化疗组Ⅲ

度和Ⅳ度血液学毒性发生率分别为12%和5%。该研究提示对于胃食管交界部腺癌,新辅助放化疗可能较新辅助化疗有更多的生存获益。

TOPGEAR是对于可切除胃癌采用ECF围手术期化疗对比新辅助放化疗联合ECF围手术期化疗的一项随机Ⅱ/Ⅲ期研究。研究入组了可切除胃癌或胃食管结合部腺癌患者,对照组接受ECF(或ECX)治疗,然后手术,再行ECF(或ECX)治疗;试验组接受ECF(或ECX)治疗后进行术前放化疗,然后进行手术并接受术后治疗。目前该研究仍在入组阶段。

综上,诸多的Ⅰ期、Ⅱ期研究及回顾性研究初步证实针对局部进展期胃癌,术前同期放化疗的疗效与安全性,通过降低肿瘤分期从而提高R_0切除率,并降低局部区域复发率。降期明显特别是pCR患者生存期将显著延长。两项Ⅲ期研究的结果表明,对于局部进展期胃食管交界部肿瘤,术前同期放化疗可比术前化疗取得更好的R_0切除率、pCR率及生存时间,但不显著增加围手术期并发症。而以近端和远端胃癌患者为研究对象的术前同期放化疗临床Ⅲ期研究正在进行中。

九、靶向治疗

近年来,从基因水平寻找影响胃癌发生发展及预后的指标并开展靶向治疗,已成为晚期胃癌治疗研究的热点。目前常见的是针对人表皮生长因子受体-2(HER-2)、VEGF、EGFR和肝细胞生长因子(HGF)/酪氨酸蛋白激酶Met(c-MET)信号通路等靶点的药物。

(一)抗HER-2的靶向药物

HER-2属于表皮生长因子家族成员,通过激活RAS-RAF-MRK-MAPK通路、PI3K-AKT等通路,最终加速肿瘤细胞增殖、生长及侵袭。

1.曲妥珠单抗

曲妥珠单抗是一种抗HER-2的单克隆抗体。ToGA研究显示,与单纯化疗比较,曲妥珠单克隆抗体联合化疗可显著提高HER-2(+)胃癌患者总体生存率,且不良反应发生率较低。但HER-2在胃癌中的表达率仅在15%左右。NCCN指南推荐胃癌患者在确诊时应接受HER-2表达检测,符合条件者,推荐一线使用曲妥珠单抗联合化疗。值得注意的是,接受曲妥珠单抗的胃癌患者中只有约50%患者获益,耐药问题仍亟需解决。

2.其他抗HER-2的靶向药物

拉帕替尼是口服的EGFR及HER-2双受体酪氨酸激酶抑制剂。拉帕替尼一线或二线应用于胃癌的TYTAN及LOGIC试验均以失败告终,但亚组分析显示免疫组化HER-2(3+)的患者获益明显。因此,拉帕替尼是否能改善胃癌患者预后,还有待于进一步研究证实。

（二）抗血管生成相关靶向药物

VEGF 家族通过一系列细胞通路加速肿瘤内新生血管形成，为肿瘤细胞提供充足的血供与营养，从而促进肿瘤的生长、侵袭及转移。

1.抗 VEGF 的靶向药物

贝伐珠单抗和雷莫芦单抗分别是抗 VEGF-A 和 VEGFR-2 的单克隆抗体。相关的 AVAGAST 和 REGARD 临床试验显示它们有一定抗肿瘤作用，但仍需进一步研究证实。

2.其他针对 VEGF 或 VEGFR 的酪氨酸激酶抑制剂

阿帕替尼可通过拮抗 VEGFR-2 以抑制肿瘤血管生成，同时也可通过选择性抑制 RET、c-Kit、c-Src 等受体酪氨酸激酶以发挥抗肿瘤作用。研究显示阿帕替尼单药可改善之前接受过 ≥2 种化疗方案治疗但最终失败的晚期胃癌患者的生存期。

瑞戈非尼、阿西替尼和替拉替尼等其他抗血管生成的靶向药物，在临床前试验或 I/II 期临床实验中被证实对晚期胃癌有一定的作用，但仍需进一步的临床证据。

（三）抗 EGFR 的靶向药物

EGFR 在胃癌中的过表达率达 50%～63%，研究显示其表达水平与肿瘤侵袭性、患者预后等相关。常见的抗 EGFR 靶向药物有西妥昔单抗、帕尼单抗、厄洛替尼及吉非替尼等。

（四）HGF/c-MET 信号通路的靶向药物

HGF/c-MET 信号通路与肿瘤细胞的迁移、侵袭及肿瘤内血管形成密切相关，有研究发现 c-MET 的表达程度与患者预后呈负相关。目前针对该通路的靶向药物有利妥木单抗、奥那妥组单抗及克唑替尼理想。

十、免疫治疗

免疫检查点抑制剂是肿瘤精准化治疗的研究热点，它可以恢复宿主 T 细胞对于肿瘤细胞的免疫杀伤作用，减弱肿瘤细胞的免疫逃逸，从而达到抗肿瘤作用。免疫检查点分子主要有程序性死亡受体 1（PD-1）、细胞毒性 T 细胞相关抗原 4（CTLA-4）以及其他检查点分子（如 TIM3、B7H3、Vista、LAG3 和 TIGIT）。

帕博丽珠单抗是一种抗 PD-1 的单克隆抗体。基于 KEYNOTE-059 III 期临床试验结果，帕博丽珠单抗已被 FDA 批准用于 PD-L1 阳性或 MSI-H 的晚期胃癌患者的二线及以上治疗。纳武单抗也是一种抗 PD-1 抗体，Attraction-2 III 期临床试验证实其能改善二线治疗后仍然进展的晚期胃癌患者的预后，但目前仅日本批准了纳武单抗用于胃癌的超二线治疗。

联合免疫治疗或免疫治疗联合靶向治疗也是当前研究的热点。有研究显示纳武单抗联合伊匹木单抗(抗 CTLA-4 单克隆抗体)、帕博丽珠单抗联合曲妥珠单抗虽然小幅度改善了患者预后,但联合用药组的不良反应明显增加,因此还有待进一步的临床研究。

十一、内镜治疗

内镜技术不仅是胃癌诊断的重要手段,同时也是无淋巴结转移风险的早期胃癌患者的首选微创治疗方法。内镜切除主要有内镜黏膜切除术(EMR)和 ESD。由于 ESD 能实现较大病变的整块切除,保证病变的切缘阴性及提供准确的病理学诊断,是目前早期胃癌的首选和标准内镜治疗方式。

根据我国 2018 年发布的《早期胃癌内镜下规范化切除的专家共识意见》,内镜治疗的适应证可分为 3 类。一是绝对适应证:①无合并溃疡的分化型黏膜内癌(cT_{1a});②病灶大小≤3cm、有溃疡的分化型黏膜内癌(cT_{1a});③胃黏膜高级别上皮内瘤变。二是扩大适应证:①病灶≤2cm、无溃疡的未分化型黏膜内癌(cT_{1a});②黏膜下浸润深度不超过 $500\mu m$、直径≤3cm 的分化型腺癌(cT_{1b})。三是相对适应证:①伴有高危因素的低级别上皮内瘤变患者;②病变可疑黏膜下浅层浸润,但内镜下评估困难,内镜切除或外科手术难以决策的患者;③适应证以外的早期胃癌,但高龄、一般状况差或者存在外科手术禁忌或拒绝外科手术的患者。

早期胃癌行内镜下切除术后,要进行规范的标本处理和病理检查,以评估内镜切除的根治度。国内目前主要参考日本《胃癌治疗指南》的"eCura 评分系统"将内镜治疗效果分为 eCura A(绝对治愈性切除)、eCura B(相对治愈性切除)和 eCura C(非治愈性切除)3 个等级。对于非治愈性切除的胃癌患者,可根据 5 项临床危险因素对其预后进行评估,即存在淋巴管侵犯、浸润深度达到黏膜下层深层(SM2,≥$500\mu m$)、肿瘤直径＞3cm、血管侵犯和垂直切缘阳性。其中存在淋巴管侵犯计 3 分,其他 4 项危险因素各计 1 分,总分 0～1 分为低危组、2～4 分为中危组、5～7 分为高危组,其对应的淋巴结转移率分别为 2.5%、6.7% 和 22.7%。

内镜治疗的疗效评估决定患者后续是否需要密切随访观察、追加内镜治疗或者外科手术等随访治疗决策。eCura A 型患者建议随访观察,术后每 6～12 个月进行内镜随访。eCura B 型患者建议随访观察,在每 6～12 个月内镜随访的基础上加做腹部 B 超或者 CT 检查。eCura C 型患者建议补充手术治疗、再次 ESD、内镜下消融或者密切随访观察。

十二、手术治疗

手术治疗是可切除胃癌的首选治疗方式。随着精准外科理念的提出及推广,外科治疗已逐渐从单纯追求根治或扩大根治术,过渡到兼顾"最小创伤、最大脏器保护及快速康复"的全新理念。精准手术的实施有赖于术前对肿瘤的精准定位和精准诊断分期。

以治愈为目的的胃切除术应确保足够切缘,对于具有膨胀性生长的≥T_2期胃癌,推荐近端切缘≥3cm;对于浸润性生长的胃癌,推荐近端切缘≥5cm。当切缘距离不能满足时,建议快速冷冻切片病理学检查近端切缘的厚度,以确保R_0切除。对于无法治愈的患者,可行姑息性手术,其目的在于通过手术解除出血、穿孔、梗阻等肿瘤并发症、提高患者生命质量,也可在一定程度上延长生存时间。

胃癌根治术还包括针对区域淋巴结的淋巴结清扫术,主要有D_1(D_1+)及D_2淋巴结清扫。对于局部进展期胃癌,D_2根治术已成为共识,必要时可行包括联合脏器切除和(或)D_2+淋巴结清扫的扩大手术。根据NCCN指南,D_2根治术应至少检出16枚淋巴结;第8版AJCC胃癌TNM分期则提出清扫>30枚淋巴结更有利于精准分期、改善患者预后。淋巴结示踪技术引导的淋巴结清扫有利于检出更多的淋巴结,吲哚菁绿(ICG)技术为这一目标提供了可能性。

随着微创技术的发展,腹腔镜手术已成为在胃癌治疗的常用手术方式。对于早期胃癌,JCOG1401、CLASS-02及KLASS-03等临床研究证实了腹腔镜手术的安全性和可行性;对于进展期胃癌,KLASS-02、CLASS-01等研究显示腹腔镜手术与开腹手术在术后并发症和长期预后等方面无统计学差异。另外,机器人手术系统辅助胃癌根治术也已在世界范围内逐步开展。Uyama等研究证明机器人辅助胃切除手术组的≥Ⅲa级并发症发生率明显低于腹腔镜胃切除手术组。国内一项随机对照研究也显示机器人胃癌手术在术后并发症、术后恢复及淋巴结清扫方面存在优势。

(黄洁丽)

第二节　肝癌

一、病因

肝癌真正的致病原因不明,目前认为可能与下列因素有关。

(一)肝炎病毒

1.乙型肝炎病毒感染

乙型肝炎病毒感染是发展中国家肝癌发病的主要病因之一,据统计全世界80%的肝癌有持续乙型肝炎病毒感染。

2.丙型肝炎病毒感染

丙型肝炎病毒感染是发达国家肝癌发病的主要病因之一。

(二)肝硬化

原发性肝癌合并肝硬化者占 50%～90%。病理检查发现肝癌合并肝硬化多为乙型病毒性肝炎后的大结节性肝硬化。近年发现丙型病毒性肝炎发展成肝硬化的比例并不低于乙型病毒性肝炎。在欧美国家,肝癌常发生在酒精性肝硬化的基础上。一般认为血吸虫病性肝纤维化、胆汁性和淤血性肝硬化与原发性肝癌无关。

(三)化学因素

1.黄曲霉素

黄曲霉素污染程度与肝癌发病率存在相关性。我国主要粮食黄曲霉素污染分布图与肝癌分布趋势基本相同。

2.其他致癌物质

二氧化钍、二甲基偶氮苯、二甲基亚硝胺、六氯苯等。

(四)饮水污染

大量流行病学研究表明,饮水污染与肝癌发病有关,尤其乙型肝炎病毒感染同时存在时,显示出协同的致癌和促癌作用。

(五)乙醇

在许多欧洲国家、美国及澳大利亚,饮酒是慢性肝病病因中最主要的因素。乙醇有间接促癌作用。

(六)微量元素

一些研究结果显示肝癌病死率与环境中硒含量呈负相关。微量元素如铁、钼、锌、铜、钍、镍、砷与肝癌的发生和发展关系密切。

(七)其他危险因素

寄生虫病、性激素、遗传性疾病和自身免疫性疾病、贫血、营养不良和社会、心理、精神因素等均与肝癌发生有关。

二、病理分类及临床分期

(一)肝癌的分类

肝癌分原发性肝癌和继发性肝癌两种。原发性肝癌是我国主要的一种常见恶性肿瘤,也是最常见的肝恶性肿瘤。继发性肝癌是肝外各系统的癌肿,特别是消化道及盆腔部位(胃、结肠、胆囊、胰腺、前列腺、子宫和卵巢等)的癌肿,通过门静脉、肝动脉淋巴管等途径转移到肝。继发性肝癌在病理、临床症状及治疗护理方面都与原发性肝癌相似,故主要讨论原发性肝癌患者的护理。

(二)分型

1.大体类型

(1)结节型:多见。结节型肝癌肿瘤结节大小和数目不一,散在分布,一般直径不超过5cm,结节多在肝右叶,与四周组织的分界不如块状型清楚。多数患者常有严重的肝硬化。

(2)块状型:常为单发。癌块直径在5cm以上,大于10cm者称巨块,可呈单个、多个或融合成块,多为圆形、质硬,呈膨胀性生长,肿块边缘可有小的卫星灶。较少伴有肝硬化或硬变程度较轻微。此类癌组织容易发生坏死,引起肝破裂。

(3)弥漫型:最少见,有米粒至黄豆大小的癌结节占据全肝呈灰色点状结节,易与周围硬化结节混淆,肉眼难以和肝硬化区别,肝大不明显,甚至可缩小。患者往往因肝功能衰竭死亡。

(4)小肝癌型:孤立的直径小于3cm的癌结节或相邻两个癌结节直径之和小于3cm者称为小肝癌。

2.组织学分型

(1)肝细胞肝癌(HCC):癌细胞由肝细胞发展而来,我国90%以上原发性肝癌是肝细胞型。癌细胞呈多角形或圆形,排列成巢或索间有丰富的血窦而无间质成分。

(2)胆管细胞癌(CC):由胆管细胞发展而来,此型少见。癌细胞呈立方形或柱状。排列成腺体,纤维组织较多,血窦较少。

(3)混合型肝癌:上述二型同时存在或呈过渡形态,此型更少见。

(三)转移途径

1.血行转移

肝内血行转移发生最早,也最常见,肝癌直接侵犯门静脉分支,癌栓经门静脉或肝静脉的分支逐渐阻塞主干引起门静脉高压和顽固性腹水。肝外血行转移多见于肺,其次为骨、脑组织等。

2.淋巴转移

主要累及肝门淋巴结,为最多见,其次是胰周、腹膜后、主动脉旁及锁骨上淋巴结。

3.种植转移

种植转移少见,从肝脱落的癌细胞可向横膈及邻近脏器直接蔓延和种植转移至腹腔、盆腔,乃至胸腔。

(四)分期

肝细胞肝癌AJCC TNM分期(2017年第8版)如下:

T:原发灶

T_x：原发灶无法评估。

T_0：未发现原发灶。

T_1：单发病灶$\leqslant$2cm；或者单发病灶$>$2cm但无血管受侵。

T_{1a}：单发病灶$\leqslant$2cm。

T_{1b}：单发病灶$>$2cm但无血管受侵。

T_2：单发病灶$>$2cm，且侵犯血管；或者多发病灶，均$\leqslant$5cm。

T_3：多发病灶，至少一个病灶$>$5cm。

T_4：单发或者多发病灶，无论肿瘤大小，侵犯门静脉或者肝静脉分支（包括门静脉左、右支，肝左静脉，肝中静脉，肝右静脉）；原发灶直接侵犯邻近器官（不包括胆囊）或者穿透脏腹膜。

N：区域淋巴结

N_x：区域淋巴结无法评估。

N_0：无区域淋巴结转移。

N_1：有区域淋巴结转移。

M：远处转移

M_0：无远处转移。

M_1：有远处转移。

AJCC肝癌临床分期，见表4-2。

表4-2　AJCC第8版肝癌分期

分期	T	N	M
Ⅰ A 期	T_{1a}	N_0	M_0
Ⅰ B 期	T_{1b}	N_0	M_0
Ⅱ 期	T_2	N_0	M_0
Ⅲ A 期	T_3	N_0	M_0
Ⅲ B 期	T_4	N_0	M_0
Ⅳ A 期	$T_{1\sim4}$	N_1	M_0
Ⅳ B 期	$T_{1\sim4}$	$N_{0\sim1}$	M_1

三、临床表现

（一）肝癌早期症状

原发性肝癌缺乏特征性的早期表现，大多数患者在普查或体检时发现。早期可无任何不适，部分患者表现为肝区不适、乏力、食欲缺乏和消瘦，症状明显后，病程多属晚期。

（二）肝癌典型症状和体征

1.症状

(1)肝区疼痛:多数患者以此为首发症状,为常见和最主要症状。多呈持续性胀痛或钝痛。由于肿瘤增长快速,肝包膜不断扩展,被牵拉所引起。疾病晚期,疼痛加剧,当病变侵犯膈,疼痛可牵涉右肩背部,可因呼吸、咳嗽而增强,有时类似胆绞痛。当肝表面的癌结节破裂,坏死的癌组织及血液流入腹腔时,可突然引起右上腹剧痛,从肝区开始迅速延至全腹,产生急腹症的表现。如出血量大,则引起昏厥和休克。

(2)全身和消化道症状:有进行性消瘦、发热、食欲缺乏、乏力、营养不良、腹胀等,晚期可有贫血、黄疸、腹水、下肢水肿、皮下出血及恶病质等。少数肝癌患者由于癌本身代谢异常,进而影响宿主机体而致内分泌或代谢异常,可有特殊的全身表现,称为伴癌综合征,以自发性低血糖症、红细胞增多症较常见,其他罕见的有高血钙、高血脂、类癌综合征等。

(3)发热:常见持续性低热或中度不规则发热,由于肿瘤细胞或肝组织坏死后产生和释放致热物质作用于体温调节中枢而引起。

2.体征

(1)肝肿大和肝区肿块:为中、晚期肝癌最常见的体征。肝肿大呈进行性,质地坚硬,表面凹凸不平,有大小不等的结节或巨块,边缘钝而不整齐,常有不同程度的压痛。肝癌突出于右肋弓下或剑突下时,上腹可呈现局部隆起或饱满。如癌位于膈面,则主要表现为膈肌抬高,肝浊音界上升,而肝下缘可不大。位于肋弓下的癌结节最易被触到,有时因患者自己发现而就诊。

(2)黄疸:一般在晚期出现,可因肝细胞损害而引起或由于癌块压迫或侵犯肝门附近的胆管或癌组织和血块脱落引起胆管梗阻所致。

(3)肝硬化征象:肝癌伴有肝硬化门静脉高压症者可有脾大、腹水、静脉侧支循环形成等表现。腹水很快增多,一般为漏出液。血性腹水多因癌侵犯肝包膜或向腹腔内破溃而引起,偶因腹膜转移癌所致。

（三）转移性症状和体征

如发生肺、骨、胸腔等处转移,可产生相应症状和体征。腹腔转移以右侧多见,可有胸腔积液征。骨髓或脊柱转移,可有局部压痛或神经受压症状。颅内转移癌可有神经定位体征。

四、诊断

（一）实验室检查

1.甲胎蛋白(AFP)

现已广泛用于肝细胞癌的普查、诊断、判断治疗效果、预测复发。是目前公认的简便而确诊率高的原发性肝癌定性诊断方法。肝细胞癌 AFP 阳性率为 70%～90%。在排除妊娠、肝炎和胚胎瘤的基础上，AFP 检查诊断肝细胞癌的标准是：①AFP＞500μg/L 持续 4 周；②AFP 由低浓度逐渐升高不降；③AFP 在 200μg/L 以上的中等水平持续 8 周。

2.血清酶学及其他肿瘤标志物检查

肝癌患者血清中谷氨酰转肽酶、碱性磷酸酶、乳酸脱氢酶等高于正常，但缺乏特异性，属辅助性检查。

（二）影像学检查

1.超声检查

B 超能显示肿瘤的大小、形态、所在部位以及肝静脉或门静脉有无癌栓，可反复检查，诊断正确率达 93%～95%，是目前肝癌定位检查中首选的方法。彩色多普勒血流成像（DCFI）可分析测量进出肿瘤的血液流量，判断病灶的血供情况，有助于鉴别病变的良、恶性质。

2.CT 和 MRI 检查

CT 显示肝内实质性肿物，分辨率高，可显示 1cm 左右的肿瘤，阳性率在 90% 以上。螺旋 CT 造影剂增强可显示早期肿瘤，如结合肝 CT 血管成像（CTA），对 1cm 以下肿瘤的检出率可达 80% 以上。经动脉门静脉成像是经肝动脉注入造影剂后门静脉显影时所做的 CT 扫描，可发现仅 0.3cm 的小肝癌。MRI 无电离辐射，无需造影剂即可三维成像，在肝癌诊断方面优于 CT。

3.肝血管造影

选择性腹腔动脉和肝动脉造影能显示直径在 1cm 以上的癌结节，阳性率达 87%，结合 AFP 检测的阳性结果，常用于诊断小肝癌。该检查有一定的创伤性，一般在 B 超、CT 或 MRI 检查不满意时进行，多在结合肝动脉栓塞化疗时使用。数字减影肝动脉造影可清楚显示直径大于 1.5cm 的小肝癌。

4.放射性核素肝显像

应用趋肿瘤的放射性核素 ^{67}Ga（镓）或 ^{169}Yb（镱）或核素标记的肝癌特异性单克隆抗体有助于肿瘤的导向诊断。单光子放射型计算机体层摄影，易于检出小病灶。PET 可显示肝癌组织的代谢情况。

5.肝穿刺活检

在超声、CT、核素、腹腔镜等技术引导下用特制活检针穿刺癌结节，吸取癌组织检查可获病理诊断。

（三）剖腹探查

在疑为肝癌的病例，经上述检查仍不能证实或否定，如患者情况许可，应进行剖腹探查以争取早期诊断和手术治疗。

五、治疗

（一）手术治疗

早期手术切除是目前根治原发性肝癌的最好方法。

1.手术适应证

（1）诊断明确，估计病变局限于一叶或半肝者，未侵及肝门区或下腔静脉。

（2）肝功能代偿良好，凝血酶原时间不低于正常的50％，无明显黄疸、下肢水肿、腹水或远处转移者。

（3）心、肺和肾功能良好，能耐受手术者。

2.手术方式

（1）肝切除术：包括根治性切除和姑息性切除。根据病变累及范围可做肝叶切除、半肝切除、三叶切除、肝部分切除、肝段叶切除等。

（2）肝移植：肝移植的出现完全改变了肝细胞癌的治疗策略。近年来同种异体肝移植术成为我国治疗原发性肝癌的一种方法。

（二）肝动脉栓塞化疗（经导管动脉栓塞）

这是一种非手术的肿瘤治疗方法，对肝癌有很好疗效，甚至被推荐为非手术疗法中的首选方案。多采用碘化油混合化疗药法或钇-90微球等栓塞肿瘤远端血供，再用明胶海绵栓塞肿瘤近端肝动脉，使之难以建立侧支循环，致使肿瘤病灶缺血坏死。化疗药常用顺铂80～100mg，5-Fu 1000mg，丝裂霉素10mg或阿霉素40～60mg，先行动脉内灌注，再混合丝裂霉素10mg于超声乳化的碘化油内行远端肝动脉栓塞。肝动脉栓塞化疗应反复多次治疗，效果较好。但化疗栓塞治疗后，会造成不同程度的胃肠道反应、骨髓抑制、肝肾功能损害及免疫抑制等，使患者生活质量下降，生存期受到影响。中药栓塞的不良反应则相对较少，可采用鸦胆子油与碘油混合液按1∶1灌注栓塞。鸦胆子油可通过激活凝血系统形成血栓而起栓塞作用，此外，还具有免疫增强、抗炎、抗病毒和促进黏膜修复等作用，对肝功能无明显影响，无骨髓抑制，并有升高白细胞数量等作用。

（三）肝癌消融治疗

肝癌消融治疗可分为温度治疗和化学治疗2种。温度消融是利用光、电、声等导入肿瘤组织内制造冷场（冰冻消融）或热场（微波消融、射频消融、激光消融和高强度超声聚焦），使肿瘤组织产生凝固性坏死（热场）或促使细胞脱水、形成冰晶而致肿瘤组织坏死。化学消融的原理是通过化学物质（乙醇、醋酸等）导致肿瘤细胞坏死，达到肿瘤消融的目的。

肝癌消融治疗的适应证为直径≤5cm的单发肿瘤或最大直径3cm的多发结

节转移(3 个以上),无血管、胆管侵犯或远处转移,肝功能 Child-Pugh A 或 B 级的早期肝癌患者,射频或微波消融是外科手术以外的最好选择。对于单发肿瘤直径≤3cm 的小肝癌可获得根治性消融,乙醇消融也能达到同样的目的;对于无严重肝、肾、心、脑等器官功能障碍且凝血功能正常或接近正常的肝癌,不愿接受手术治疗的小肝癌以及深部或中心型小肝癌,手术切除后复发或中晚期癌,肝脏转移性肿瘤化疗后、等待肝移植前控制肿瘤生长以及移植后复发转移等患者均可采用消融治疗。

消融治疗的禁忌证有:①位于肝脏脏面,其中 1/3 以上外裸的肿瘤;②肝功能 Child-Pugh C 级,TNM Ⅳ期或肿瘤呈浸润状;③肝脏显著萎缩,肿瘤过大,需消融范围达 1/3 肝脏体积者;④近期有食管静脉曲张破裂出血;⑤弥散性肝癌合并门静脉主干至二级分支癌栓或肝静脉癌栓;⑥主要脏器严重功能衰竭;⑦活动性感染尤其是胆系炎症等;⑧不可纠正的凝血功能障碍及血象严重异常的血液病;⑨顽固性大量腹水;⑩意识障碍或恶病质。

消融治疗的并发症。目前认为射频消融和微波消融的并发症相同。严重的致死性并发症通常有败血症、肝功能衰竭和门静脉血栓形成;常见的非致死性并发症包括腹腔内出血、肝脓肿、胆道损伤、肝功能失代偿和电极烧伤;轻微的并发症通常是自限性和短暂的,一般包括术后疼痛、低热、乏力、转氨酶一过性升高、自限性的胸腔或腹水等,针道转移并不常见。化学消融术的并发症较少,除了极少数患者对乙醇过敏外,大多对乙醇有良好的耐受性。

(四)放射治疗

原发性肝癌(PHC)起病隐匿,发展较为迅速,患者确诊时接近 80% 左右已属中晚期,加之近 70% 的患者合并不同程度肝硬化,已失去根治性切除的可能性。放射治疗是恶性肿瘤治疗的三大手段之一。国内外学者已经陆续报道了采用 3D-CRT、IMRT 结合经导管动脉化疗栓塞治疗不能手术切除 PHC(局限性肝内病灶)的 3 年生存率达 25%~30%,收到了一定的疗效。

1.指征与禁忌

肝癌放射治疗的禁忌,意味着肝癌在这种情况下放射治疗,无益反而有害。亦可分相对的和绝对的两者。肝癌放射治疗的指征,可分为绝对和相对的两个方面。

(1)绝对的指征:所谓绝对的指征,意味着肝癌经放射治疗后,有可能达到肝内癌灶控制,达到完全缓解,甲胎蛋白下降至正常,全身情况好转,有较长的生存期。包括:全身情况,卡诺夫斯凯计分(KPS)70% 以上。肝内癌灶单个,直径在 9cm 以下;或 1 个大的和几个小的癌灶,局限于一叶,总体积占肝体积 50% 以下。在影像诊断中无明显癌栓存在。以及肝功能在正常范围,肝硬化不明显,无其他晚期表现。包括白蛋白在 3g/L 以上,凝血酶原时间在 70% 以上,丙氨酸转氨酶在正常范围。

(2)相对的指征:所谓相对的指征,即肝癌经放射治疗后具有各种姑息价值。包括:①对肝内癌灶有一定控制,达到部分缓解、稳定的情况;②改善症状,如肝区疼痛、胀满等;③改善门脉内癌栓的情况;④对远处转移的治疗以控制转移灶或改善症状;⑤其他治疗后肝内残存或复发癌灶的姑息价值。因此,以下情况,可作为放射治疗的相对指征:①肝内癌灶>9cm 或多个癌灶占肝脏总体积 50% 以上;②门静脉总干或其左、右分支有癌栓,可针对癌栓做放射治疗;③肝门区附近癌肿,而有阻塞性黄疸存在;④不论原发灶是否控制,存在肺、骨、淋巴结转移或已有脊髓受压症状;⑤手术后或介入治疗后,癌灶残存、未控制或有肝内播散时。

(3)相对的禁忌:相对的禁忌,是指在当时的情况下,不宜即期施行放射治疗。但若这些情况能予以纠正,仍可应用放射治疗,且仍可有一定的效果。

相对的禁忌包括:①有大量腹水存在,如应用中、西药物后,腹水能被控制,仍有放射治疗的指征;②有黄疸存在,如黄疸经中、西药物治疗后被控制,仍可适应放射治疗;③肝功能不正常时,如丙氨酸转移酶升高或白蛋白在 3g/L 以下或凝血酶原时间延长,如经治疗而能恢复至正常者,仍可考虑放射治疗。

(4)绝对的禁忌:绝对的禁忌,即指绝无可能再予放射治疗,且之反而有害。凡属下述情况,放射治疗当属禁忌:①已有肝性脑病表现者;②有上消化道出血者;③有出血倾向者;④肝硬化明显,脾功能亢进,血象均低于正常者;⑤全身情况极差,在卡诺夫斯凯计分 40% 以下者;⑥肝内癌灶巨大或广泛,伴有黄疸、腹水或多处转移者。

2.放射治疗方法

肝癌放射治疗,包括外放射和内放射两类。

(1)外放射:目前肝癌多采用精确放射治疗,其中以 3D-CRT 的应用最为广泛。3D-CRT 是通过共面或非共面高能射线来入射形状的调整形成与靶区三维空间形状相持的剂量分布,在减少正常肝组织损伤的同时提高肿瘤的放射剂量。

1)肝内癌灶范围的确定。肝内癌灶的大小及范围,已经手术探查的患者,可能会有比较明确的了解。手术切除后有残留者,则可在术中留置标记。但对于多数未经手术的患者,对他们肝内癌灶大小、范围的确定,仍存在一定的困难。

由于影像论断学的发展,近年,已可根据 B 超、CT、MRI、血管造影以及 ECT 等,了解肝内癌灶情况,并借此确定放射野的设置。

但问题是,以上几种影像论断所得结果,有时并不一致。即使结果相似,但有时与实际情况也不一定完全相符。由于癌灶未被完全包括在放射野之内,在放射治疗期间,癌肿仍可继续发展,这是肝癌放射治疗失败的主要原因之一。

目前常根据各种影像论断的结果,结合临床检查,尽可能将已知癌灶包括在放射野内。

2)放射野的设置。肝癌放射野如何设置,还缺少比较成熟或者比较一致的看法。放射野的设置以保护正常肝组织再生力为原则,要充分利用正常肝组织所具有的较强再生能力。在设计放射野时,务必保留一部分正常肝组织不受放射。尚不清楚能使正常肝组织失去分裂再增殖能力的射线量,但在临床中发现,多野放疗的放射性肝炎发生率较高,而已发表的论文表明,适形放疗出现放射性肝炎的比例高于非适形放疗。这是因为适形放疗采取多放射野以求靶区剂量均匀,结果正常肝组织普遍受到剂量不等的放射,肝细胞再增生能力受到影响,而普通放射治疗的设野简单,留有正常肝组织在放射野外,得以代偿性增生。目前临床采用的,大致有以下几种方式。

一种是采用全肝一个大野,将整个肝包括在内。设前后各一个野,相对应放射。这种方法的缺点是将相当一部分非癌肝组织包括在照射野内,使肝癌达不到足够的剂量;对肝功能影响较大;全身的不良反应较大。我国的肝癌患者,几乎都无法耐受这种放射方式。

另一种是设置局限的野,常是正方或长方形,将肝癌及其附近肝组织包括在放射野内,而将其他非癌肝组织尽可能排除在外。这种放射野的优点是可使肝癌组织达到足够的放射量,肝功能的损害较小。缺点是仅适用于不大的癌肿。一般放射野超过 12cm×12cm,不良反应就增大,因此一般只适用于癌灶仅 10cm×10cm 大小者。

由于肝癌多数均为较大肿块或为多个,占肝总体积都常在 50% 以上,局限的野不适合,需全肝放射或次全肝放射。但全肝设置一个野的方法,肝癌患者无法耐受,可采用移动条野放射。

移动条野放射,对巨大的肝癌,较为适用。患者能耐受这种方式的放射,对整个肝癌而言,能达到一定的肿瘤量。对较大癌块,在用移动条野放射而使癌块缩小后,可继续缩小放射野或设一局限野,以增加放射剂量。

至于姑息性放射,对放射野设置视不同情况而定。可以仅放射肝癌的一部分或仅放射门静脉癌栓或仅针对某些转移灶。

3)放射剂量和放射分割。肝属于晚反应组织,为减少放射性肝损伤的发生,不主张对肝癌行低分割放疗,建议采用常规分割模式,在 3D-CRT 中可将肝癌的放疗剂量提高到 70Gy 或更高。有报道称,放疗剂量达到 70Gy,可使直径>10cm 的肝内肿瘤达到完全缓解;剂量达到 50～60Gy,有效率达 76%;而 54Gy 就可使淋巴结转移的肝癌达到 90％以上缓解，如达到 60Gy，则接近于完全缓解。由于 3D-CRT 采用多射照射技术，可能会产生更多的低剂量区，这不利于正常肝脏细胞的代偿性再生，因此，在优化放疗计划时，务必保留一部分正常肝组织不受照射，而不必刻意追求射野内剂量分布均匀。

一般每周照射 5 日，每日照射 1 次。对于局限野每次每野照射 2～3Gy。对于移动条野，则每次每一移动区域照射 2.5～3Gy。肿瘤总量或肝中平面量达 25Gy 以上。野面积越小，则放射总量可越高，高者可达 60～80Gy。

3D-CRT 可单独应用，也可与经导管动脉化疗栓塞联合应用。放疗的分隔剂量可采用常规分割，即单次 2Gy，每周 5 次，以 90％的等剂量曲线包围计划靶区 (PTV)，总剂量一般为 55～65Gy，也可采用国内多数学者提倡的大分割放疗，即单次剂量 4～8Gy，每日或隔日照射，总剂量为 50～80Gy。

肝硬化越明显，肝功能有损害，肝癌体积越大，则每日照射量宜相应减少，总量亦相应降低。否则，将导致严重的肝损害。

有学者报道，对无法进行手术切除或患者拒绝手术的原发性小肝癌进行 3D-CRT28 例。可见肿瘤体积为 $(58.47 \pm 26.46) cm^3 (13.85 \sim 95.36 cm^3)$，每次分割剂量 2～6Gy，照射次数为 6～35 次 $(11 \pm 3$ 次$)$，肿瘤剂量 $(53.6 \pm 6.6) Gy$，每周 3～5 次。结果：完全缓解 16 例 (59％)，部分缓解 10 例 (37％)，疾病稳定 0 例，疾病进展 1 例 (3.7％)。1、2 和 3 年生存率分别为 100％、85％和 60％。

对于有严重肝炎、肝硬化等肝病背景下的肝癌以及对于体积超过肝脏总体积 50％的肝癌，放射治疗在于适当抑制癌肿的发展，而同时不加重原有的肝病，不损害患者的体质，不因放射而产生新的症状，从而达到延长生存的目的。

(2) 内放射：所谓内放射，一般是指用某一种放射性核素来治疗肝癌。早在 20 世纪 50 年代，就已经有肿瘤内放射治疗的报道。内放射治疗的途径，一种采用的是经肝动脉的方式。常是在剖腹后，做肝动脉留置导管，定期在导管内注入核素；或是做置入性动脉泵，在泵内注入核素。另一种途径在直视下将放射性核素注入肝癌或在剖腹后进行或在 B 超引导下进行。

近年，利用抗原—抗体反应，将一定量的放射性核素标上抗铁蛋白抗体或抗癌胚抗原抗体或抗甲胎蛋白抗体等，注入体内，属于"导向治疗"的范围。

1) 放射性粒子治疗肝癌的条件。放射性粒子植入是 20 世纪 80 年代兴起的治疗肿瘤的技术手段，在对肝癌的治疗中显示了独特的优势。

放射性粒子种植治疗属于近距离治疗的范畴，一般需要 4 个基本条件。

放射性粒子：粒子种植治疗包括短暂种植和永久种植两种。短暂种植治疗的粒子包括 ^{192}Ir，^{60}Co 和高活度 ^{125}I，剂量率一般为 0.5～0.7Gy/h，短暂种植治疗所使用的放射性核素由于释放高能射线,临床应用不易防护。永久粒子种植治疗的核素释放低能量光子,包括^{196}Au,^{103}Pd和^{125}I,剂量率一般为0.05～0.10Gy/h。这些核素的特点是穿透力弱,临床操作易于防护,对患者和医护人员损伤微略。

粒子种植治疗的三维计算机系统和质量验证系统:粒子种植治疗肝癌有两种方式。①术中种植;②影像引导下种植。由于粒子种植是在三维空间进行,每种放射性粒子物理特征又不尽相同,因此每种核素均需要一种特殊的治疗计划系统。根据B超和CT扫描获得病灶图像,进行模拟粒子种植的空间排布,决定粒子种植的数目以及靶区和周围危险器官的剂量分布,指导临床粒子植入。粒子治疗后由于人体活动和器官的相对运动,需要通过X线摄片或CT来验证粒子种植的质量,分析种植后的粒子空间排布是否与种植前的治疗计划相吻合,剂量分布是否有变异和种植的粒子是否发生移位。放疗计划系统的功能主要是:不同肿瘤需要的放射剂量不同,其放射剂量计算;放置放射性粒子位置与敏感组织的安全距离计算;微创治疗中,亚肿瘤病灶范围的剂量分布计算;配合手术应用相关的计算。

放射性粒子植入器:放射性粒子非常细小,手术中散放在手术台上会造成医护人员的损伤,也容易丢失。金属制成的放射性粒子植入器在手术前将放射性粒子管理起来,集中消毒,手术中简化操作技巧,减少医护人员的射线吸收率。

粒子治疗的辅助设备:B超/CT引导粒子植入时需要植入模板。同时粒子植入还需要粒子的储存,消毒和运输装置等。根据北京大学第三医院经验推荐,肿瘤直径<5cm,建议使用超声引导,5cm以上使用CT引导。

2)放射性粒子治疗肝癌的优势。

放射性粒子植入可以提高靶区局部与正常组织剂量分配比。当前使用的放射性粒子均有在靶体积外短距离内剂量迅速衰减,深部剂量很低的特点,使治疗靶点剂量很高,而周围正常组织受量很低。由此,尽管放射性粒子相对外放疗来说是低剂量率照射,而肿瘤靶区累积剂量依然很高,可达160Gy。

肿瘤的再增生由于受到射线持续的照射而明显地减少。放射性粒子植入后,连续不断的照射使肿瘤细胞的损伤效应累积增加,增生期的细胞被杀伤,而静止期的细胞则进入增殖期,导致更多的细胞增生期阻滞。而连续不断的照射使细胞损伤来不及修复,造成了细胞周期的更加延长,增加了G_2/M期的总照射剂量,故而有助于提高射线对肿瘤细胞的杀伤效果,提高了杀伤率。

持续低剂量率照射抑制肿瘤细胞的有丝分裂,使肿瘤细胞聚集在G_1期。外放疗分次短时照射只能对肿瘤繁殖周期的一部分时相的细胞起作用,照射间隙静止期细胞转为活跃期细胞,而且肿瘤细胞的倍增时间明显缩短,因此两次照射间隙肿瘤细胞仍能快速生长,直接影响外放疗的效果。放射性粒子植入产生的射线能量虽然不大,但能持续对肿瘤细胞起作用,使细胞停滞于静止期并不断地消耗肿瘤干细胞,经过软件计算的剂量和足够的半衰期时间,能使肿瘤细胞全部失去繁殖能力,从而达到较彻底的治疗效果。

乏氧问题是传统外放疗的瓶颈。近距离治疗时,乏氧细胞放射抗拒性降低,同时,在持续性低剂量率照射条件下乏氧细胞再氧合。

低剂量率照射时,由于射线连续不间断的作用于细胞,射线对肿瘤细胞的损伤效应累积,处于敏感期的细胞被杀伤,乏氧细胞则进入敏感期;同时,随着连续不断的照射,一部分细胞死亡,使得乏氧细胞的氧和机会大大增加,提高了射线的敏感性。

肿瘤治疗体积丢失率低。传统的外放疗设备虽然发展很快,现已发展到立体定向适形治疗阶段,但即使是最精确的适形计划,对受呼吸影响而上下移动的肝脏肿瘤的治疗,仍存在着放射剂量不均匀的缺陷;而放射性粒子种植治疗是在影像引导下或在术中直视下进行,剂量分布达到高度适形,照射过程中又不受体位和呼吸运动的影响,肿瘤治疗体积的丢失概率大大减少。

另外,低能放射性粒子植入时,低剂量照射使肿瘤细胞免疫表型发生变化,从而发生特殊的抗肿瘤作用;将粒子植入肿瘤可能转移的途径上,能较好地控制肿瘤的转移;有些研究还表明,放射性粒子植入有着显著高于三维调强适形的放射生物学效果。

3)放射性粒子植入治疗肝癌的临床应用。放射性粒子治疗包括短暂种植和永久种植两种。短暂种植治疗使用的核素是^{192}Ir和^{137}Cs,通过术中插植导管,利用后装治疗机将放射源运输到肿瘤部位进行照射;而永久种植的放射性核素为^{198}Au、^{103}Pd和^{125}I。粒子植入可通过术中植入和B超或CT引导下植入。短暂粒子种植和永久粒子种植均需要特殊的物理计划系统,但它们的数学和物理模式完全不同。用于放射性粒子植入治疗的放射性核素的物理特征如表4-3所示。

表4-3　用于粒子植入治疗放射性核素的物理特征

核素	半衰期(d)	γ射线能量(KeV)	组织穿透距离(cm)	半价层(mm 铅)
^{198}Au	2.7	410	4.5	10
^{103}Pd	16.79	20~23	1.6	0.008
^{125}I	60.2	27~35	1.7	0.025

4)放射性粒子植入治疗肝癌的临床研究。

放射性粒子治疗中晚期肝癌。放射性粒子植入为中晚期肝癌的综合治疗提供了一条新思路。有学者报道了对38例肝癌患者进行治疗的结果,其中21例接受单纯CT引导下^{192}Ir粒子植入治疗,17例接受放射性粒子植入和激光综合治疗,肿瘤周边匹配剂量 10～20Gy,术后 6 个月局部控制率单纯粒子组为 87%,综合治疗组为 73%。同年该学者又对 21 例行 CT 引导下粒子植入治疗肝癌患者进行了总结,平均肿瘤周边最小剂量 17Gy,患者术后 6 个月和 12 个月的局部控制率分别为 87% 和 70%。有学者对 42 例肝癌患者行[125]I 粒子植入治疗,12、24、36 个月的复发率分别为 0、6.7%、11.7%,生存率亦分别为 94.7%、87.5%、68.7%,与非粒子治疗组有显著差别。也有学者对 14 例原发肝癌行[125]I 粒子治疗,患者平均随访 7.5 个月内,全部存活,无一例复发。

放射性粒子与手术配合治疗大肝癌。大肝癌和巨块型肝癌大多手术不能完全根治,姑息切除难以达到治愈的目的,疗效不能令人满意。[125]I 粒子能对手术难以切除的亚临床病灶给予有力的杀伤,提高治疗效果。有学者对 20 例大肝癌(平均直径 7.7cm)进行了放射性粒子植入治疗,肿瘤周边最小剂量 12～25Gy,术后 6 个月和 12 个月的局部控制率分别为 74%、40%。有学者对 60 例大肝癌患者行[125]I 粒子植入治疗,12、24、36 个月生存率为 91.7%、86.7%、75.0%;对瘤体 5～10cm 的患者,粒子植入的有效率达 76%,瘤体＞10cm 的患者有效率亦有 69%。有研究对 9 例巨块型肝癌患者行 103Pd 粒子植入治疗,术后 AFP 均大幅下降,亦收到了良好的疗效。放射性粒子对大肝癌的局部控制效果较好,对提高中晚期肝癌患者的生活质量和生存期等方面有积极意义。

放射性粒子治疗肝门和汇管区肝癌。肝门和汇管区肝癌容易引起梗阻性黄疸,使患者全身状况迅速恶化而威胁生命,又因其解剖部位独特,手术和外放疗难以奏效。放射性粒子组织间植入克服了手术和外放疗的不足,以简单的穿刺技术,易行的微创方式,为肝门汇管区肝癌提供了治疗机会。有学者对 7 例(2 例靠近胆管,3 例侵犯肝门静脉,2 例侵犯下腔静脉)进展期肝癌行 CT 引导下经皮穿刺放射性粒子植入治疗,通过精确的粒子排布,使剂量分布达到高度适形,术后患者肿瘤体积均明显缩小,除 1 例患者出现胆道出血经皮穿刺引流后停止外,其他患者均未出现任何并发症,患者中位生存期 13 个月,并且所有患者在生存期内均未见复发。有学者对 9 例肝门区肝癌(平均 3.3cm)进行了放射性粒子植入治疗,肿瘤周边最小剂量 12～25Gy,术后 6 个月和 12 个月的局部控制率分别达 100% 和 71%,疗效显著。有学者用[192]Ir 粒子治疗恶性梗阻性黄疸 14 例,给予 12～28Gy 的剂量,取得了 98% 的成功率,术后胆道通畅平均 12.6 个月,与对照组 8.3 个月有显著差别($P<0.05$)。粒子植入补充了手术盲点,打破了手术的禁区,为肝门和汇管区肝癌提供了有效地治疗手段。

放射性粒子治疗肝转移癌。肝是人体最大的实质性器官,血液供应丰富,是很多恶性肿瘤特别是大肠癌的转移部位。放射性粒子植入对于肝转移瘤的治疗同样也取得了很好的疗效。有学者对 56 例不能切除或手术不能完全切除的大肠癌肝转移患者行^{125}I 粒子永久植入治疗,肿瘤周边匹配剂量 160Gy,结果显示,1、3、5 年局部控制率分别为 41%、23%、23%,1、3、5 年的存活率分别为 71%、25%、8%,中位生存期为 20 个月,放射治疗相关并发症微略。有研究对 22 例不能切除的大肠癌肝转移患者行^{192}Ir 粒子植入治疗,给予 20～30Gy 的剂量,取得了良好的疗效,患者平均随访期 11 个月,在随访期内无一例患者出现放射性并发症,26% 的患者在随访 26 个月后依然存活,并且影像学检查显示了良好的局控,给予 30Gy 的患者在随访期内 2 次活检肿瘤受照区域均未发现肿瘤组织。应用粒子植入治疗大肠癌肝转移也取得了良好的疗效。在 MR 引导下对 2 例非大肠癌肝转移患者进行组织间粒子植入治疗,也收到了良好的效果,未见任何急性和远期并发症。

5)并发症及处理。粒子植入后约 12% 的患者术后 1 周内白细胞计数可降至 3×10^9/L,经口服生白剂后白细胞计数可回升至正常水平。

部分患者术后有不同程度的免疫功能降低,免疫测定低于正常指标,特别是术前患者情况较差的,免疫功能降低明显,可用干扰素,白介素-2 等提高免疫功能。

粒子的丢失。手术后 1 周应常规做 X 线检查,如条件允许应做 CT 检查,了解放射性粒子的分布情况及由于丢失,以便及时补救。

放射性肝损伤。放射性粒子精度高,对正常组织的损伤微略,仅有极少数造成轻微放射性肝损伤。放射性肝损伤的患者,应让其卧床休息,减少肝糖原的分解,减少体力及热量的消耗,进食高能、高蛋白、高维生素、低脂食物;服用甲氧氯普胺、多酶片等助消化药物。肝得健含有重要的磷脂、多种 B 族维生素、维生素 E 和烟酰胺,能修复已破坏的细胞膜,降低转氨酶、胆红素含量,恢复肝功能,改善患者的一般状况,减轻肝炎症状。

肝和胆道出血。Li 报道 1 例粒子植入治疗后出现胆道出血,行经皮穿刺胆管引流术后停止。

术后感染。肝癌患者一般营养状况较差,机体防御屏障又遭到破坏,经皮穿刺和术中植入都有引起术后感染的可能,一旦发生术后感染应当及时应用相应的抗生素。

恶心呕吐。在对 21 例肝癌患者行^{192}Ir 治疗后,6 例出现恶心、呕吐,占 28%,对症治疗后停止。

3.放射增敏剂

随着肿瘤分子生物学研究的发展,对放射敏感性的研究和认识不断深入。从最初的组织水平和细胞水平到目前的分子生物学水平和基因水平,放射生物学试图从不同水平改变和调节肿瘤细胞和正常细胞的放射敏感性。放射增敏剂的概念从传统的乏氧细胞增敏剂扩展为一个涵盖多个方面的复杂领域,包括细胞的微环境,血管生成因子,放射诱导的跨膜信息传递过程,DNA 损伤,细胞周期调控、凋亡、分化等,即所有能够影响放射敏感性的一切化学和生物学手段。

放射治疗增敏剂的应用是综合治疗的一部分,放射增敏作用主要是针对瘤内放射抗拒的那部分乏氧细胞而提出的,指的是某些化学物质能增强射线对肿瘤内乏氧细胞的杀灭作用而对有氧的正常组织损伤较小。这些化学物质称为放射增敏剂。药物与射线叠加在一起的生物效应,大致有3种情况,即相加、加强和增敏。相加是两种生物效应的简单相加,$1+1=2$。加强或增强,指的是射线的生物效应为1,药物的生物效应<1,两者相加的最后生物效应为2,$1+<1=2$。增敏指的是射线的生物效应为1,药物的生物效应为0(或很小),两者相加后的生物效应为2,$1+0=2$。因此真正意义上的放射增敏药,必须具备两个特点:①本身无(或几乎无)对肿瘤的治疗作用;②仅对乏氧细胞有增敏作用,而对正常有氧细胞无增敏作用。

具有放射增敏作用的化合物类型较多,按其作用机制和化学结构,可以分成下列几类:DNA前体碱基类似物、生物还原活性物、亲电子化合物、修复抑制药、巯基抑制药、氧利用抑制药、类氧化合物等。

一般认为,化疗与放疗结合,若能增效,可能有两种方式。一种为两者作用相加;另一种为前者为后者增敏。增敏通过的环节有:①放疗后,癌细胞亚致死修复的功能为继用的化疗药物所抑制;②化疗药物结合DNA后,使癌组织增敏;③通过谷胱甘肽作用而增敏。但化疗药物本身,存在某些问题需在与放射使用时参考。一般化疗药物仅作用于癌细胞的DNA合成期,而该期仅占肝癌细胞周期的不多一部分。此外,多数化疗药物半衰期短,体内廓清快。因此,化疗与放疗如何配合,尚待探索。

常用于放射增敏的化疗药物有氟尿嘧啶、顺铂、阿霉素及丝裂霉素等,静脉或动脉应用。

常见的放射增敏剂有以下几种。

(1)MISO 即 Ro-07-0582,化学名:1-(2-硝基咪唑)-3-甲氧基丙醇-2,其单电子还原电位 E 17~38mV,P 值为 0.43,C 1.6=3.0mmol/L,实验研究证明其为很有效地乏氧细胞增敏剂,MISO 剂量为 1mg/g 时其增敏比为 2.0,接近有氧细胞对辐射的敏感性,但是其毒性较大。

(2)RSU-1096 属于硝基咪唑类化合物,其单电子还原电位=−398mV,P 值为 0.22,C 1.6=0.75mmol/L。0.2mmol/L 时,它的增敏比为 2.2,比 MISO 的增敏效应强 10 倍。

(3)SR-2508 是硝基咪唑的酰胺衍生物,单电子还原电位为−388mV,P 值为 0.046,C 1.6=3.0mmol/L,其离体增敏效应和 MISO 相似。

(4)甘氨双唑钠是一种亲电子酸性化合物,单电子还原电位−432mV,半波电位＝－635mV,P 值为 4.32,C 1.6＝0.48mmol/L,易扩散到肿瘤组织。其在有氧和乏氧状态下的 ID50 分别为35.70mmol/L和23.50mmol/L,说明其对肿瘤内乏氧细胞有选择毒性。动物长期毒性实验表明其无毒性反应剂量为 60mg/(kg·d)。

除化疗药物外,中药的放射增敏作用也在探索中。动物实验表明紫草素等有增敏作用。活血化瘀药或健脾中药是否有增敏作用仍在研究中。目前还没有令人满意的用于临床的放疗增敏药物。

(五)化学药物治疗

化疗在肝癌的非手术治疗中占有重要地位,主要方式为全身化疗和化疗相关治疗,如肝动脉栓塞化疗等。卡培他滨等细胞毒性药物应用于临床后显著提高了肝癌疗效,同时进一步推动了肝癌系统性全身化疗的研究。

1.卡培他滨联合顺铂

研究一:有学者回顾性分析 178 例 HCC 患者资料,90％为Ⅳ期患者,评价卡培他滨联合 DDP 的疗效。

结果显示,总缓解率为 19.7％,45.0％患者肿瘤生长得到控制。中位疾病进展期为 2.8 个月,中位总生存期为 10.5 个月;血清 AFP＜400ng/mL,CLIP 评分≤2,单结节性肝内肿瘤或残留肝内肿瘤合并肝外肿瘤患者的疗效明显较高(P＜0.05)。

研究提示,在不考虑肝外肿瘤状态的前提下,卡培他滨联合顺铂方案对于单结节或无残留肝内肿瘤的 HCC 患者具有一定疗效。

研究二:有学者评价卡培他滨联合顺铂治疗转移性肝癌患者的疗效和安全性。研究纳入 32 例转移性肝癌患者,中位年龄为 53 岁,口服卡培他滨 2 000mg/m²,服用 2 周后停用 1 周;顺铂 60mg/m²,第 1 日,每 3 周重复。

结果显示,总缓解率为 6.3％,疾病控制率为 34.4％;中位疾病进展期为 2 个月,中位总生存期为 12.2 个月;3/4 级血液学不良反应包括血小板减少(7.6％)、中性粒细胞减少(4.3％)、贫血(2.1％);3/4 级非血液学不良反应包括转氨酶升高(12.9％)、黄疸(3.2％)、黏膜炎(3.2％)和恶心(3.2％)。

研究提示,卡培他滨与顺铂联合化疗对于一线治疗后转移性 HCC 患者有温和抗肿瘤疗效,不良反应可耐受。

2.吉西他滨联合铂类

有学者采用吉西他滨联合奥沙利铂方案治疗 21 例肝癌患者,11 例患者在第 1 日接受吉西他滨 1 000mg/m²,第 2 日奥沙利铂 100mg/m²(CEMOX-1);另外 10 例患者在第 1 日接受吉西他滨 1 500mg/m²,奥沙利铂 85mg/m²(GEMOX-2)。结果显示,缓解率约为 19％,疾病控制率约为 70％,中位总生存期为 10～11 个月;化疗可耐受,主要不良反应为血小板减少;GEMOX-2 较 GEMOX-1 的不良反应严重。

UkaK 等采用系统的吉西他滨化疗联合动脉内小剂量顺铂和 5-氟尿嘧啶方案对无法切除的 HCC 患者进行临床试验。结果显示,客观缓解率为 57％;7 例患者均发生白细胞减少,其中 6 例发生中性粒细胞减少,1 例还发生血小板减少和贫血。5-氟尿嘧啶方案或有潜在治疗无法切除的进展期 HCC 的作用,但也有严重血液学不良反应。

3.吉西他滨联合奥沙利铂和厄洛替尼

有研究者采用吉西他滨联合奥沙利铂和厄洛替尼方案治疗 HCC。结果显示,入组的 26 例患者中,1 例部分缓解,10 例疾病稳定,9 例疾病进展。中位生存期为 196 日,中位无进展生存期为 149 日,1 年生存率为 40％;3 级不良反应为疲乏、嗜中性白细胞减少、血小板减少、腹泻。研究表明,吉西他滨联合奥沙利铂和厄洛替尼治疗肝癌有效,但仍需大量临床数据。

4.FOLFOX4 方案

有学者开展的Ⅲ期临床研究(EACH),在亚洲晚期肝癌患者中对比 FOLFOX 方案与阿霉素系统化疗。

该研究共入组 371 例局部晚期或转移性肝癌患者,随机接受 FOLFOX4(奥沙利铂＋5-氟尿嘧啶＋亚叶酸钙)方案或阿霉素治疗。结果显示,FOLFOX 组、阿霉素组的总生存期分别为 6.5 个月和 4.9 个月($P=0.04$),无进展生存期分别为 3.0 个月和 1.8 个月($P=0.0003$),客观缓解率分别为 8.7％和 2.8％($P=0.01$),疾病控制率分别为 53.3％和 32.6％($P<0.0001$);FOLFOX 组除轻微的手足麻木外,其他不良反应与阿霉素组比较差异无统计学意义。该项肝癌系统化疗的大型临床试验,证明了系统化疗对于晚期肝癌患者具有生存益处。

(六)免疫治疗

非特异性免疫治疗包括细胞因子治疗和免疫活性细胞过继性输注治疗;特异性免疫治疗主要有肿瘤疫苗治疗和单克隆抗体治疗。

1.细胞因子

常用于肝癌治疗的细胞因子有白细胞介素-2(IL-2)、干扰素(IFN)、肿瘤坏死因子(TNF)等,目前细胞因子的临床应用主要包括:IFN 治疗乙肝、丙肝 6 个月以上,不仅已收到了乙肝、丙肝的治疗疗效,并且使合并肝硬化者癌变率显著下降;采用局部肿瘤注射 IL-2、IFN、TNF,可直接杀伤癌细胞;IL-2、IFN 与化疗药物及细胞因子或淋巴因子激活或诱导的杀伤细胞(细胞毒性 T 淋巴细胞、淋巴因子激活的杀伤细胞和肿瘤浸润细胞 TIL)合用,有增效作用;IL-2、TFN 在临床肝动脉局部灌注疗效较为明显,PHC 切除术后肝动脉、门静脉局部灌注,可望降低肝癌术后局部复发率;乙型肝炎相关性 HCC 患者根治性切除术后长期应用 INF。一般认为,适当应用胸腺肽,和白介素-2 可以增强免疫功能,有辅助抗病毒和抗肿瘤作用,有助于降低术后复发和改善生活质量等,已显示出有一定的应用前景。联合应用多种细胞因子及与其他抗肿瘤治疗方法相结合是值得研究的课题。

2.细胞免疫

目前应用于肝癌的过继性免疫治疗的免疫活性细胞主要包括淋巴因子激活的杀伤细胞、肿瘤浸润细胞及细胞因子诱导的杀伤细胞和细胞毒性 T 细胞,临床应用表明与细胞因子或淋巴因子有协同作用,可应用于局部晚期肝癌患者,有姑息性治疗及降低术后局部复发率的作用。

细胞因子诱导的杀伤细胞治疗对于清除残留癌细胞、降低抗肿瘤治疗的不良反应、改善患者生活质量有较好的疗效。

3.肿瘤疫苗

DC 细胞是人体内最有潜力的抗原呈递细胞,能激活 T 细胞对抗原刺激的反应,临床上常用的 AFP 致敏的 DC 疫苗能诱导出 AFP 细胞毒性 T 淋巴细胞特异性杀伤性 T 淋巴细胞,对表达 A-FP 的肝癌细胞有特异性杀伤作用;HBsAg 基因脂质体介导传染的 DC 细胞疫苗,能诱导乙型肝炎表面抗原特异性细胞毒性 T 细胞,对表达 HBsAg 的肝癌细胞产生较强的杀伤作用。DC 疫苗有望成为肝癌有效的免疫治疗手段。

4.单克隆抗体

肿瘤抗原的单克隆抗体可以特异性识别肿瘤细胞,并且能作为载体将效应分子如放射性核素、化学药物等选择性地携带到肿瘤局部达到最大的杀伤作用,具有高效、低毒的特点。目前肿瘤治疗中常用的单克隆抗体载体有:抗 AFP 抗体、抗铁蛋白抗体、抗人肝癌抗体等,多与放射性核素交联,作组织 A 灌注治疗。

抗人肝癌单抗:[131]I 美妥昔单抗的靶点为肝癌细胞上的糖蛋白,对肝癌细胞具有较强的亲和力。可引导[131]I 发射高能 β 粒子杀灭癌细胞。有临床试验数据表明临床有效率为 27.4%,临床控制率为 86.3%,不可手术切除局部晚期肝癌治疗的 2 年生存率近 42%;而[131]I-AFP 抗体、[131]I 铁蛋白抗体国内试验证实具有一定的疗效,但试验例数较少,目前未被列入常规推荐范围。

(七)基因治疗

基因治疗方法主要包括:免疫基因治疗、抑癌基因治疗、自杀基因治疗、反义基因治疗。

1.免疫基因治疗

肝癌患者存在着免疫功能低下,免疫基因治疗主要为细胞因子的基因治疗,目前应用于肝癌基因治疗的细胞因子有 IL-2、IFN、肿瘤坏死因子和粒细胞—巨噬细胞刺激集落因子等,细胞因子的基因治疗分为两种:第一种为细胞因子通过逆转录病毒介导而导入免疫活性细胞,如 T 细胞、DC 细胞等,增强其功能,达到提高机体抗肿瘤的免疫作用,临床上常用的有在逆转录病毒介导下将 TNF 转入 T 细胞后,T 细胞 TNF 分泌水平提高,杀伤能力明显提高;第二种为细胞因子基因导入肝癌细胞,直接造成微环境中细胞因子高表达,吸引多种免疫细胞大量浸润并激发和增强其功能,增强对肿瘤细胞的免疫应答,从而有效地激活对肿瘤的特异性免疫反应,如在逆转录病毒介导下将 IL-2 导入肝癌细胞,IL-2 基因的高表达可促使肿瘤细胞凋亡。

2.抑癌基因治疗

用重组腺病毒载体将野生型 P53 基因转入 P53 基因已突变的肝癌细胞系中,P53 蛋白的有效表达可使肝癌细胞生长受到抑制并发生凋亡,同时已传染 P53 基因的肝癌细胞对化疗药物如顺铂等的敏感性提高。

3.自杀基因治疗

目前用于肝癌的自杀基因有单纯疱疹病毒(HSV)载体—胸腺嘧啶核苷激酶(TK)基因/丙氧鸟苷(GCV)和胞嘧啶脱氨酶(CD)基因/5-氟胞嘧啶(5-FC)两系统,简称 HSV-TK 基因/GCV 系统和 CD 基因/5-FC 系统,通过直接杀灭、旁观者效应、免疫效应三者共同作用达到治疗的目的。

(1)HSV-TK 基因/GCV 系统:用 HSV 作为载体携带 TK 基因,进入肝癌细胞中,HSV-TK 基因的表达使丙氧鸟苷三磷酸化,形成三磷酸核苷酸类似物,抑制肝癌细胞 DNA 聚合酶,从而使癌细胞蛋白合成受到抑制,癌细胞大量死亡;HSV-TK/GCV 系统不仅能使转染了 HSV-TK 基因的肝癌细胞大量死亡,而且可使周围未经传染的肝癌细胞也死亡,即旁观者效应;同时 HSV-TK/GCV 可使肝癌组织周围 CD4$^+$、CD8$^+$ T 淋巴细胞大量浸润,从而抑制肝癌细胞增殖,即免疫效应。

(2)CD 基因/5-FC 系统:将 CD 基因导入肝癌细胞中,可将进入肝癌细胞中的无毒性的 5-氟胞嘧啶转化为 5-FU,杀灭肝癌细胞。

近年来主张在自杀基因系统的基础上,提倡细胞因子与自杀基因的联合应用。

4.反义基因治疗

目前肝癌基因治疗中采用的反义技术主要是反义寡核苷酸技术和核酶技术。

(1)反义寡核苷酸技术:反义基因导入肝癌细胞系后,与靶细胞 mRNA 结合,阻断 mRNA 的翻译,即阻断 mRNA 复制,对 mRNA 进行抑制,如将胰岛素样生长因子Ⅰ、Ⅱ(IGF-Ⅰ、IGF-Ⅱ)反义基因导入肝癌细胞系后,肿瘤细胞的生长能力和致瘤性下降。

(2)核酶技术:因反义寡核苷酸技术难以与所有的靶基因 mRNA 结合,其抑制作用不完全,因此有学者设计出具有核酶活性的反义 RNA,既可阻断 mRNA 的翻译又可切割 mRNA。例如 Kim 等发现乙型肝炎病毒表达的 X 蛋白(HBx)对乙型肝炎病毒的复制及肝癌的发生具有重要作用,由此研制出 RZA 和 RZB 两种核酶活性的反义 DNA,导入肝细胞后分别可切割 HBx 基因开放阅读框的两个核苷酸位点,使 HBx 的 mRNA 水平和 HBx 的活性下降。

反义基因治疗,尤其是核酶技术给基因治疗带来新的希望。

（李爱华）

第三节　胆囊癌

一、发病因素

与胆囊癌发生密切相关的高危因素有胆石症、胆囊息肉(直径大于 1cm 息肉或单发息肉或广基无蒂息肉容易恶变)、胰胆管汇合异常、肥胖、吸烟、糖尿病、内外源性雌激素、性别(女性尤其是多产妇女)、节段性胆囊腺肌症、慢性炎症性肠病、结肠息肉、米里齐(Mirizzi)综合征、伤寒菌携带者、职业因素(从事炼油、化工、造纸、制鞋、纺织等)、胆囊造瘘术后、胆囊癌家族史、细菌感染(如沙门菌、伤寒和副伤寒杆菌以及螺旋杆菌等,可能与细菌感染诱导胆汁酸降解有关)、饮食习惯、手术治疗消化性溃疡与胆囊癌有关、年龄(>60 岁的人群)等。临床上见到以上高危因素患者时,应该注意对胆囊癌的筛查,对合并有胆囊癌高危因素的患者应行胆囊切除,以提高对胆囊癌的早期诊断率。

胆石症是胆囊癌最主要的危险因素,95％以上的胆囊癌患者合并有胆囊结石,相对危险度是普通人的 8.3 倍。胆石症发生胆囊癌的高危因素包括:①年龄>60岁,尤其女性;②胆石症病史 10 年以上;③结石直径>2.0cm 或多发结石,充满型结石者;④胆囊颈部结石嵌顿或 Mirizzi 综合征者;⑤B 超提示胆囊壁有局限性增厚;⑥胆囊结石疼痛由间断性转变为持续性;⑦合并胆囊息肉样病变;⑧胆囊无功能、瓷性胆囊;⑨萎缩性胆囊炎或胆囊壁钙化。

二、诊断

(一)临床表现

1.症状

胆囊癌早期因缺乏特异性症状而不易被察觉,当出现明显的临床症状时,多属晚期并已有转移而无法根治性切除,预后极差。胆囊癌早期可出现一些类似于良性胆道疾病(急性或慢性胆囊炎、胆石症等)的症状,如上腹部隐痛、胀痛不适、恶心、呕吐、乏力、纳差等。

(1)右上腹痛不适:是胆囊癌最常见的症状(60%～87%),40%的胆囊癌患者可出现腹痛症状加重、发作频率增多或持续时间变长。

(2)恶心、呕吐:占30%～40%,与急慢性胆囊炎有关,少数因肿瘤侵犯十二指肠致幽门梗阻。

(3)黄疸:约30%患者因肿瘤直接侵犯或肝门淋巴结转移压迫肝外胆管或胆管内播散,而导致梗阻性黄疸。

(4)其他:少数患者因合并感染或肿瘤性发热,而出现低热。一旦出现上腹部肿块、黄疸、腹水、明显消瘦、贫血和邻近脏器压迫症状,提示已属晚期。

2.体征

早期胆囊癌无特异性体征。合并急性胆囊炎时可有右上腹压痛;胆总管受到侵犯或压迫时,可出现阻塞性黄疸;胆囊管阻塞致胆囊肿大、肿瘤累及肝或邻近器官时可叩及腹部肿块;晚期还可出现肝大、腹水、下肢水肿等。

(二)实验室检查

迄今尚未发现对诊断胆囊癌具有重要诊断价值的特异性肿瘤标志物。血清和胆汁中癌胚抗原及CA199测定对早期诊断有一定的帮助,特别是后者的阳性率较高,可用作辅助诊断和根治术后的疗效观察。有研究表明,CA199及CEA平行法联合检测可将灵敏度提高到84.4%,系列法联合检测可将特异度提高到90.7%。迄今未发现对胆管癌具有特异性诊断价值的基因标志和诊断方法,文献报道与胆囊癌关系比较密切的基因有p53,K-ras和CDKN2(9p21)。细针穿刺细胞学检查特异性高,但敏感性差、假阴性率高,且有一定并发症,临床很少应用。

(三)医学影像学检查

1.超声检查

超声具有简便、无创、费用低、可反复检查等优点,为首选的检查方法。超声对胆囊癌的诊断敏感性为85%,诊断符合率80%。对胆囊微小隆起性病变以及早期胆囊癌的诊断价值优于CT,可作为胆囊癌的筛选检查方法,因此,定期行超声检查对早期诊断胆囊癌具有重要价值。

(1)B超:B超下诊断胆囊癌有4种类型:Ⅰ型为隆起型,乳头状结节从胆囊壁突入腔内,胆囊腔存在;Ⅱ型为壁厚型,胆囊壁局限或弥漫不规则增厚;Ⅲ型为实块型,因胆囊壁被肿瘤广泛浸润、增厚,加之腔内癌块充填形成实质性肿块;Ⅳ型为混合型。超声能清晰显示病变的大小、部位、数目、内部结构以及胆囊壁的厚度和肝受犯范围。其不足是易受胃肠道气体干扰,对同时患有胆囊结石的微小胆囊黏液隆起性病变检出率低。

(2)彩色多普勒超声:彩色多普勒超声能测及肿块内血流,可与胆囊胆固醇性息肉和结石鉴别。对胆囊隆起性病变的鉴别诊断具有重要价值。同时能无创地精确显示胆管和肝受犯范围和程度,以及肝门区主要血管(肝动脉、门静脉等)的受侵情况,与 CT 和 MRI 血管成像价值相近,甚至可替代血管造影。对胆囊癌的精确分期和手术可切除性评估有较高价值。此外,超声造影检查对胆囊癌诊断准确率更高。

(3)实时谐波超声造影:通过周围静脉注射六氟化硫微泡造影剂,随后用 CnTI 谐波技术在低声压下对病灶进行观察,可以实时观察肿块增强的方式及回声强度变化,并且与周围肝实质进行对比,有利于对病灶范围作出判断。

(4)内镜超声:内镜超声采用高频探头隔着胃或十二指肠对胆囊进行扫描,避免了肠道气体的干扰,不仅能检出<5mm 的病变,并可清晰地显示出胆囊壁的 3 层结构,能精确判定胆囊壁各层结构受侵深度和范围、周围血管受侵情况以及区域淋巴结有无转移,因而对胆囊癌早期诊断、精确分期及手术可切除性评估具有更高价值,可作为 B 超和彩超检查的补充手段。

2.动态增强 CT

(1)CT 的优势:CT 具有较高的软组织分辨率,对胆囊癌的诊断、分期、评估手术切除可能性均有帮助,是术前不可缺少的检查,对治疗方案的决定、术式的选择和预后判断具有很高价值,在这方面 CT 明显优于超声检查。增强 CT 能够精确显示肿瘤是否直接侵犯肝或肝门部,是否有肝转移、淋巴结及邻近脏器转移情况。

(2)CT 的典型表现:①胆囊壁局限或整体增厚,多超过 0.5cm,不规则,厚薄不一,增强扫描有明显强化;②胆囊腔内有软组织块影,基底多较宽,增强扫描有强化,密度较肝实质低而较胆汁高;③合并慢性胆囊炎和胆囊结石时有相应征象;厚壁型胆囊癌需与慢性胆囊炎鉴别,后者多为均匀性增厚;腔内肿块型需与胆囊息肉和腺瘤等鉴别,后者基底部多较窄。薄层和增强 CT 扫描可精确显示胆囊壁厚度及胆囊壁的浸润深度、肝及邻近器官和组织的受侵范围和程度、有无区域淋巴转移和肝内转移等。

(3)螺旋 CT 血管成像:螺旋 CT 血管成像能对门静脉、肝动脉等周围血管受侵情况可作出精确判断,对术前可切除性评估具有重要价值。螺旋 CT 血管成像对判断胆囊癌可切除和不可切除的准确率分别为 80% 和 89%。

3.MRI

(1)MRI 的优势:MRI 具有更高的对软组织分辨率,在对腔内小结节型早期胆囊癌的显示优于 CT。磁共振胆管成像(MRCP)可无创地获取整个肝内外胆道树的影像,对胆管受侵范围和程度可作出精确判断;磁共振血管成像(MRA)能精确地显示肝门区血管的受侵情况,与螺旋 CT 血管成像价值相近。MRI 对胆囊癌的术前分期、可切除性评估、手术方式的选择及评估预后等具有较高价值。

(2)胆囊癌的 MRI 典型表现。

Ⅰ期:胆囊壁局限性或弥漫性不规则增厚,胆囊内壁毛糙不光整或凹凸不平,可伴有突向腔内的菜花状或结节状肿块,T_1WI 呈低信号,T_2WI 呈等偏高信号,MRCP 可见胆囊内充盈缺损影,但胆囊壁的浆膜面光整。

Ⅱ期:胆囊窝内不规则异常软组织肿块,与胆囊壁分界不清,胆囊壁外层即浆膜面毛糙,胆囊窝脂肪间隙模糊不清,但与胆囊窝邻近肝组织分界尚清晰。

Ⅲ期:胆囊窝脂肪间隙消失,胆囊区见不规则软组织肿块,T_1WI 呈等偏低信号,T_2WI 呈等偏高信号,肿块占据胆囊大部分囊腔,胆囊基本形态不同程度消失,MRCP 表现为胆囊不显影或胆囊显示不清。胆囊窝周围邻近肝实质内出现异常信号,T_1WI 呈偏低信号,T_2WI 呈高信号,边缘不规则,与胆囊分界不清。

Ⅳ期:胆囊癌的 MRI 和 MRCP 表现除了上述Ⅲ期的表现外,还可有直接侵犯胃窦部、十二指肠,侵犯邻近腹膜、肝十二指肠韧带的表现,侵犯肝内外胆管和结肠等,以及腹腔肝门淋巴结转移、胰腺及胰头周围淋巴结转移、后腹膜淋巴结转移等的相应 MRI 征象。

MRA 能精确地显示肝门区血管的受侵犯情况,同时 MRCP 还能精确显示肝内外胆管受侵犯范围和程度。有学者报道 MRI 结合 MRA 和 MRCP 可以用于检查血管侵犯情况(灵敏度 100%,特异度 87%)、胆管受侵犯(灵敏度 100%,特异度 89%)、肝受侵犯(灵敏度 67%,特异度 89%)和淋巴结转移(灵敏度 56%,特异度 89%)。但由于存在运动伪影,缺乏脂肪和部分容积效应,MRI 往往难以评估胆囊癌对十二指肠的侵犯,且 MRI 也难以显示网膜转移。磁共振 B-TFE 序列属于梯度回波序列中的真稳态进动快速成像序列,具有扫描速度快、运动伪影少等特点,目前在临床中主要用于心脏、大血管的检查。有研究说明该技术能够清楚地显示增厚的胆囊壁、胆囊内的肿块及胆囊腔的改变,对于病变的检出率明显高于 MRI 常规序列。该序列除了能显示胆囊本身的改变外,还能清晰地显示病变对邻近肝、胆道等有无侵犯。由于在该序列中血液亦呈现为高信号,故也可以清楚显示病变对血管的包绕、侵犯及血管内有无癌栓,也有利于血管与淋巴结的鉴别。B-TFE 能够提供较多的胆囊癌的术前分期信息,对临床客观地评价患者术前情况、确定手术方式、评估预后提供了很大帮助。

4.内镜逆行胰胆管造影

内镜逆行胰胆管造影对胆囊癌常规影像学诊断意义不大,仅有一半左右的病例可显示胆囊,早期诊断价值不高,适用于鉴别肝总管或胆总管的占位病变或采集胆汁行细胞学检查。

(四)鉴别诊断

胆囊癌的鉴别诊断根据肿瘤的病程而不同。早期的胆囊癌主要与胆囊息肉、胆囊炎和胆囊结石鉴别。对老年女性、长期患有胆囊结石、胆囊萎缩或充满型结石、腹痛症状加重、发作频率增多或持续时间变长时,应警惕胆囊癌的可能,宜做深入检查。晚期胆囊癌需要与原发性肝癌侵犯胆囊鉴别,肝癌侵犯胆囊后可在胆囊区和肝门部形成较大肿块,类似晚期胆囊癌侵犯肝门胆管或淋巴结转移。胆囊颈管癌可直接侵犯或通过淋巴转移发生高位的胆管阻塞,临床表现类似肝门部胆管癌。胆囊癌常需与以下疾病鉴别。

1.胆囊腺瘤性息肉

与早期胆囊癌鉴别困难,年龄＞50岁;单发息肉,直径＞1.2cm;蒂宽、胆囊壁厚者,应高度怀疑恶变,尽早手术。

2.胆囊胆固醇贮积症

常多发,超声为等回声团,无声影,直径多＜10mm;彩超不能测及血流。

3.胆囊结石

B超为强光团回声伴声影,可多发,位置可随体位变化。

4.黄色肉芽肿性胆囊炎

患者一般情况好;常有胆囊炎反复发作病史;胆囊壁明显增厚但形态较光整、内壁光滑。

5.原发性肝癌侵犯胆囊

多有肝病史,AFP明显升高,肿块较大、多位于胆囊窝区或肝门部。

(五)临床分期

1.分期原则

此分期仅适用于胆囊癌(C23.0)和胆囊管癌(C24.0),并需经组织病理学确诊。以下是TNM分期的评估流程。

T分期:体格检查、影像学检查和(或)手术探查。

N分期:体格检查、影像学检查和(或)手术探查。

M分期:体格检查、影像学检查和(或)手术探查。

2.区域淋巴结

区域淋巴结为肝门部淋巴结(包括胆总管周围淋巴结、肝总动脉周围淋巴结、门静脉周围淋巴结和胆囊管周围淋巴结），腹腔淋巴结以及肠系膜上动脉周围淋巴结。

3.TNM临床分期

T：原发肿瘤

Tx：原发肿瘤无法评估。

T_0：无原发肿瘤证据。

Tis：原位癌。

T_1：肿瘤侵及固有层或肌层。

T_{1a}：肿瘤侵及固有层。

T_{1b}：肿瘤侵及肌层。

T_2：肿瘤侵及肌肉周围结缔组织，尚未穿过浆膜或侵入肝脏。

T_{2a}：肿瘤侵及肌肉周围结缔组织，尚未穿过浆膜。

T_{2b}：肿瘤侵及肝脏侧肌肉周围结缔组织，尚未穿过肝脏。

T_3：肿瘤穿过浆膜（脏腹膜）和（或）直接侵及肝脏和（或）一个其他的邻近器官或组织，如胃、十二指肠、结肠、胰腺、网膜、肝外胆道。

T_4：肿瘤侵及门静脉主干或肝动脉或侵及 2 个以上肝外器官或组织。

N：区域淋巴结

N_X：区域淋巴结转移无法确定。

N_0：无区域淋巴结转移。

N_1：1～3 个区域淋巴结转移。

N_2：4 个或以上区域淋巴结转移。

M：远处转移

M_0：无远处转移。

M_1：有远处转移。

4.pTNM病理学分期

pN_0：区域淋巴结清扫术标本的组织学检查通常包括至少 6 个淋巴结。如果淋巴结检查为阴性，但是淋巴结检查数目没有达到要求，仍可归类为 pN_0 分期（表4-4）。

表 4-4　pTNM病理学分期

分期	T	N	M
0 期	Tis	N_0	M_0
Ⅰa 期	T_{1a}	N_0	M_0
Ⅰb 期	T_{1b}	N_0	M_0

续表

分期	T	N	M
Ⅱa 期	T_{2a}	N_0	M_0
Ⅱb 期	T_{2b}	N_0	M_0
Ⅲa 期	T_3	N_0	M_0
Ⅲb 期	T_1, T_2, T_3	N_1	M_0
Ⅳa 期	T_4	N_0, N_1	M_0
Ⅳb 期	任何 T	N_2	M_0
	任何 T	任何 N	M_1

三、治疗

1.胆囊癌治疗方法选择的依据

在选择胆囊癌的治疗方法前,需明确以下情况。

(1)肿瘤情况:TNM 分期是国际公认的确定治疗方法的依据之一,包括肿瘤的大小、胆囊壁的浸润深度、肝受侵范围和程度、淋巴结转移情况,肝外胆管和血管(尤其是门静脉和肝静脉)的受侵范围和程度,邻近脏器(胃、十二指肠、胰腺和横结肠等)受侵情况,以及远处脏器是否有转移等。通常 0~Ⅲ期可选择手术治疗,Ⅳ期则根据具体情况可选择手术和姑息性治疗。

(2)肝功能情况:对需要行较大范围肝切除的患者,术前应对肝储备情况进行精确评估。

(3)全身情况:包括年龄、心肺功能、糖尿病、其他脏器严重病变。

2.治疗方法的选择

应严格按照病理分期(TNM 分期)、邻近器官受犯情况、肝功能情况及患者的全身情况,选择合理的治疗方案。

(1)手术治疗。

①单纯胆囊切除术:沿肝将胆囊完整切除。Tis 及Ⅰ期切缘阴性患者 5 年生存率可达 90%以上。

②胆囊癌根治术:包括完整切除胆囊及胆囊床外 2cm 以上的肝组织,将肝十二指肠韧带骨骼化清扫(包括肝门区后胰头后淋巴结)。Ⅱ期、Ⅰ期切缘阳性患者,5 年生存率70%~90%。

③扩大根治术:胆囊癌根治术同时需切除邻近脏器(胃、十二指肠、结肠等),累

及肝外胆管时,同时行肝外胆管切除、胆总管空肠鲁氏 Y 形吻合术,甚至胰十二指肠切除术。Ⅲ期及部分ⅣA期患者,5 年生存率可达 20%～40%。

④姑息性手术:对部分Ⅳ期胆囊癌患者出现相关的并发症,为延长患者生存时间或改善患者生活质量而施以相应的手术,5 年生存率 0～5%。

姑息性减黄术:对无法根治性切除或不能耐受手术的胆囊癌患者出现梗阻性黄疸时,可行经皮肝穿刺胆道引流术外引流或置入金属内支架管,或经内镜逆行胰胆管造影置入塑料胆道内支撑管或金属内支架管,近来可回收胆道金属内支架及具有内放射治疗作用的金属胆道支架管也开始应用于临床。部分能耐受手术的患者,也可行肝胆管空肠鲁氏 Y 形吻合术、U 管或 T 管支撑引流术、金属胆道支架置入术。

胃空肠吻合术:伴有十二指肠梗阻。

姑息性胆囊切除术:对伴有胆囊炎患者,出现局限性腹膜炎,胆囊可能发生坏疽甚至穿孔时。

(2)规范胆囊癌的活检方法:在胆囊肿块周围正常肝、胃、肠处解剖和分离,整块切除胆囊游离缘肿块,将胆囊从胆囊床全层切下。肿瘤位于胆囊床一侧或向肝浸润性生长应行肝楔形切除;肿块向横结肠、十二指肠、胃窦部浸润性生长则应行胃、肠部分切除术;黄色肉芽肿性胆囊炎和胆囊胃肠道瘘,应在肿块处穿刺活检,化学胶封堵。不应剖开胆囊取组织活检,应整块切除胆囊送检,避免胆汁外溢、癌细胞播散和种植。

高度癌疑照此方法处理而病理为良性病变者,亦不应视为违反医疗常规,但对此观点,因受现行的医疗规范的限制,目前尚有争议。

(3)腹腔镜在胆囊癌诊治中的相关问题:当腹腔镜胆囊切除未及时发现肿瘤时,关于腹壁戳孔处肿瘤种植和胆囊切除几个月内便有腹腔内广泛播散的事实(发生率约为 6%,发生穿孔种植或腹腔播散的患者平均生存时间不足 10 个月),已越来越引起人们的关注。因此,术前高度怀疑或已确诊为胆囊癌的患者,一度被视为腹腔镜手术的禁忌。若在腹腔镜手术下怀疑为胆囊癌(可切除)时,应立即进行开腹手术。腹腔镜胆囊切除术中应避免胆囊破裂、胆汁外溢,应用标本袋装入标本后取出,并常规剖检胆囊,对可疑病灶,应及时送快速病理检查。

随着腹腔镜技术的完善以及对术中操作的重视和改进,部分学者主张:对 TNM 分期Ⅰ～Ⅲ期胆囊癌患者,先行腹腔镜探查,如经探查发现肿瘤能被切除则转开腹手术,如不能切除则终止手术,或选择其他治疗方法。腹腔镜手术的优点是创伤小、恢复快,可明显改善患者的生活质量、缩短住院时间,也有利于其他综合治疗方法的尽早实施。

（4）化疗。

①术后辅助治疗：以往的文献报道显示胆囊癌的化疗效果不佳，常用的药物有氟尿嘧啶、丝裂霉素、多柔比星、表柔比星、顺铂等。近年来，一些新的化疗药开发并应用于胆管癌的治疗，以及化疗增敏方面的研究的进展，胆管癌的辅助化疗值得期待。单一用药的有效率约为 10%；联合化疗，如 FAM 方案（5-FU＋ADM＋MMC）、吉西他滨＋顺铂、吉西他滨＋紫杉特尔、吉西他滨＋氟尿嘧啶等，有效率为 15%～30%。有文献报道口服卡培他滨对胆管肿瘤效果较好，对晚期胆囊癌有效率为 50%。

②术前辅助化疗：胆囊癌的新辅助化疗，临床应用少，鲜有报道。

③选择性动脉插管灌注化疗：有报道在手术中经胃网膜右动脉置管入肝动脉，经皮下埋藏灌注药泵，于切口愈合后，选用 FMP 方案等化疗药物进行灌注化疗，根据病情需要间隔数周重复使用。此外，通过门静脉注入碘化油加入化疗药物，使其微粒充分进入肝窦后可起到局部化疗和暂时性阻断肿瘤扩散途径的作用，临床应用取得了一定效果，为无法切除的胆囊癌伴有肝转移的患者提供了可行的治疗途径。

④腹腔化疗：腹腔内灌注顺铂和氟尿嘧啶对预防和治疗胆囊癌的腹腔种植转移有一定的疗效。亦有报道开腹手术直视下置入缓释氟尿嘧啶，未开腹患者通过腹腔引流管在 B 超指导下将缓释氟尿嘧啶洒于胆囊床周围，可能会延长生存期。

（5）放疗。

①适应证：胆囊癌根治术后、不能切除或姑息性切除的晚期胆囊癌、术后局部复发者。

多组前瞻性的研究结果显示，胆囊癌对放疗有一定敏感性，可减少胆囊癌根治术后的复发率，对术后局部复发的病例以及不能切除或姑息性切除的晚期胆囊癌可缓解症状和延长生存时间。其中以 Kresl 和 Coworkers 的报道效果最好，外照射联合氟尿嘧啶等化疗可使根治性切除术患者的 5 年生存率由 33% 提高到 64%。伽马刀、射博刀等定向放射也有应用于胆囊癌原发灶和转移灶的治疗，可能有一定疗效，但缺乏大宗资料的研究。

②放疗方法选择：放疗方法有术前、术中、术后放疗以及经 PTCD 导管实施腔内照射，临床上应用最多的是术后放射治疗。术前放疗的目的是降低肿瘤细胞的活性，减少术中转移的机会；尽可能地缩小肿瘤，增加手术切除的机会。根据手术中明确的肿瘤部位和大小，并以金属夹对术后放疗的区域做出标记，进行外照射治疗。术前照射的剂量为 40～70Gy，分 5～7 周完成，术中放疗的剂量通常为 20～30Gy；术后可联合外照射和化疗治疗，45Gy 外照射、氟尿嘧啶 350mg/m^2 第 1～5

日和第28～32日静脉滴注化疗。

体外照射范围,原则上应包括原发灶和区域淋巴结。病灶局限又无远处转移的非根治性切除是术后体外照射的最好适应证。综合各家术后放疗结果报道,接受术后放疗的患者中位生存时间均高于对照组,尤其是对于NevinⅢ期、Ⅳ期或非根治性切除的病例,相对疗效更为明显。术后放射治疗一般在术后4～5周开始,外照射4～5周,选择的剂量既为肿瘤的治疗量又应在正常组织耐受范围之内。一般每周照射5日,每日1次,每次为1.8～2.0Gy。治愈性切除的预防性照射进行5周,总量为50Gy,非治愈性切除的放射总量为60～65Gy。腔内照射是指通过PTCD的导管将^{226}Ra、^{60}Co及^{192}Ir等密封的小放射源送入胆管腔内的放疗。腔内照射具有局部病灶照射剂量大、周围脏器放射损伤小的优点,尤其适用于胆管狭窄。但对远离放射源的胆管断端及手术剥离面照射剂量不够,所以一般将腔内照射与体外照射联合应用,剂量分别为10～20Gy和40～50Gy。

(6)介入治疗。

①介入性胆道引流术:对已失去手术机会伴有黄疸的晚期胆囊癌,尚可采用介入性胆道引流术减黄,如PTCD外引流或经PTCD或ERCP途径置入胆道内支撑管或金属内支架引流等。

②介入区域性化疗:对肿瘤姑息性切除和肝转移患者还可行介入区域性化疗。具体方法是首先行选择性腹腔动脉造影,导管进入肝总动脉后,30分钟内持续输注丝裂霉素20mg,以后隔6周重复1次上述治疗。从第2次起每次丝裂霉素剂量为10～15mg,每位患者至少接受5～7次治疗,总剂量为75～85mg。也可选用紫杉醇、吉西他滨和奥沙利铂等化疗药物。结果表明,高选择性动脉内化疗对肿瘤局限于胆囊壁(NevinⅠ～Ⅲ期)者效果较好;如果肿瘤侵犯胆囊壁以外,区域性化疗起不到控制肿瘤生长的作用。介入区域性化疗的优点是:a.靶器官的药物浓度高。b.术前应用使肿瘤和周围血管之间产生炎性间隙,有助于提高手术切除率。c.术后应用可杀死体内残留的肿瘤细胞,减少术后复发和转移。d.对于不能切除的胆囊癌患者,介入区域性化疗能有效地抑制肿瘤生长,延长患者生存期。e.减轻全身性的毒性反应。

(陈志雄)

第四节　结直肠癌

一、病因

结直肠癌统称大肠癌,其病因复杂多样,包括遗传因素、生活方式和其他疾病等。结直肠癌的发生是一个渐变的过程,通常从正常黏膜到腺瘤、再到结直肠癌的形成需要 10～15 年的时间,其间需要肿瘤相关基因的多阶段参与,包括 APC、K-ras、DCC 以及 p53 等。结直肠癌的多种病因均通过加速上述过程中的一个或多个阶段促进癌变。

(一)生活方式和饮食因素

饮食因素中,高脂肪、高蛋白质、低纤维素饮食会增加大肠癌的患病风险。其机制可能与胆汁酸的代谢有关,胆汁酸的脱羟作用在肠道内产生了致癌物质。高脂肪、高蛋白饮食使胆汁酸在肠道内可以缓慢通过且浓度升高,而高纤维素饮食则使胆汁酸在肠道内被稀释且可以快速通过。另外,摄入过多的煎炸、腌渍食品也与结直肠癌的发生有关,煎炸过程中蛋白质过度受热而产生某些致癌物质会促进结直肠癌的发生;而腌渍食品则与产生致癌物质亚硝酸盐有关。

生活方式因素中,吸烟、饮酒、肥胖和缺乏体力活动被认为是结直肠癌发病的潜在危险因素。

(二)遗传因素

遗传引起的结直肠癌主要见于家族性腺瘤性息肉病(FAP)和林奇综合征(LS),两者均为常染色体显性遗传性疾病。FAP 约占所有结直肠癌的 1%,常于青年时期发病,3/4 的患者在 35 岁以前发生癌变,50 岁以后几乎全部发展为癌。LS 约占所有结直肠癌的 3%,此类患者发生结直肠癌的总风险为 50%～80%,平均诊断年龄为 46 岁。

结直肠癌的遗传易感人群包含任何携带 APC、K-ras、DCC、p53 等基因突变的个体。上述基因的突变均能加快结直肠癌演变过程中的关键步骤,从而使结直肠癌发病的可能性明显增加,发病年龄明显提前。国内外研究均发现结直肠癌患者的亲属发生结直肠癌的危险性较一般人群明显增加,除生活方式类似外,遗传易感性是其中更重要的原因。

(三)疾病因素

结直肠癌的癌前病变包括结直肠息肉、腺瘤、炎症性肠病等,其中以结直肠腺瘤最为多见,约半数以上的结直肠癌由其演变而来。溃疡性结肠炎与克罗恩病可以引起肠道的多发溃疡及炎症性息肉,发病年龄越小,病变范围越广,病程越长,其癌变的可能性越大。血吸虫病和胆囊切除术后等也是结直肠癌高发的因素。

二、病理分类及临床分期

(一)大体分型

1.早期大肠癌

癌细胞局限于结直肠黏膜及黏膜下层者称早期结直肠癌。上皮重度异型增生且未穿透黏膜肌层者称为高级别上皮内瘤变,包括局限于黏膜层但有固有膜浸润的黏膜内癌。

有学者根据内镜下所见将早期大肠癌分为3型:①隆起型(Ⅰ型),多为黏膜内癌;②表面型(Ⅱ型);多为黏膜下层癌;③凹陷型(Ⅲ型);均为黏膜下层癌。

2.进展期大肠癌

可分为以下4种类型。

(1)隆起型:凡肿瘤的主体向肠腔内突出者均属此型。肿瘤呈球形或半球形,似菜花状,四周浸润少,预后好。

(2)溃疡型:肿瘤形成深达或贯穿肌层的溃疡者均属此型。此型肿瘤易发生出血、感染或穿透,转移较早。又分为局限溃疡型与浸润溃疡型。

(3)浸润型:肿瘤向肠壁各层弥漫浸润,使局部肠壁增厚,但表面常无明显溃疡或隆起。累及范围广、转移早、预后差。

(4)胶样型:少见。外形呈溃疡或伴有菜花样肿块,但外观及切面均呈半透明胶冻状。

(二)组织学分型

1.腺癌

腺癌占绝大多数。又分为管状腺癌及乳头状腺癌两种,后者恶性程度较低。

2.黏液腺癌

此型癌组织中含有大量黏液,以细胞外囊腺状结构为特征。癌细胞位于大片黏液中或位于充满黏液的囊壁上,预后较腺癌差。

3.印戒细胞癌

印戒细胞癌是从黏液细胞癌中分出来的一种类型。其胞质内充满黏液,核偏向一侧,呈圆形或卵圆形,典型的转移方式为腹膜播散及腹腔种植转移,预后很差。

4.未分化癌

未分化癌少见,预后最差。

5.其他

包括腺鳞癌、鳞癌、髓样癌、梭形细胞癌以及其他特殊类型或不能确定类型的肿瘤。

(三)组织学分级

WHO标准依据结直肠腺癌(普通型)中腺样结构的百分比进行分级。①1级为高分化,腺样结构大于95%。②2级为中分化,腺样结构为50%～95%。③3级为低分化,腺样结构为0%～49%。④4级为未分化,包括无腺样结构、黏液产生、神经内分泌、鳞状或肉瘤样分化等。

（四）临床分期

结直肠癌分期的依据是肿瘤浸润肠壁的深度、淋巴转移的范围以及是否出现远处转移。Dukes 分期目前临床上已较少使用，目前最常用的是由 AJCC 或 UICC 制订的结直肠癌 TNM 分期系统（第 8 版），具体如表 4-5 所示。

表 4-5 结直肠癌 TNM 分期

分期	标准
T 分期	
T_x	原发肿瘤无法评价
T_0	无原发肿瘤证据
T is	原位癌：黏膜内癌（侵犯固有层，未浸透黏膜肌层）
T_1	肿瘤侵犯黏膜下（浸透黏膜肌层但未侵入固有肌层）
T_2	肿瘤侵犯固有肌层
T_3	肿瘤穿透固有肌层未穿透腹膜脏层到达结直肠旁组织
T_4	肿瘤侵犯腹膜脏层或侵犯或粘连于附近器官或结构
T_{4a}	肿瘤穿透腹膜脏层（包括大体肠管通过肿瘤穿孔和肿瘤通过炎性区域连续浸润腹膜脏层表面）
T_{4b}	肿瘤直接侵犯或粘连于其他器官或结构
N 分期	
N_x	区域淋巴结无法评价
N_0	无区域淋巴转移
N_1	有 1～3 枚区域淋巴转移（淋巴结内肿瘤≥0.2mm）或存在任何数量的肿瘤结节并且所有可辨识的淋巴结无转移
N_{1a}	有 1 枚区域淋巴转移
N_{1b}	有 2～3 枚区域淋巴转移
N_{1c}	无区域淋巴转移，但有肿瘤结节存在：浆膜下、肠系膜或无腹膜覆盖的结肠旁或直肠旁、直肠系膜组织
N_2	有 4 枚或以上区域淋巴转移
N_{2a}	4～6 枚区域淋巴转移
N_{2b}	7 枚或以上区域淋巴转移
M 分期	
M_0	无远处转移
M_1	转移至 1 个或更多远处部位或器官或腹膜转移被证实

分期	标准
M_{1a}	转移至 1 个部位或器官,无腹膜转移
M_{1b}	转移至 2 个或更多部位或器官,无腹膜转移
M_{1c}	仅转移至腹膜表面或伴其他部位或器官的转移

根据不同的原发肿瘤、区域淋巴结及远处转移状况,分别对预后进行了适当的分组(表 4-6)。

表 4-6　解剖分期/预后组别

分期	T	N	M
0	Tis	N_0	M_0
Ⅰ	T_1	N_0	M_0
	T_2	N_0	M_0
ⅡA	T_3	N_0	M_0
ⅡB	T_{4a}	N_0	M_0
ⅡC	T_{4b}	N_0	M_0
ⅢA	$T_{1\sim2}$	N_1/N_{1c}	M_0
	T_1	N_{2a}	M_0
ⅢB	$T_{3\sim4a}$	N_1/N_{1c}	M_0
	$T_{2\sim3}$	N_{2a}	M_0
	$T_{1\sim2}$	N_{2b}	M_0
ⅢC	T_{4a}	N_{2a}	M_0
	$T_{3\sim4a}$	N_{2b}	M_0
	T_{4b}	$N_{1\sim2}$	M_0
ⅣA	任何 T	任何 N	M_{1a}
ⅣB	任何 T	任何 N	M_{1b}
ⅣC	任何 T	任何 N	M_{1c}

三、临床表现

早期结直肠癌可无明显症状,病情发展到一定程度可出现下列症状。

(一)排便习惯及形状的改变

常为最早出现的症状。排便习惯改变常表现为排便次数增多、排便不畅、里急后重、腹泻、便秘或腹泻与便秘交替出现。排便性状改变则多为粪便变形变细,并有黏液样便。

(二)血便

肿瘤表面与正常黏膜不同,在与粪便摩擦后容易出血。根据出血部位、出血量和速度以及肿瘤发展程度,可有柏油样便、黏液血便、鲜红色血便、便中带血或仅表现为粪便潜血试验阳性等不同表现。结肠癌有时不一定出现血便,有时表现为间断性和隐性出血。便血是直肠癌最常见的症状,80%以上的直肠癌有便血。

(三)腹痛和腹胀

腹痛和腹胀也是结直肠癌的常见症状。常见的原因包括肿瘤所致的肠道刺激、肿瘤的局部侵犯、肿瘤所致的肠梗阻、肠穿孔等。腹痛性质可分为隐痛、钝痛与绞痛。腹胀常为肿瘤引起不同程度肠梗阻的表现。60%~80%的结肠癌患者可出现不同程度的腹痛,定位不确切的持续性隐痛最为常见,排便时加重。直肠癌引起肠腔狭窄可致腹胀、腹痛、排便困难甚至肠梗阻,如肿瘤累及肛管括约肌,则有疼痛。

(四)腹部肿块

不管是良性还是恶性肿瘤,当肿瘤生长到一定体积时均可扪及的腹部肿块,恶性肿瘤较良性肿瘤更易表现为腹部肿块。腹部肿块约占右半结肠癌首诊患者的60%,以腹部包块就诊的左半结肠癌患者较少,占20%~40%。

(五)全身症状

随着病程进展,患者可出现慢性消耗性症状,如贫血、消瘦、乏力及发热,晚期出现恶病质。晚期还可出现黄疸、水肿、腹水等症状,有些可以在左锁骨上触及肿大淋巴结。

(六)肿瘤外侵转移症状

肿瘤扩散出肠壁在盆腔内有较广泛浸润或手术后腔内复发时,可引起腰骶部酸痛、胀坠感。当腹膜面广泛种植播散时可出现腹水或种植灶浸润压迫肠管而致的肠梗阻。当肿瘤浸润或压迫坐骨神经或闭孔神经根(腰骶丛)时可出现坐骨神经痛或闭孔神经痛。直肠癌晚期肿瘤可侵犯骶神经导致会阴部疼痛。肿瘤向前侵及阴道及膀胱黏膜时可出现阴道流血或血尿等。肿瘤累及输尿管时可出现肾盂积水,如双侧输尿管受累则可引起尿闭、尿毒症,为直肠癌术后盆腔复发而致死的常见原因。结肠癌如侵及与之接触、粘连的小肠形成内瘘时可出现餐后腹泻、排出尚未完全消化食物的症状。当腹膜后淋巴结广泛转移,肿大的淋巴结团块压迫下腔静脉、髂静脉时可出现两侧或一侧下肢水肿、阴囊或阴唇水肿等。

四、诊断

（一）临床检查

应进行常规体格检查,重点检查锁骨上区、腹股沟淋巴结,有无贫血、黄疸、腹部肿块、腹水、肠梗阻体征。

（二）直肠指检

直肠指检是简单而重要的检查方法,对发现早期肛管癌、直肠癌意义重大。在我国,低位直肠癌的发病率高,约有 75% 的直肠癌可在直肠指检时触及。直肠指检至少可扪及距肛门 8cm 以内的直肠壁情况。指检时应注意确定肿瘤大小、大体形状、质地、占肠壁周径的范围、基底部活动度,肿瘤基底下缘至肛缘的距离,肿瘤向肠外浸润状况,与周围器官的关系,有无盆底种植等,同时观察指套是否染血。结肠癌患者也应通过直肠指检或直肠阴道双合诊检查了解直肠膀胱陷凹或直肠子宫陷凹有无种植灶。

（三）实验室检查

1.大便隐血检查

大肠癌患者中 50%～60% 大便隐血试验阳性。大便隐血试验是非特异性诊断方法,任何情况引起消化道出血时均可导致大便隐血试验阳性。但作为一种简便、快速的方法,大便隐血试验是目前大肠癌普查和筛检最常用的方法,阴性结果不能完全排除肿瘤。

2.癌胚抗原检查

癌胚抗原是常用的消化系统肿瘤的诊断方法,但敏感性低,对于早期大肠癌诊断价值不大,常用于术后随访和检测复发转移。

（四）内镜检查

内镜检查包括直肠镜、乙状结肠镜及全结肠镜检查。纤维结肠镜是结直肠癌最基本的检查手段之一。内镜能明确肿瘤的位置、大小、形态,还可钳取组织以明确病理诊断。电子结肠镜也可以用来治疗早期结肠癌,对晚期结肠癌进行姑息性治疗以缓解症状,以及解除结肠癌造成的梗阻,为进一步手术创造条件。超声内镜对诊断结肠癌的肿瘤侵犯程度和疾病分期有一定的帮助。

（五）影像学检查

1.X 线检查

推荐气钡双重对比造影作为筛查及诊断结直肠癌的方法,但不能应用于结直肠癌的分期诊断。对于疑有结肠或直肠梗阻的患者,应谨慎选择。

2.CT 检查

CT 可以术前判断肿瘤位置、肿瘤是否穿透肠壁、邻近器官有无侵犯、有无淋巴转移以及远处转移,其针对＞1cm 肝转移灶的敏感性和特异性可达90％～95％。对于结肠癌推荐行全腹＋盆腔 CT(平扫＋增强)扫描,进行正确分期,为合理治疗提供依据。

3.MRI 检查

推荐 MRI 作为直肠癌的常规检查项目,用于直肠癌的术前分期。对于结肠癌主要用于评价肝转移灶、肝被膜下病灶以及骶前种植病灶等。

4.超声检查

推荐直肠腔内超声用于早期直肠癌分期诊断,用于了解患者有无肿瘤转移,尤其是肝转移,具有方便快捷的优势。

5.PET/CT 检查

不推荐常规使用,但对于病情复杂、常规检查无法明确诊断的患者可作为有效的辅助检查。对于术前检查提示为Ⅲ期以上的肿瘤患者,推荐使用。

(六)大肠癌的鉴别诊断

1.痔

便血是两者的共同表现,痔是大肠癌的主要误诊病种之一,在直肠癌误诊中约占 1/3,在结肠癌则相对较少,约占 1/6。对于 30 岁以上便血患者,应常规做直肠指检。

2.肠炎

慢性肠炎常表现为腹泻与便秘交替发作,统计表明,15％～20％大肠的临床表现为腹泻、便秘或两者交替发作。遇到此类患者应做进一步检查。

五、治疗

(一)外科治疗

外科治疗在大肠癌治疗中占据着最显著的地位,经外科治疗后大肠癌的 5 年生存率为50％～60％。若按照预后分期划分,Ⅰ期为 90％～95％,Ⅱ期为 80％～85％,Ⅲ期为 60％～70％,Ⅳ期则不足 20％。

1.结肠癌

结肠癌因肿瘤生长部位不同手术方式也各不相同,同一部位的结肠癌因分期的不同,其切除的范围以及淋巴清扫范围也各不相同。结肠癌根治术切除肿瘤及距肿瘤 10cm 以上的肠管、肠系膜及区域淋巴结。按肿瘤部位常分为右半结肠癌根治术(适用于盲肠、升结肠及肝曲的恶性肿瘤)、横结肠癌根治术(适用于横结肠中部癌)、左半结肠癌根治术(适用于结肠脾曲和降结肠癌)、乙状结肠癌根治术(适用于乙状结肠癌)。

早期结肠癌建议采用内镜下切除、局部切除或结肠切除术。如行内镜下切除或局部切除必须满足如下要求：①肿瘤最大径＜3cm；②切缘距离肿瘤＞3mm；③肿瘤活动，不固定；④仅适用于 T_1 期肿瘤；⑤高—中分化；⑥治疗前影像学检查无淋巴转移征象。

2.直肠癌

直肠癌手术治疗中直肠癌根治术应遵循全直肠系膜切除术（TME）原则，即在直视下完整锐性切除直肠及直肠系膜，并保证切除标本环周切缘阴性。该法切除了盆腔筋膜脏层内的全部直肠系膜，其目的在于整块切除直肠原发肿瘤及所有的区域性播散。这一手术使术后 5 年的局部复发率降至 4%～10%，无瘤 5 年生存率为 80% 以上。

（1）腹会阴联合直肠癌根治术（Miles 术、APR 术）：适用于直肠下段及肛管癌侵犯齿线近端和无条件做保留肛门的直肠中段癌患者。

（2）经腹部直肠癌切除术（直肠低位前切除术、Dixon 手术、LAR 术）：适用于乙状结肠下段、腹膜返折以上的直肠癌。低位直肠癌浸润转移的生物学行为研究表明，低位直肠癌的远切缘距离肿瘤 2cm 即可，这一理念使得 LAR 手术得到迅速推广。

（3）经腹直肠癌切除、结肠造口术：适用于可经腹切除的中段直肠癌，有以下两种情况或之一者：①年老体弱、合并有严重的心肺疾病不能耐受手术者；②肿瘤晚期有远处转移或肿瘤系姑息性切除者。

（4）经腹直肠切除、结肠肛管吻合术：适用于可经腹切除但经腹吻合困难的直肠癌。

（5）经腹会阴、直肠、子宫附件及阴道后壁整块切除术（后盆腔切除术）：适用于女性腹膜反折平面以下直肠前壁肿瘤。

（6）保留盆腔自主神经的直肠癌根治术：性功能障碍是直肠癌术后常见的并发症。随着年轻直肠癌患者的增多、生存期延长以及患者对生活质量要求的提高，性功能障碍在直肠癌患者中日益受到关注。这种手术在保证肿瘤根治的前提下，辨别和保留盆腔自主神经，在预防直肠癌术后排尿障碍和性功能障碍等方面有显著作用。

（7）局部切除术：直肠癌的局部切除是指将肿瘤及其周围 1cm 的肠壁全层切除。该手术的理论基础是当病变局限于黏膜而未超过黏膜肌层时几乎无淋巴转移风险，但当病变侵及黏膜下层时则有近 5% 的概率发生淋巴转移，故当病变局限于黏膜或黏膜肌层时可单纯切除病变部位、无须进行区域淋巴结清扫，即可达到根治目的。局部切除患者术后存在局部复发和转移的风险，因此应严格把握适应证。

3.肛管癌手术

肛管癌未侵犯齿线,可行局部广泛切除,亦可行放疗、化疗为主的综合治疗辅以局部切除。肛管癌已侵犯齿线则按直肠癌处理,肛周皮肤癌按皮肤癌处理。

4.急诊手术治疗

急诊手术的大肠癌患者占全部患者手术量的1/3。常见的大肠癌并发症有以下3种。

(1)梗阻:7%～29%的大肠癌以急性肠梗阻为首发症状,是大肠癌预后不良的因素之一。急性结肠梗阻中,癌性梗阻占78%。

(2)穿孔:大肠癌引起穿孔的发生率为6%,穿孔常发生于盲肠和肿瘤两处部位。盲肠穿孔继发于癌性梗阻,肿瘤部位的穿孔是癌性溃疡穿透肠壁的结果。

(3)出血:大肠癌引起大出血较少见,约占下消化道大出血的10%。手术治疗仅适用于内科治疗无效的情况,手术应力争切除出血病灶。

在患者的一般情况允许时,均可考虑急诊手术治疗。大肠癌急诊手术治疗的首要目的是解除威胁患者生命的大肠癌并发症,其次兼顾肿瘤的治疗。手术应在适当准备,如补充血容量,纠正水、电解质紊乱等后进行。

(二)放射治疗

直肠癌围手术期放疗可提高治愈的机会,姑息性放疗可缓解症状。结肠癌放疗效果存在争论,一般其放疗是作为联合手术、化疗等治疗手段的措施之一。

1.术前放疗

术前放疗可缩小肿瘤体积、提高手术切除率、减少淋巴转移、减少远处转移及减少局部复发机会。多采用体外照射,放疗后手术时间随照射、剂量不同而异。

2.术后放疗

术后放疗可减少局部复发率,提高生存率。

3.姑息性放疗

适用于无法根治的晚期或复发患者,以缓解局部症状为目的。

4.放疗并发症

因为肠的放射耐受性较差,放疗的急性反应主要有急性肠黏膜炎,临床表现为大便次数增加、腹痛、腹泻,严重者有血便。直肠照射时会发生膀胱刺激征,如尿频、尿急。后期的放射并发症有肠纤维化、肠粘连、肠营养吸收不良,较严重者会出现肠穿孔。

(三)化学治疗

化疗是结直肠癌重要的综合治疗手段之一,术后辅助化疗可以降低术后复发和远处转移的风险。还可作为晚期失去手术指征患者的治疗手段,减缓疾病进展以及延长生存时间。

1.常用化疗药物

(1)氟尿嘧啶:是最早用于结直肠癌化疗的有效药物,为时间依赖性药物,维持一定时间的血药浓度可明显加强其疗效,因此目前强调采用持续静脉滴注。

(2)亚叶酸钙:是氟尿嘧啶的生化调节剂,使氟尿嘧啶的细胞毒作用明显加强,单药使用无抗肿瘤作用。据分析,亚叶酸钙联合氟尿嘧啶疗效比单用氟尿嘧啶增加1倍,目前亚叶酸钙联合氟尿嘧啶是晚期结直肠癌的标准治疗方案。

(3)奥沙利铂:是第3代铂类抗癌药物,奥沙利铂的主要不良反应是蓄积性的外周感觉神经异常。停药后中位时间13周可恢复。

(4)伊立替康:是拓扑异构酶Ⅰ抑制剂,主要不良反应是骨髓抑制和延迟性腹泻。

(5)口服氟尿嘧啶类:目前较常用的有卡培他滨,是氟尿嘧啶前体,疗效高且不良反应低,主要不良反应是手足综合征。作为结直肠癌一线治疗药物之一,可以单药使用,也可与奥沙利铂联合使用。

2.辅助化疗

结直肠癌的化疗均以氟尿嘧啶为基础用药,不同的组合衍生出不同的化疗方案,以全身静脉化疗为主。在治疗期间应根据患者体力情况、药物毒性、术后 T 和 N 分期、患者意愿,酌情调整药物剂量和(或)缩短化疗周期。

(1)FOLFOX 方案:奥沙利铂联合亚叶酸钙和氟尿嘧啶,是目前结直肠癌术后辅助化疗和晚期结直肠癌姑息化疗最有效的方案之一。奥沙利铂第1日+亚叶酸钙第1~2日+氟尿嘧啶第1~2日静脉滴注+氟尿嘧啶第1~2日静脉推注,每2周重复。

(2)CapOX 方案:奥沙利铂联合卡培他滨。奥沙利铂首日静滴,随后卡培他滨口服2周,每3周重复。

(3)Mayo Clinic 方案:亚叶酸钙联合氟尿嘧啶连用5日,每日1次,每3~4周重复。

(4)FOLFIRI 方案:伊立替康与氟尿嘧啶和亚叶酸钙联用的2周用药方案。伊立替康第1日+亚叶酸钙第1~2日+氟尿嘧啶第1~2日静脉滴注+氟尿嘧啶第1~2日静脉推注。每2周重复。

(5)口服卡培他滨:服用14日,停7日重复。加用维生素 B_6 可减少不良反应。

3.姑息性化疗

姑息性化疗是进展期结肠癌综合治疗的重要手段,可以使部分原无手术指征的结肠癌或有转移的患者获得手术切除的机会。给药途径可分为静脉全身化疗和动脉插管区域化疗。

4.局部化疗

包括肝脏的局部化疗和腹腔内局部化疗。常用的肝脏局部化疗方法包括肝动脉灌注化疗(HAIC)和肝动脉栓塞化疗;腹腔内局部化疗方法为腹腔热灌注化疗(CHPPC)。

(四)中医综合治疗

中医综合治疗是肿瘤综合治疗的重要组成部分。在肿瘤治愈性手术后,长期中医治疗有抗转移、抗复发作用。在肿瘤晚期,体能状态好者行姑息性放化疗联合中药综合治疗可增效、减毒;体能状态差者,中医综合治疗可延长其生存期,提高其生活质量。大肠癌常用的中药制剂:①静脉滴注抗癌中药制剂有康特莱注射液、榄香烯乳注射液、华蟾素注射液等;②口服抗癌中成药制剂有华蟾素片、参莲胶囊等。

(五)多学科综合治疗

大肠癌多学科综合治疗可以为患者提供全面有效的治疗和护理。一般由专科外科医师、肿瘤内科医师、放射治疗医师、病理诊断医师、内镜医师、放射诊断医师、专科护士和精神心理医师组成,治疗大肠癌的相关医护人员共同参与患者的诊治,保证治疗的最佳质量和最好效果。

(陈志雄)

第五节　胰腺癌

胰腺癌一般指胰腺外分泌组织发生的肿瘤。由于胰腺解剖位置深而隐蔽,不易早期发现且其恶性程度高,一旦发现一般多为晚期,故其切除率低、愈后差。

一、病因

尚不完全明了,发病影响因素有以下 3 个方面。

(一)环境因素

包括吸烟,酗酒,高蛋白、高脂肪饮食。吸烟是唯一公认的危险因素,长期吸烟,尤其 20 年以上烟龄,是胰腺癌发病的高危因素。

(二)个人因素

性别、年龄、家族遗传及基因突变等因素,男性多于女性,50 岁以上多见。胰腺癌发生可能与多种基因突变引起的遗传易感性提高有关,例如 BRCA1/2、MSH2/6、MLH1、PMS、Pm52、APC、CFTR、PRSS1/2、$CDKN_2A$/P16、STK11/LKB1、FA、ATM、TP53 等基因突变能够引起体内多个胚系突变而诱发多种遗传综合征,包括遗传性乳腺癌和卵巢癌、遗传性非息肉性结肠癌、遗传性结直肠息肉病、囊性纤维性病、遗传性胰腺炎、家族性非典型性多发性黑色素瘤综合征、柏查综合征、范科尼(Fanconi)贫血、毛细血管扩张性共济失调综合征及克氏综合征等遗传综合征可以增加胰腺癌发病的风险,约 10％的胰腺癌患者具有遗传背景,易出现家族遗传倾向。

(三)病理因素

糖尿病是胰腺癌的风险因素之一,特别是老年、低体重指数、无糖尿病家族史的患者,新发 2 型糖尿病时,应注意随访并警惕胰腺癌的可能。另外,降糖药物使用(磺脲类药物)可能与糖尿病患者罹患胰腺癌风险之间有一定的相关性,目前还不能确定。研究认为由酒精、胆石症、遗传因素等病因引起的慢性胰腺炎是胰腺癌发病的危险因素,慢性胰腺炎的导管化生是引起胰腺癌的重要原因,其分子机制可能与 K-rays、PRSS1/2、SPINK1、CFTR 等基因突变和染色体的不稳定性有关。

二、病理分类及临床分期

原发性胰腺癌可以发生在胰腺任何部位,大体上根据其发生在胰腺的部位分为胰头癌、胰体癌、胰尾癌和全胰癌。其中胰头癌占 60％～70％,胰体癌占 20％～30％,胰尾癌占 5％～10％,全胰癌占 5％。

(一)组织学分类

1.导管腺癌

80％～90％为导管腺癌。肿瘤主要由不同分化程度的导管样腺体构成,伴有丰富的纤维间质。导管腺癌包括以下类型:①乳头状腺癌;②管状腺癌;③囊腺癌;④扁平上皮癌;⑤腺扁平上皮癌;⑥黏液癌;⑦其他,如筛状腺癌、黏液表皮癌、印戒细胞癌。

2.腺泡细胞癌

仅占胰腺癌的 1％,多发于老年人。腺泡细胞癌主要转移至局部淋巴结、肝、肺、脾。

3.小腺体癌

少见类型的胰腺癌。胰头癌较为多见,肿块很大。

4.大嗜酸性颗粒性癌

胰腺中此型肿瘤罕见,文献中仅有数例报道。肿瘤可较大,早期有肝转移。

5.小细胞癌

形态上和小细胞肺癌相似,占 1％～3％。此型预后很差,患者多在 2 个月内死亡。

(二)临床分期

胰腺癌的病理分期目前得到广泛认可和应用的是 AJCC 2017 年发布的第 8 版 TNM 分期系统,具体如表 4-7 所示。

表 4-7　胰腺癌 TNM 分期

分期	标准
T 分期	
T_x	原发肿瘤无法评估
T_0	无原发肿瘤的证据
T is	原位癌
T_1	肿瘤局限于胰腺,最大直径≤2cm
T_{1a}	肿瘤最大径≤0.5cm
T_{1b}	肿瘤最大径>0.5cm 且<1.0cm
T_{1c}	肿瘤最大径≥1.0cm 且≤2.0cm
T_2	肿瘤局限于胰腺,最大直径>2cm 且≤4.0cm
T_3	
	肿瘤侵犯至胰腺外,但未累及腹腔干或肠系膜上动脉肿瘤最大径>4cm
T_4	
	肿瘤侵犯腹腔干或肠系膜上动脉和(或)肝总动脉(原发肿瘤不可切除)
N 分期	
N_x	区域淋巴结无法评估
N_0	无区域淋巴转移
N_1	(1~3)枚区域淋巴结转移
N_2	4 枚及以上区域淋巴结转移
M 分期	
M_x	远处转移无法评估
M_0	无远处转移
M_1	远处转移

(三)浸润和转移

胰腺癌的转移途径主要是淋巴转移和直接浸润,其次为血行转移、腹膜种植及沿神经鞘蔓延。胰腺癌确诊时,大约 10%患者肿瘤仍限于局部,而 90%的患者已发生转移,其中 50%以上转移至肝脏,25%发生肠系膜转移,20%以上侵犯十二指肠。

1.直接浸润

直接浸润是胰腺癌转移的主要形式之一。早期即可直接侵犯邻近的胆总管下端、门静脉、下腔静脉及肠系膜上血管。晚期通常浸润腹膜后纤维脂肪组织、小网膜囊、十二指肠、胃后壁等,肿瘤与所受累的组织广泛融合连成一团,形成较大肿块,固定于腹腔。胰体及胰尾部肿瘤侵犯腹膜、大网膜后发生广泛的种植性转移并产生血性腹水。

2.淋巴转移

胰腺富含淋巴组织,淋巴转移发生较早。位于胰头部的淋巴结及肝、胆等器官转移机会最多,通常肝门部及幽门下淋巴结群转移率最高,而胰体尾部肿瘤转移则更为广泛,除发生周围淋巴转移外,常可广泛转移至肝、肺、骨髓等器官。远隔部位的淋巴转移包括纵隔及支气管淋巴结、左锁骨上淋巴结,此时疾病已相当晚期。

3.沿神经鞘膜浸润转移

胰腺癌向后方浸润累及腹膜后神经鞘膜及神经根,产生持续性背部疼痛。

4.血行转移

胰腺癌可直接累及门静脉、肠系膜血管、脾静脉及下腔静脉。血行转移通常由门静脉转移至肝,再转移至肺,继而转移至肾上腺、肾、脾、脑及骨髓等组织。

5.腹膜种植

将脱落肿瘤细胞直接种植转移至大网膜、小网膜、盆底腹膜。

三、临床表现

(一)症状

胰腺癌的早期无任何症状,且肿瘤发展到一定程度出现首发症状时又极易与胃、肠、肝、胆等相邻器官疾病相混淆。胰腺癌最常见的症状有体重减轻、腹痛、黄疸和消化道症状。有10%的患者在明确诊断之前就已发现不明原因的体重减轻,体重可下降10~20kg。

1.上腹部饱胀不适或上腹痛

是最早出现的症状。胰腺癌腹痛的部位较深,定位不精确,以上腹部最多见。按肿瘤的部位,胰头癌腹痛多偏于右上腹,而体尾癌则偏于左上腹。在早期,由于胆总管或胰管不完全梗阻,食后胆汁、胰液排空不畅,甚至因胰管内压力增高、小胰管破裂胰液外溢,会引起胰腺组织慢性炎症,故患者常表现为进食后上腹部饱胀不适和隐痛;当胆总管、胰管完全梗阻时,则上腹钝痛明显,饭后加重;晚期肿瘤侵及腹膜后神经组织,表现为持续性剧烈疼痛,这种疼痛与进食无关,往往向腰背部放射,有时伴有肩部牵涉痛,仰卧时疼痛加剧,坐位、前倾弯腰或侧卧时可缓解,患者往往不敢仰卧而采用俯卧或膝肘位等被动体位。

2.黄疸

与肿瘤生长的位置有关。胰腺癌引起胆管堵塞和梗阻性黄疸的程度,由不完全堵塞发展到完全堵塞。初期时胆管内压力增高,胆管代偿性扩张,然而胆汁尚能进入肠道内,此时不出现黄疸。随着堵塞程度进一步加重,临床上可表现为不完全性梗阻性黄疸。最后胆管完全梗阻,临床上表现为完全性梗阻性黄疸。大便的颜色随黄疸加深而变淡,最终出现完全性梗阻性黄疸时,大便为陶土色,小便颜色呈浓酱油色。胆盐沉积于皮肤或胆盐使周围细胞分泌蛋白酶,均可出现全身皮肤瘙痒,但患者瘙痒程度不一。

3.消化道症状

2/3 的患者就诊时有不同程度的厌食或饮食习惯改变,尤不喜食高脂肪、高蛋白质饮食;1/2 的患者有恶心、呕吐,少数患者有黑粪、便秘、腹泻。引起上述症状的原因除肿瘤本身在体内的代谢产物对机体的毒性作用外,尚有因胰功能不全、胰胆管狭窄致使胰液、胆汁不能排于肠管,造成食物尤其是脂肪及蛋白质类物质吸收障碍。

4.发热

约 1/3 的患者就诊时有发热,这可能与胆管梗阻合并胆管感染有关,多为高热,时有寒战,故易和胆石症、胆管感染相混淆。

5.消瘦、乏力

由食量减少、消化不良和肿瘤消耗所致。

(二)体征

胰腺癌在临床上可出现多种体征。这些体征和患者患病时间长短、肿瘤部位、组织细胞的种类以及年龄、抵抗力等均有密切关系。

1.肝、胆囊肿大

胰腺癌直接压迫肝外胆管或转移淋巴结压迫、胆管粘连与屈曲等原因,造成肝内外胆管和胆囊扩张以及肝脏的胆汁淤滞性肿大,肿大的程度与病期长短以及胆管受压程度关系密切。

2.腹部肿块

胰腺深藏于后腹壁,难以摸到,胰腺癌时如已摸到胰腺肿块,多数已属进行期或晚期。

3.腹水

一般出现在胰腺癌的晚期,多为肿瘤的腹膜浸润、扩散所致。此外,也可由于营养不良、低蛋白血症、肿瘤或转移淋巴结压迫门静脉或门静脉、肝静脉发生血栓而引起腹水。腹水的性状可能为血性或浆液性。

四、诊断

胰腺癌的早期发现是影响治疗和愈后的决定性因素,但由于胰腺癌早期无特征性临床症状,有黄疸和肿块时许多患者已丧失根治性手术的机会,故询问病史时对 40 岁以上中老年患者主诉有食欲缺乏、消瘦、上腹部不适者,除考虑肝、胆、胃、肠疾病外,应想到早期胰腺癌的可能。40 岁或 40 岁以上有下列任何临床表现的患者应该怀疑有胰腺癌:①梗阻性黄疸;②近期出现无法解释的体重下降超过10%;③近期出现不能解释的上腹或腰背部疼痛;④近期出现不能解释的消化不良而钡餐检查消化道正常;⑤突发糖尿病而又没有使之发病的因素,如家庭史或肥胖;⑥突发无法解释的脂肪泻;⑦自发性胰腺炎的发作;如果患者嗜烟应加倍怀疑。

(一)实验室诊断

1.血清生化学检查

血清碱性磷酸酶、γ-谷氨酰转移酶、乳酸脱氢酶升高,以直接胆红素升高为主的血清胆红素进行性升高,常提示胆管部分梗阻,须进一步检查肿瘤存在的可能性。另外,血清淀粉酶及脂肪酶的一过性升高也可提示早期胰腺癌,与胰管堵塞导致继发性胰腺炎有关。血糖、尿糖升高、糖耐量试验阳性,一般表示胰腺癌已入进展期或晚期,胰岛细胞内分泌功能受到影响。

2.肿瘤标志物检查

血清肿瘤相关抗原中,CA199对胰腺癌的诊断较敏感,特异性好,目前临床应用较为广泛。肿瘤切除后CA199浓度会下降,如再上升,则有复发的可能,因此可作为术后随访的指标。

3.基因检测

目前比较实用的是Kras基因,该基因在胰腺癌的突变率可达90%～100%,其中75%以上为第12位密码子突变。检测Kras基因对临床上胰腺癌筛选诊断有一定意义,但特异性相对较差。

(二)影像学诊断

1.B超检查

超声是胰腺癌首选的无创性检查项目。可发现直径在2cm以上的局限性肿瘤,并可探查胰管及胆总管是否扩张、胆囊是否肿大及肝内腹膜后是否有淋巴转移等。内镜超声探头可经内镜进入胃内紧贴胃后壁对胰腺做全面检查,诊断率提高至90%左右。

2.CT检查

对胰腺癌诊断有重要作用。CT扫描可显示胰腺肿块的位置、大小、密度以及有无主胰管中断、狭窄、管壁僵硬、病灶局部扩散、血管受侵及淋巴转移等情况,可发现直径小于1cm的小肿瘤。

3.MRI检查

能发现与CT相似的表现,磁共振胰胆管成像(MRCP)则可整体、立体地显示肝内外胆管及胰头区情况,对判断病变范围及手术切除有一定帮助。可发现大于2cm的胰腺肿瘤,为安全、不用造影剂的诊断方法,但MRI空间分辨率较差,对早期胰腺癌的诊断作用有限。

4.经内镜逆行胰胆管造影

经内镜逆行胰胆管造影(ERCP)对胰腺癌诊断有较大帮助,可发现主胰管中断、狭窄,管壁僵硬、扩张、中断、移位等。ERCP主要用于解除胆道梗阻。

5.经皮经肝胆管造影

经皮经肝胆管造影(PTC)对胰腺癌引起胆管扩张或伴有黄疸者,确定其胆管梗阻部位和性质有较高价值。PTCD可作为术前减黄手段,为手术安全性做准备。

6.血管造影

在日本已定为胰腺癌诊断常规,可判断胰腺癌的大小、周围浸润范围和程度以及有无肝转移,以便术前对手术方法和切除范围做出正确的估计。

7.PET

PET可检出小至0.5cm的病灶,可发现早期的胰腺癌和小的转移淋巴结,在区分局部肿瘤复发灶或术后改变方面优于CT,但术前评估手术可切除性方面不及CT。在临床上,PET图像一定要与CT或MRI影像相结合,使灵敏的代谢改变与精确的解剖图像互补,从而提高胰腺癌的早期识别能力。

(三)细胞学检查

在CT或B超引导下的细针抽吸,对胰腺癌诊断的准确性可达76%～90%,其特异性几乎可达100%;在没有手术指征或患者不愿意接受手术时,细针穿刺抽吸无论对胰尾、胰体损害或转移病灶都非常有指导意义。

(四)超声内镜

超声内镜是在内镜技术的基础上结合了超声成像,可提高胰腺癌诊断的灵敏度和特异度,特别是超声内镜引导细针穿刺活组织检查,已成为胰腺癌定位和定性诊断最准确的方法。另外,超声内镜也有助于判断肿瘤分期,诊断$T_{1～2}$期胰腺癌的灵敏度和特异度分别为72%和90%,诊断$T_3～T_4$期胰腺癌的灵敏度和特异度分别为90%和72%。

五、治疗

(一)外科治疗

外科治疗是目前治疗胰腺癌最有效的方法,也是解决患者症状、提高生活质量的有效姑息性措施。

1.胰十二指肠切除术

胰十二指肠切除术是胰头癌首选的根治性手术。手术范围包括胰头、远端1/2胃、全段十二指肠、胆总管下端、十二指肠悬韧带以下约15cm的空肠,同时清扫其间相应的脂肪及淋巴组织,并重建消化道,包括胆管空肠吻合、胰管空肠吻合及胃空肠吻合。

2.保留幽门的胰十二指肠切除术

即保留了全胃幽门和十二指肠球部,其他的切除范围与经典的十二指肠切除术相同。但有学者认为,该术式对幽门下及肝动脉周围淋巴结清扫不充分,可能影响术后效果,因此主张仅用于较小的胰头癌或壶腹部癌、十二指肠球部和幽门部未受侵者。

3.胰体尾切除术

适合胰体尾癌,范围包括胰腺体尾部、脾及脾动脉淋巴清扫,可包括左侧Gerota 筋膜。

4.全胰腺切除术

适用于胰腺多发癌、胰颈体部癌或者胰腺导管内黏液乳头瘤癌变累及全胰腺的情况。

5.胰腺癌扩大切除术

胰腺癌多呈浸润性生长,易侵犯周围邻近脏器和血管(门静脉、肝动脉和肠系膜上动静脉),导致切除率偏低。近年来随着手术方法和技术的改进、围手术期处理的完善,部分累及肠系膜上血管、门静脉者可施行胰腺癌扩大切除手术,将肿瘤和被累及脏器一并切除,用自体血管或人造血管重建血管通路。

6.胰腺癌微创手术

随着微创外科理念的发展,腹腔镜手术和外科手术机器人技术已经逐步应用到胰腺疾病的诊治,以尽可能保留患者脏器功能,减少对患者的创伤。

7.姑息性治疗

胰腺癌经手术探查证实已不能根治性切除时,为了缓解症状、解除梗阻、延长患者生命,可根据病变情况施行相应手术。对黄疸患者,可行胆囊、胆总管空肠吻合术;对十二指肠梗阻患者,可行胃空肠吻合;对腹部和腰背部剧痛的患者,可行胆肠吻合,缓解胆汁淤积造成的疼痛。

(二)化学治疗

化疗在胰腺癌的综合治疗中占有重要地位,现有资料表明,无论是胰腺癌切除术后还是无法切除的胰腺癌患者,化疗对提高生存率均有一定的帮助。胰腺癌化疗可分为胰腺癌的术后辅助化疗及术前辅助化疗(新辅助化疗),化疗药物临床应用种类及配伍方案较多;可经外周静脉输入的全身系统化疗,也有经门静脉或肝动脉的区域性化疗。由于多数临床研究不是严格意义上的前瞻性双盲对照研究,所以得出的结论也各不相同。根据目前少数大宗病例数的前瞻性双盲对照试验结果,比较公认有效的方案为单用吉西他滨或吉西他滨与氟尿嘧啶的组合,两者疗效相似。

1.适应证

根治性手术切除后辅助化疗、胰腺癌伴转移、局部进展无法切除胰腺癌、手术或其他治疗后复发转移、取得病理诊断的术前新辅助化疗。

2.禁忌证

严重消瘦或已出现明显恶病质者、伴有急性感染或有脓毒出血症者、白细胞计数 $<3\times10^9/L$（3000/mm^3）、血小板计数 $<70\times10^9/L$（7 万/mm^3）者（相对禁忌证）；严重心、肾疾病患者；肺转移出现大量胸腔积液、腹腔出现大量腹水者。

3.单药治疗

氟尿嘧啶是第一个被报道用于胰腺癌化疗的药物，有效率约 10％，可轻度改善生存期。因此被广泛应用，是最主要的药物，但与其他常规药物联合应用仅轻度增加疗效，预后无显著改善。而其他药物大多疗效欠佳，毒性偏大，现已较少使用。

与氟尿嘧啶相比，吉西他滨在提高生存质量方面略显优势。吉西他滨为阿糖胞苷类似物，其药理特性独特，不良反应低微，具有中度抗胰腺癌作用，可以明显改善晚期胰腺癌患者的疾病相关症状和生活质量，被美国食品药品管理局批准取代氟尿嘧啶作为抗胰腺癌一线药物，并被视作临床研究的“金标准”。吉西他滨的标准用法是每周 1000mg/m^2，30 分钟静脉滴注，每周 1 次，连用 7 周后休 1 周，以后每 4 周用药 3 周。

近年来，许多学者尝试改变吉西他滨的用药方法来治疗胰腺癌，如每分钟 10mg/m^2 固定速率 24 小时持续静脉滴注和静脉滴注时间延长至 120 分钟等。有些临床研究的结果显示出了一定的疗效，值得进一步深入研究。

国内外学者试用其他药物治疗胰腺癌，包括多西他赛、奥沙利铂、卡培他滨和替吉奥等，还有拓扑异构酶Ⅰ制剂如伊立替康、鲁比替康等，均显示出了一定的抗肿瘤活性。

4.联合化疗

尽管吉西他滨目前是晚期胰腺癌的标准治疗，但对患者生存期的延长有限，除了不能耐受强烈化疗或参加新药试验的患者，临床上经常采用联合化疗治疗晚期胰腺癌。早先的联合化疗一般是以氟尿嘧啶为主的三联或四联用药，如 FAM，FAM-S 和 SMA 方案等。自吉西他滨问世以来，联合化疗多以吉西他滨为基础，再加用其他药物。近年来 ASCO 年会上陆续报道了以吉西他滨为主的多种联合方案的Ⅲ期临床研究结果。

吉西他滨＋氟尿嘧啶是最常用的联合方案之一。美国东部肿瘤协作组（ECOG）开展的Ⅲ期随机临床研究 E2297 结果表明，吉西他滨＋氟尿嘧啶与吉西他滨单药相比，除了不良反应可以耐受外，在疗效和生存期方面均没有明显的优势。但希腊学者报道吉西他滨＋氟尿嘧啶/亚叶酸钙姑息治疗晚期胰腺癌 48 例，临床获益率超过 50％,77％的患者可改善疼痛,52％体质得以改善,28％体重增加,并且耐受良好。

Alberts 报道应用 GEMOX 方案(吉西他滨＋奥沙利铂)治疗晚期或转移性胰腺癌耐受性较好。Van Laethem 应用 GEMOX 方案治疗 30 例经吉西他滨治疗失败后的患者,客观有效率为23.3％,提示 GEMOX 方案是治疗晚期胰腺癌的良好方案。法国 GERCOR 和意大利 GISCAD 两大学术协作组织共同完成的吉西他滨单药与 GEMOX 方案比较的Ⅲ期随机临床试验最终结果,共有 36 个中心的 326 例胰腺癌患者参加。研究表明,尽管吉西他滨是当前治疗胰腺癌的标准治疗,但在吉西他滨基础上增加奥沙利铂而组成的 GEMOX 方案进行联合化疗,无论在肿瘤缓解率、无进展生存期还是临床受益率等方面与单用吉西他滨相比均有进一步改进,并且耐受性良好,可能会使生存期有所改善,因而是改善进展期胰腺癌患者预后的最有活性和最具潜力的方案。

5.术前新辅助化疗

与术后化疗相比,新辅助化疗的优势在于:①在肿瘤各级血管和淋巴管未损伤前予以化疗可提高局部组织和器官的药物浓度,抑制和杀伤敏感的肿瘤细胞,减少术中、术后有增殖活力的癌细胞发生医源性播散;②控制和杀灭临床或亚临床的微小转移灶,减少术后复发和转移;③术前患者多能耐受较大剂量的化疗药物而较少发生急性不良反应;④降低临床分期,缩小原发病灶,增加手术机会;⑤通过手术切除标本的病理检查,有助于了解肿瘤对化疗药物的敏感性,也利于术后化疗药物的选择。

对于胰腺癌而言,从解剖角度来看,胰腺癌术前肿瘤组织血液循环好,相对缺氧轻,术前化疗有利于化疗药物直接到达肿瘤部位发挥作用,其疗效较单纯术后化疗要好。另外,胰腺肿瘤周围血供好于肿瘤本身,化疗药物对肿瘤周围细胞作用更强,术前化疗能减少切缘残留肿瘤细胞复发的机会,减少术中癌细胞脱落所致的局部种植机会,使肿瘤局限化,降低肿瘤浸润活性,增加肿瘤根治切除率。术前化疗抑制肿瘤,联合术后化疗对残留癌细胞的杀伤,提高术后远期生存率在理论上是成立的。

胰腺癌的新辅助化疗目前研究较少,但从少数研究结果看,可以降低胰腺癌的术前分期,提高手术切除率,但目前对患者的长期生存率尚未观察到显著的影响。同时,以化疗为主的术前辅助治疗也是一把双刃剑,它为手术患者提供帮助的同时,也可能拖延了肿瘤的手术时间,使本不易早期诊断的胰腺癌患者手术时间延迟,再者由于化疗药物的不良反应,术前化疗可能使本已虚弱的患者耐受手术的能力更差,另外也会增加住院时间、住院费用。因此,术前以化疗为主的辅助治疗应严格掌握适应证,早期肿瘤不宜采用,中晚期肿瘤患者权衡利弊后使用。

（三）放射治疗

晚期胰腺癌手术切除率低,因此,探讨其非手术治疗的有效方法是提高胰腺癌总体生存率的关键所在。选择无创、微创且治疗增益比高的局部治疗方法是缓解病情的重要途径,并可以通过病情的缓解为结合其他治疗方法提供机会。放疗是胰腺癌综合治疗中局部治疗的重要手段。一般来说,不论肿瘤是否成功切除,不论切缘或淋巴结状态都可采用放疗。放疗对降低肿瘤分期,提高生存率,缓解疼痛均起到一定作用,但目前尚无统一的方案。放疗可与化疗联合,且部分化疗药物如氟尿嘧啶及吉西他滨等可以起到放疗增敏剂的作用。照射的靶区根据术前 CT 和(或)术中标记,应包括原发肿瘤或瘤床和局部淋巴结。由于胰腺癌的生物学特点和周围有很多对放射敏感的脏器,如小肠、十二指肠、胃、肝、肾、脊髓,限制了对胰腺的放疗剂量。因此,采取常规姑息性外放疗手段常效果不显;建议采用三维适形放射治疗,剂量40～50Gy(每日 1.8～2Gy)。

1.三维适形放射治疗方法

三维适形放射治疗方法,可应用 VARIAN 加速器 15MVX 线和 CADPAN 三维治疗计划系统。利用真空枕垫将患者固定于立体定向体部框架内,行 CT 增强扫描定位。病变区域 CT 层厚 5mm,层间距 5mm,病变区域上下各扫描 15 层,层间距 10mm。将图像信息输入计划系统,勾画出肿瘤临床靶区和计划靶区,并标记出周围的重要敏感器官,如胃、小肠、肝、脊髓、肾等。选择 5～7 个非共面射线束,尽量减少敏感器官的照射剂量,利用加速器 MLC 使之在各射线方向与肿瘤相适形,通过剂量—体积直方图(DVH)选择最佳治疗方案。

三维适形放射治疗的技术特点是利用三维治疗计划系统设计共面或非共面的不规则照射野进行分次照射,在照射野的方向上,放射野的形状和靶区的形状一致,要求靶区内及靶区表面的剂量相等,每个照射野内诸点的输出剂量率能够按要求进行调整。调强适形放射治疗又称"强调放疗",是随着 CT 技术及三维适形放射治疗的发展而兴起的一种放射治疗技术。这项技术可以根据肿瘤三维外形调整放疗区域。肿瘤靶区适形度的提高和多野照射使用,治疗区接近照射区,减少了肿瘤周围正常组织和重要敏感组织的照射剂量,提高了每次分割剂量,达到常规放疗难以达到的肿瘤剂量,提升了放射治疗增益比,从而提高局部控制率和生存率。

三维适形放射治疗值得推广的另一个优势在于不良作用小。大剂量分割的三维适形技术在短期内给予胰腺肿瘤高剂量照射,治疗精度高,瘤体缩小快,能够较快改善疼痛、黄疸等临床症状,适当延长生存期。另外,周围正常组织损伤轻微,可避免出现较严重的放射性不良反应,患者能够耐受全程治疗,是中晚期胰腺癌患者确实有效的高姑息治疗手段。

2.术中放疗

通常是指在术中直视条件下,利用电子线对肿瘤病灶或瘤床进行一次大剂量照射。广义的术中放疗包括术中放射性粒子在瘤体或瘤床内置入。与常规外照射相比,术中放疗主要有以下优点:①术中可精确设定照射野;②单次大剂量照射,超过了细胞存活剂量的肩曲线,不利于肿瘤细胞的修复,生物学效应高;文献报道,术中大剂量照射的生物效应是同剂量分次体外照射生物效应的2~3倍;③利用高能电子线建成区小、表面剂量高、达到最大剂量点深度后剂量急剧衰减的特性,使靶区剂量均匀、病灶后正常组织和器官受照射量小、保护性好;④与手术同时进行,短时间双疗效;⑤不影响以后进行的体外放疗和化疗。

目前国内已有数家大型医疗机构在不能切除的胰腺癌患者中开展了术中放疗。如没有单独的放疗手术间,术中放疗治疗步骤一般如下。于常规手术间剖腹探查,充分暴露胰腺后,经针吸细胞学活检或快速组织病理学确诊后,将手术床位连同患者及麻醉仪器推入加速器治疗室内。根据术前影像学定位和术中所见,确定照射范围,将合适大小的限光筒置于肿瘤或瘤床上方,并包括肿瘤周围 1cm 左右的正常组织;避开肿瘤周围的其他正常组织和器官,但将左右腹腔神经节包含其中,以收到减轻疼痛的效果。术中使用高能电子线,对肿瘤组织进行一定剂量的照射。此种方法无法保证患者在移动过程中的无菌条件,操作过程烦琐、复杂。国外已将移动式电子束术中放射系统投入使用,其特点是相关仪器可安置于手术间内,术者只需将肿瘤解剖清楚后,将限光筒置于瘤床或肿瘤组织上方,由放射工作者完成术中放疗,整个操作过程避免了上述缺陷。

3.适应证

根治性手术切除后辅助放疗;胰腺癌伴转移;局部进展无法切除胰腺癌、手术或其他治疗后复发转移;取得病理诊断的术前新辅助放疗。

4.禁忌证

严重消瘦或已出现明显恶病质者;伴有急性感染或有脓毒出血症者;白细胞计数$<3\times10^9/L(3000/mm^3)$、血小板计数 $70\times10^9/L(7$ 万 $/mm^3)$ 者;严重心、肾疾病患者;严重心、肾疾病患者;肺转移出现大量胸腔积液、腹腔出现大量腹水者;已有全身性广泛转移者放疗为相对禁忌证。

5.不良反应

正常组织器官也不可避免受到照射而产生放射反应,可出现不同程度的皮肤反应、全身反应及消化道反应。常见的皮肤反应有干性脱皮、红肿、红斑、水疱,偶有湿性脱皮。此外,常有乏力、食欲下降、发热(体温均在 38.5℃ 以下)、恶心、呕吐等不适。经过对症处理后均可继续治疗,并且在治疗结束后上述反应均有所缓解或消失。此外,可出现急性放射性肠炎、急性放射性肝损伤、骨髓抑制等急性放射不良反应,放射治疗后 2～7 个月,部分患者可出现胃和十二指肠黏膜糜烂、溃疡。穿孔、大出血、持续高热等严重并发症较少发生。

(四)介入治疗

胰腺癌的介入治疗是通过动脉插管技术选择胰腺主要的供血动脉给予高剂量的化疗药物。其理论依据是:①胰腺癌瘤体常被致密纤维包膜,且胰腺癌常表达中至高水平多药耐药基因,化疗药物进入胰腺癌组织太少,系统性化疗效果较差,而通过靶向性介入化疗可以使高浓度的化疗药物直接进入胰腺癌组织;②介入化疗药物首先作用于胰腺癌组织,可明显减少全身的不良反应,提高化疗的效果。国内对 310 例中晚期胰腺癌病例介入治疗与外周静脉化疗疗效比较的荟萃分析提示,前者更能提高患者的 1 年生存率和临床受益率。对于不能切除的晚期胰腺癌患者来说,介入治疗能明显控制肿瘤的生长,延长进展期胰腺癌患者的生存期。

1.适应证

对于胰腺肿瘤在 5cm 以下、无腹腔重要血管大范围侵犯、无广泛转移者,仍以早期及时根治性手术为宜,不建议术前介入治疗,以免错过最佳手术时机,因为介入治疗要延迟手术时间 3～4 周。可将介入治疗作为术后辅助治疗的重要手段,以巩固手术治疗的效果,延缓局部复发及远处转移,提高生存率。对临床分期已晚、失去根治性手术机会或一般情况差、无法耐受根治性手术的患者,在及早利用微创外科技术解除胆道和胃肠道梗阻的前提下,可进行介入治疗。

2.区域灌注化疗

由于全身化疗易出现不良反应,局部药物浓度低,疗效差,而区域灌注化疗能使化疗药物在肿瘤周围高浓度聚集,直接作用于肿瘤,疗效显著,全身不良反应轻微,故在临床广泛应用。

3.区域灌注化疗作用机制

胰腺癌属乏血供肿瘤,其瘤体表面常有一层致密、供血少的纤维包膜包被,化疗药常难以渗入。胰腺癌常表达中高水平的多药耐药基因产物,可将化疗药物快速从肿瘤细胞清除。而化疗药物的疗效与肿瘤部位药物浓度及药物和癌细胞直接接触的时间呈正相关。区域性动脉灌注化疗的原理是通过肿瘤滋养动脉,局部注入一定剂量的高浓度药物到达肿瘤靶器官。通过增加胰腺肿瘤局部的抗癌药物浓度和作用时间,提高药物对肿瘤组织的毒性作用,以克服肿瘤的耐药性,诱导胰腺癌细胞凋亡和坏死,从而抑制肿瘤的生长和转移。局部供血减缓和栓塞剂的使用可造成肿瘤内的低氧环境,增强化疗药物的细胞毒作用,促进肿瘤细胞的坏死。

4.胰腺癌区域灌注化疗的特点及疗效

胰腺癌区域性动脉灌注化疗除没有全身化疗引发的严重不良反应外,还具有以下优点:①能在胰腺肿瘤区域达到较高的化疗药物浓度;已有试验表明,区域性动脉灌注化疗时的药物浓度是外周静脉化疗时的 10~16 倍;②对局部进展期胰腺癌有降低分期的作用,减轻胰腺癌侵犯门静脉、肠系膜上静脉或下腔静脉的程度,缩小肿瘤体积,使部分原先认为不能切除或初次手术未能切除的肿瘤获得根治性切除的机会,明显提高手术的切除率;③可杀灭已存在的微小转移灶、亚临床病灶及残留的肿瘤细胞,控制肿瘤的局部复发和肝转移,提高胰腺癌患者的生存率;④使肿瘤与周围血管之间产生炎性间隙,有助于术中判断肿瘤是否侵犯门静脉或肠系膜上静脉和其被侵犯的长度,减少了血管的误切和血管移植的概率;⑤使胰腺组织变韧,降低术后胰肠吻合口漏的发生率;⑥对于不能切除的晚期胰腺癌患者,动脉灌注治疗在一定时间内能有效地抑制肿瘤的生长,改善患者全身症状,从而延长患者生存期。

(五)胰腺癌的分子靶向治疗

1.表皮生长因子受体靶向治疗

表皮生长因子受体包括 EGFR,Her-2,Her-3,Her-4,它们具有高度的同源性和相似的结构,主要生物学效应是刺激细胞的增殖和分化,当细胞恶变时表皮生长因子受体或其配体过度表达,通过自分泌或旁分泌方式刺激细胞形成失控性增殖,同时启动多种蛋白酶和促血管生成因子(如 VEGF)的表达以加速癌细胞的转移。该类药物主要有两类:一种是阻止表皮生长因子受体结合位点的单克隆抗体类药物,另一种是以抑制表皮生长因子受体的酪氨酸激酶活性为途径的表皮生长因子受体酪氨酸激酶抑制剂。它针对肿瘤细胞与正常细胞之间的差异,只攻击肿瘤细胞,对正常细胞的影响非常小。目前已有多种靶向药物进入了临床试验阶段。用于胰腺癌治疗的表皮生长因子受体主要靶向药物介绍如下。

(1)西妥昔单抗:主要优点是靶向性强,只在病灶处聚集,而不在人体内广泛弥散分布,可在降低药物剂量的同时减少不良反应。

西妥昔单抗是一种嵌合的单克隆抗体,属于 EGFR 拮抗剂,胰腺癌组织中 EGFR 及其配体都高度表达,两者的共同表达提示预后不良,阻断 EGFR 活性可干扰 EGFR 介导的信号传导通路,通过阻断 EGFR 介导的信号传导通路也可有效地下调 VEGF 等相关因子,从而间接地抑制血管的生成和肿瘤的转移,此外,抗 EGFR 单抗还可以抑制肿瘤细胞修复化疗、放疗造成的损伤能力并且抑制肿瘤内部新生血管的形成,对放化疗有一定的增敏作用。目前临床开展较多的是西妥昔单抗与化疗联合应用的研究。

美国安德森癌症中心的研究人员在美国临床肿瘤杂志公布了其研究,主要比较西妥昔单抗联合吉西他滨组与单用吉西他滨组的疗效,该试验为治疗晚期胰腺癌的 Ⅱ 期临床试验。西妥昔单抗首剂 $400mg/m^2$,然后 $250mg/m^2$,每周 1 次,7

周,之后,每周 1 次不间断。吉西他滨:1000mg/m^2,每周 1 次,然后 3 周休 1 周。研究结果:61 例 EGFR 阳性晚期胰腺癌患者 60%病情稳定,12.2%获得部分缓解,1 年生存率为 31.7%,1 年无进展生存率为 12%,比吉西他滨单药治疗的 18%和 9%效果好,有统计学差异,此外联合组的中位疾病进展期为 3.8 个月,中位生存期为 7.1 个月,也分别优于单用吉西他滨组的 2.1 个月和 5.7 个月,也有统计学差异。该研究支持西妥昔单抗与吉西他滨之联合应用。

美国公布了西妥昔单抗联合吉西他滨与吉西他滨单药治疗晚期胰腺癌的Ⅲ期随机临床研究——SWOG——S0205 研究,共报道 700 例晚期胰腺癌患者入组,结果显示两组患者的中位生存期与中位疾病无进展期之间的差异均无显著性(分别为 6.5 个月 vs 6 个月与 3.5 个月 vs 3 个月)。

意大利消化道肿瘤协作组(GISCAD):在英国的柳叶刀、肿瘤学杂志公布了吉西他滨+顺铂组与西妥昔单抗+吉西他滨+顺铂联合组治疗进展期胰腺癌的随机多中心Ⅱ期临床研究,84 例患者随机被分配到单纯化疗组和联合组。西妥昔单抗 250mg/m^2,每周 1 次(第 1 周负荷量 400mg/m^2);吉西他滨 1 000mg/m^2,第 1 日,第 8 日;顺铂 35mg/m^2,第 1 日,第 8 日,化疗 21 日为 1 周期。结果:联合组 17.5%患者获客观疗效,单纯化疗组为 12.2%,随访 11.8 个月,两组无进展生存期和总生存期均没有统计学意义。

(2)马妥珠单抗:马妥珠单抗也是一种 EGFR 的单克隆抗体,有学者开展马妥珠单抗联合吉西他滨治疗进展期胰腺癌的Ⅰ期临床研究,马妥珠单抗分为 3 个剂量组,分别为 400mg 每周 1 次,800mg 每周 2 次,800mg 每周 1 次;吉西他滨:1 000mg/m^2 每周 1 次,连用 3 周、休 1 周为 1 个周期。结果:联合治疗的临床受益率(CBR)为 66.7%(8/12),高剂量马妥珠单抗联合组有 3 例获得部分缓解,疗效较好,主要不良反应为白细胞减少,中性粒细胞减少和皮疹。该研究初步提示,马妥珠单抗与吉西他滨可能有协同作用。

(3)曲妥珠单抗:Her-2 是酪氨酸激酶受体家族的成员之一,研究发现不仅乳腺癌中存在 Her-2 的过度表达,胰腺癌也有不同程度的过度表达,与癌细胞的分化差、患者生存期短有一定的相关性。曲妥珠单抗是重组 DNA 人单克隆抗体,选择性作用于 Her-2,可抑制癌细胞的生长。但临床试验结果令人失望。

日本学者公布了 32 例 Her-2(++)或(+++)的转移性胰腺癌患者应用吉西他滨+曲妥珠单抗联合治疗组与单药吉西他滨组的疗效比较,结果:联合组相对危险为 6%,中位生存期为 7 个月,1 年生存率为 19%,与吉西他滨单药组疗效相似,无统计学差异。

(4)埃罗替尼:埃罗替尼通过抑制酪氨酸激酶的活性的方式抑制肿瘤的生长,是比较常用的治疗胰腺癌的靶向治疗药物。

加拿大研究者公布了关于埃罗替尼加吉西他滨与吉西他滨单药治疗进展期胰腺癌的Ⅲ期随机双盲临床研究(NCIC PA.3)，入选病例569例。埃罗替尼用法或者每日100mg或者每日150mg；吉西他滨：1 000mg/m²，先每周1次，连用7周、休1周，后连用3周、休1周。结果显示，埃罗替尼与吉西他滨联合组的1年生存率为24%，中位生存时间为6.4个月，优于吉西他滨单药组的17%和5.9个月，均有显著性统计学差异。该研究证实了埃罗替尼联合吉西他滨作为一线药物治疗晚期胰腺癌的疗效。

2.血管内皮生长因子靶向药物

VEGF是目前发现的最为重要的促血管生长因子之一，可促进肿瘤的生长与转移，其过度表达与胰腺癌的预后不良有关。

(1)贝伐单抗：贝伐单抗是重组人IgG₁单克隆抗体，作用于血管内皮细胞生长因子受体(VEGFR)的配体(即VEGF)并阻断配体同VEGFR1、VEGFR2的结合，可以抑制肿瘤血管的新生，能控制肿瘤的生长及转移。

美国公布了吉西他滨联合贝伐单抗和吉西他滨联合安慰剂治疗进展期胰腺癌的一项双盲、随机、对照的Ⅲ期临床试验，602例患者入组，302例选用吉西他滨＋贝伐单抗，300例选用吉西他滨＋安慰剂，吉西他滨1 000mg/m²，每周1次，连用3周，休1周为1个周期；贝伐单抗10mg/kg，第1日，第15日，第28日使用。研究结果令人失望，试验组与对照组的中位生存期、中位肿瘤无进展期等指标均无统计学差异。

(2)阿西替尼：阿西替尼主要通过抑制VEGFR胞内酪氨酸功能区磷酸化，进而抑制VEGFR介导的信号传导通路。

法国研究者公布了阿西替尼加吉西他滨与吉西他滨单用治疗进展期胰腺癌的疗效比较的一项开放随机Ⅱ期临床研究，103例未经化疗的晚期胰腺癌患者中，69例给予吉西他滨＋阿西替尼治疗(联合组)，34例给予吉西他滨单药治疗(对照组)。用药剂量：吉西他滨1 000mg/m²；阿西替尼5mg，每日2次。研究结果：联合组与对照组的中位生存期分别为6.9个月与5.6个月，无统计学差异。该试验结果未能体现出阿西替尼的优势。

(3)其他：其他的抗血管生成的靶向分子如内皮抑素、血管抑素、烟曲霉醇等均疗效不理想。

3.生长因子受体结合蛋白7抑制剂(Grb7抑制剂)

Grb7抑制剂能阻断酪氨酸激酶与Grb7的结合以及Grb7蛋白的酪氨酸磷酸化，从而阻断下传信号通路。

日本研究者公布了Grb7抑制剂能抑制胰腺癌腹膜转移的细胞实验，为生物治疗提供了一新的治疗手段，但至目前为止，尚无Grb7抑制剂应用于临床的研究报道。

4.基质金属蛋白质酶抑制剂（MMPIs）

基质金属蛋白酶（MMPs）属于内肽酶家族成员，是一种蛋白溶酶，目前已经发现 19 种不同的 MMPs，胰腺癌比正常胰腺 MMPs 表达增加。MMPs 能溶解基底膜和细胞外基质部分，多种肿瘤包括胰腺癌的侵袭性与 MMPs 尤其是 MMP2 和 MMP9 的分泌密切相关，研究表明，MMP2 在胰腺癌的生长、扩散以及侵袭中起重要作用，而 MMP9 的作用则相对小一些。酶的活力需要锌离子的参与，合成的巴马司他和马马司他可以与 MMPs 上的锌结合位点结合，从而改变 MMPs 的三维结构和活性，达到抑制血管生成的目的。

马马司他属于基质蛋白酶抑制剂，由巴马司他衍化而来，作用谱与巴马司他相似。英国研究者公布了吉西他滨加马马司他与吉西他滨加安慰剂作为一线药物治疗进展期胰腺癌的一项双盲、随机、对照研究。结果显示，两组的 1 年生存率分别为 18％和 17％，且两组的中位生存期、整体反应率都相近，均无统计学差异。这项研究的结果没有提供任何证据支持用马马司他联合吉西他滨方案治疗晚期胰腺癌。

美国临床肿瘤协会对不可手术切除胰腺癌进行马马司他与吉西他滨治疗的前瞻性研究，将患者随机分成 4 组：马马司他 5mg，每日 2 次；马马司他 10mg，每日 2 次；马马司他 25mg，每日 2 次；吉西他滨 1 000mg/m² ，每周 1 次，连用 3 周休 1 周。100 例患者分别接受不同的治疗计划，所有患者均大于 18 岁，KPS 评分大于 50 分。结果显示，低剂量马马司他组中每日 2 次，每次 5mg 与每日 2 次，每次 10mg 患者具有相同的生存曲线；高剂量马马司他组即 25mg，每日 2 次生存优于低剂量组，有显著性差异；吉西他滨组生存优于低剂量马马司他组，有显著性差异；但高剂量马马司他组与吉西他滨组比较，生存无明显差异。而且观察发现，肝脏转移的胰腺癌患者接受吉西他滨生存时间较长，而局部广泛浸润患者接受高剂量马马司他组（25mg，每日 2 次）生存时间较长。

5.法尼基转移酶抑制剂（FTIs）

法尼基转移酶抑制剂是一类靶向 Ras 家族及其下游信号通路的抗肿瘤药物。所有的 Ras 蛋白必须与法尼脂类异戊二烯酯共价修饰，才能完成适当的膜定位和生物学效应，这是 Ras 蛋白呈激活状态的第一步，与法尼脂类异戊二烯酯共价修饰也称为 Ras 蛋白转录后修饰，这种修饰需要法尼基转移酶（FTase）的参与，因此这种酶成为靶向治疗的新靶位。FTIs 不是抑制 Ras 蛋白的合成，而是抑制目前还不认识的法尼脂化蛋白——X 蛋白，目前大量学者正在为寻找靶 X 进行不断探索。

目前已合成了一些小分子口服法尼基转移酶抑制剂，包括洛那法尼（SCH66336、Lonafarnib）、替普法尼（BMS 214662、Tipifarnib）等。单独应用替普法尼治疗晚期胰腺癌结果显示并无较大的临床受益,而且不良反应如疲劳、恶心呕吐、骨髓抑制和 ALT、AKP 和胆红素升高等较为常见。

北美、欧洲和亚洲共 14 个国家开展了替普法尼用于晚期胰腺癌患者的大型Ⅲ期临床试验,共 688 例患者入组。结果显示,虽然替普法尼联合吉西他滨毒性反应可以接受,但是与吉西他滨单药相比,加用替普法尼并不能延长生存期。

（季　文）

第五章　女性生殖系统肿瘤

第一节　阴道癌

一、播散方式

大多数(57%～83%)的阴道癌前病变发生在上 1/3 阴道或穹窿部的阴道后壁,31%的患者发生在阴道下 1/3,阴道中 1/3 的病灶不常见。阴道癌的位置在治疗计划和决定预后方面是重要因素。肿瘤可以沿阴道壁播散到宫颈或外阴,但如果初次活检宫颈或外阴为阳性,则应认为阴道是继发肿瘤。在前壁的病灶可以浸润膀胱阴道隔和尿道,后壁的病灶可累及阴道直肠隔及直肠黏膜,晚期病例中也常见向侧面扩散至宫旁组织和阴道周围组织。阴道淋巴系统比较复杂,当病灶位于阴道下 1/3 时,淋巴引流常向下累及腹股沟淋巴结。超过Ⅰ期的患者淋巴结转移的风险性明显升高。虽然基于分期的淋巴结切除少见,但在早期阴道癌中淋巴结转移率并不罕见。有研究报道,盆腔淋巴结转移率Ⅰ期为 14%,Ⅱ期为 32%;在另一项的报道中Ⅰ期为 6%,Ⅱ期为 26%。虽然目前没有详细的数据证明,但估计Ⅲ期的发生率更高。有学者随访了 10 年有局部复发的患者盆腔淋巴结受累率为 28%、腹股沟受累率为 16%,而无局部复发组分别为 4%和 2%($P<0.001$),在初诊时腹股沟淋巴结阳性率为5.3%～20%。

二、临床表现

(一)阴道上皮内瘤变及原位癌

阴道上皮内瘤变常无症状,临床上通常是在细胞学检查、监测子宫颈癌时发现,也有部分患者因阴道感染等引起阴道异常分泌物而就诊。在这些患者中,阴道上皮内瘤变常累及阴道上段,可能是宫颈鳞状上皮病变的延续。

(二)浸润性鳞癌

性交后出血、不规律阴道出血是常见症状,也可出现阴道排液和排尿困难,盆腔疼痛多在晚期时出现,常与肿瘤扩散超出阴道有关。有学者对 84 例浸润性癌进行分析,55 例为鳞癌,62%的患者有阴道排液,16%有阳性细胞学,13%有包块,4%有疼痛,2%有排尿困难,10%～20%的患者没有症状;47%病灶位于阴道后壁,24%位于前壁,29%累及前后壁。

(三)其他组织学类型

透明细胞癌患者最常见的症状是阴道出血(50%～75%)或异常分泌物,晚期可出现排尿困难和盆腔疼痛,细胞学异常仅占 33%,可能与取材的部位不全面有关。透明细胞癌病灶多是外生的,位于上 1/3 阴道靠近宫颈的阴道穹窿表面浸润性生长,手指触诊多可触及阴道穹窿黏膜下异常感可能有助于诊断,97%的透明细胞癌和黏膜腺病有关。胚胎性横纹肌肉瘤,是在儿童中最常见的恶性阴道肿瘤,表现为突出、水肿、葡萄样包块,90%的患者在 5 岁前发病,成年人症状多为疼痛及包块。

三、分 期

T 和 M 分期与 FIGO 分期相对应。

(一)分期原则

此分期仅适用于原发性阴道癌,继发于生殖道其他部位或生殖道以外肿瘤的转移性阴道肿瘤不包括在内。病变达阴道穹窿及子宫外口者归类为宫颈癌,宫颈癌治愈(完全缓解)5 年以上发生的阴道癌归类为原发性阴道癌,累及外阴者归类为外阴癌,需经组织病理学确诊。

以下是 TNM 分期的评估流程。

T 分期:体格检查、内镜检查和影像学检查。

N 分期:体格检查和影像学检查。

M 分期:体格检查和影像学检查。

FIGO 分期基于手术分期,TNM 分期基于临床和(或)病理学分期。

(二)区域淋巴结

阴道上 2/3:盆腔淋巴结,包括闭孔、髂内(腹下)、髂外及未特指的盆腔淋巴结。

阴道下 1/3:腹股沟和股淋巴结。

(三)TNM 临床分期

1. T:原发肿瘤

T_X:原发肿瘤无法评估。

T_0:无原发肿瘤证据。

T is:原位癌(浸润前癌)。

T_1(FIGO Ⅰ期):肿瘤局限于阴道。

T_2(FIGO Ⅱ期):肿瘤累及阴道旁组织。

T_3（FIGOⅢ期）：肿瘤蔓延到骨盆壁。

T_4（FIGOⅣA期）：肿瘤侵犯膀胱黏膜或直肠黏膜或超出真骨盆*。

M_1（FIGOⅣB期）：远处转移。

注：*泡状水肿不能作为诊断 T_4 的充分证据。

2.N：区域淋巴结

N_X：区域淋巴结转移无法确定。

N_0：无区域淋巴结转移。

N_1：有区域淋巴结转移。

3.M：远处转移

M_0：无远处转移。

M_1：有远处转移。

（四）PTNM 病理学分期

pT 和 pN 分期与 T 和 N 分期相对应。

pN_0：腹股沟淋巴结清扫术标本的组织学检查通常包括 6 个或 6 个以上淋巴结，盆腔淋巴结清扫术标本的组织学检查通常包括 10 个或 10 个以上淋巴结，若淋巴结检查为阴性，但淋巴结检查数量未达到要求，仍可归为 pN_0 分期。

（五）分期（表 5-1）

表 5-1　阴道癌的分期

分期	T	N	M
0 期	T is	N_0	M_0
Ⅰ期	T_1	N_0	M_0
Ⅱ期	T_2	N_0	M_0
Ⅲ期	T_3	N_0	M_0
	T_1，T_2，T_3	N_1	M_0
ⅣA 期	T_4	任何 N	M_0
ⅣB 期	任何 T	任何 N	M_1

四、诊断

通常被怀疑为阴道恶性肿瘤的患者，经过彻底的体检，包括仔细的窥阴器检查、触诊、阴道镜、细胞学检查及对异常的内生或外生组织的活检，确诊多不困难，尤对转移、复发患者，但对阴道癌的初始诊断有时会忽视，应引起高度重视。检查时窥阴器应慢慢地旋转和退出，使整个阴道黏膜可见，特别是经常出现病灶的后壁，为方便评估整个阴道壁及病变范围，对于晚期、复发、老年等阴道暴露困难的患者，可以在麻醉下检查和活检以减少患者的不适感。宫颈活检仅用以排除原发性宫颈癌。

因为宫颈癌或癌前病变有子宫切除或放疗的患者出现异常细胞学时应行阴道镜检查,在阴道镜染色指示下进行活检,为方便检查,对于绝经或先前放疗过的患者可在阴道镜检查前适量局部应用雌激素。

五、治疗

(一)手术

1.常规手术

根治术通常只用于Ⅰ期阴道癌。对于肿瘤累及阴道上段后壁的患者,如患者既往未行子宫切除术,可行广泛子宫切除术加阴道上段切除术;如子宫已切除,可行根治性阴道上段切除术,无论选择哪种术式都应同时行盆腔淋巴结清扫术;如病灶位于阴道下1/3,可行广泛外阴切除术加大部分阴道切除术,同时行腹股沟淋巴结清扫术;如癌灶位于阴道中段或多中心发生,可考虑行全子宫、全阴道切除术加腹股沟和盆腔淋巴结清扫术。手术并发症基本同宫颈癌。

2.腔镜手术

腔镜手术多应用于有生育要求的年轻患者放疗前卵巢移位、盆腔淋巴结手术分期、巨块型淋巴结放疗前的减瘤术。

3.其他手术

阴道上皮内瘤变患者可选择激光治疗和局部切除术。激光治疗适用于大面积、多灶性病变的患者,可避免手术广泛切除组织而对患者的性功能造成的影响。激光治疗前必须在阴道镜下全面观察阴道黏膜的情况,准确判断病灶范围。但对于阴道上段,尤其是阴道穹窿部位的局限性病灶,局部手术切除的效果优于激光治疗。局部切除术包括冷凝手术、电凝手术、环形电切除术和冷刀手术。冷凝手术由于其不易控制手术的深度,可能发生膀胱或直肠损伤,目前已较少应用。电凝手术相对安全,但复发率高,一般也不作为首选。进行局部切除术前先用碘溶液涂敷阴道壁有助于确定病灶的部位和范围,应切除病变边缘4~5mm的阴道壁。

(二)放疗

阴道癌多采用外照射联合近距离放疗(腔内放疗或组织间插植放疗),外照射主要针对阴道旁组织及区域淋巴结,近距离放疗用于控制原发灶。无不良预后因素的Ⅰ期患者可通过单独近距离放疗治愈,但肿瘤直径>5cm、浸润较深或组织学分化差的Ⅰ期患者,单独近距离放疗后阴道旁复发率较高且易发生区域淋巴结转移,需要辅以外照射。Ⅱ期及以上者外照射联合近距离放疗对生存率的改善明显优于单一放疗。

术后切缘阳性、有复发高危因素(淋巴结阳性、脉管癌栓、安全切缘不足、组织分化差、阴道受累范围广泛及肿瘤直径＞4cm），应予区域淋巴结及阴道局部辅助放疗（45～50Gy）。术后2周左右切口愈合后即可开始放疗，最迟不应超过术后4～6周。放疗一般应在6～7周完成，应尽可能避免延长放疗时间，否则会影响疗效。

1.近距离放疗

病灶位于阴道上1/3者按宫颈癌放疗方式进行，肿瘤基底受量应在70～80Gy。如病灶表浅，一般以阴道黏膜下0.5cm作为剂量参考点；如病灶明显突出或浸润较深，则改用阴道黏膜下1～1.5cm为剂量参考点。对于病灶位于阴道中1/3者，可先使用阴道模型敷贴腔内放疗30～40Gy，由于阴道壁其他部位常有亚临床病灶，敷贴放疗后还需选择合适长度的柱状施源器进一步加量；如肿瘤浸润深度超过5mm，配合组织间插植放疗效果更好。

组织间插植放疗主要用于病灶位于阴道下1/3，巨块型肿瘤导致腔内放疗困难。治疗可在阴道和直肠触诊下直接进行，也可通过会阴模板定位进行，后者使得放射源呈平行排列，可获得较好的剂量分布。有研究显示以3D影像为基础的组织间插植放疗可更好地控制直肠和膀胱受照射的剂量。对于肿瘤位于阴道顶端、既往曾行子宫切除术的患者，腔镜引导下或剖腹手术下进行插植可确保定位准确。

2.外照射

病灶位于阴道上1/3，照射范围及技术基本同宫颈癌，当采用四野照射时需注意要覆盖全部的淋巴结引流区，侧野的后界应包括直肠周围的淋巴结，尤其是当肿瘤侵犯阴道后壁时更应加以留意。盆腔外照射剂量为40～50Gy，对于有淋巴结转移者可局部加量10～15Gy。如病灶位于阴道中1/3，则照射野下界可适当下移。如肿瘤侵犯阴道下1/3，体外照射也应下移包括腹股沟区淋巴结。"蛙腿"体位有利于减轻外阴的皮肤反应。腹股沟区照射野以腹股沟韧带为中轴，上下界与之平行，耻骨结节为内界，照射野大小为（7～8cm）×（10～12cm），一般先高能X线照射40Gy后再改用电子线照射20Gy。如肿瘤侵犯全部阴道，外照射应包括盆腔及腹股沟淋巴结，照射40～45Gy后双侧腹股沟加量15～20Gy。

阴道癌放疗并发症的防治与宫颈癌相似。

（三）化疗

阴道癌化疗方面的研究很少，多借鉴于宫颈癌的化疗经验。

1.新辅助化疗

有报道11例Ⅱ期阴道癌患者接受紫杉醇＋顺铂方案化疗后，3例完全缓解，7例部分缓解，所有患者化疗后都接受广泛子宫切除术加阴道切除术和盆腔淋巴结清扫术，中位随访75个月后只有2例出现复发。但尚无直接证据表明新辅助化疗联合手术的效果优于放疗。

2.同步放化疗

Ⅰ期患者单独放疗即可取得理想效果,Ⅱ期放疗后远处转移的发生率为30％～46％,Ⅲ期患者为50％,Ⅳ期患者为62％。肿瘤期别越晚,局控率明显随之下降,因此Ⅱ期及以上的患者应接受全身化疗。

3.姑息性化疗

同宫颈癌一样,转移性阴道癌通常选择以顺铂为基础的化疗,常用方案如下。

氟尿嘧啶＋丝裂霉素:氟尿嘧啶,每日 $1g/m^2$ 持续静脉滴注,第1～4日;丝裂霉素,$10mg/m^2$,静脉注射,第1日。每3周1次,同步放射治疗。

长春新碱＋放线菌素 D＋环磷酰胺(用于阴道横纹肌肉瘤):长春新碱,$1.5mg/m^2$,静脉注射,第1日、第8日、第15日;放线菌素 D,$1.35mg/m^2$,静脉注射,第1日;环磷酰胺,$2.2g/m^2$,静脉注射,第1日。每3周1次。

顺铂:$50mg/m^2$,静脉注射,第1日,每3周1次。

顺铂:$40mg/m^2$,静脉注射,第1日,每周1次,同步放射治疗。

紫杉醇＋顺铂:紫杉醇,$175mg/m^2$,静脉滴注(3 小时),第1日;顺铂,$75mg/m^2$,静脉滴注(2 小时),第1日。每3周1次。

(何 昊)

第二节 宫颈癌

一、病因

宫颈癌确切的病因至今尚不清楚,目前认为是多因素综合作用的结果,发病的相关因素有:性生活过早(指小于18岁)及早婚、早育者;性生活紊乱者,即有多个性伴侣者;生殖道患梅毒、湿疣等性传播疾病(指男女双方);丈夫有疱疹、HPV 感染及患阴茎癌、包茎等疾病;HPV 阳性(主要指 HPV 的高危型 16、18 等);宫颈糜烂、白斑;宫颈不典型增生等。近年来,分子生物学已确立了高危 HPV 基因型的持续感染与宫颈癌的因果关系。在一项关于全世界范围内上千例宫颈癌的研究中,宫颈癌 HPV 的感染率达到 99.7％。

二、病理分类及临床分期

(一)病理分类

多数宫颈癌来自子宫颈鳞状上皮和柱状上皮交界处移行带的表面上皮、腺体或腺上皮。宫颈癌的发病特点是从上皮内瘤变(不典型增生)到原位癌进而发展成浸润癌的连续病理过程,通常这个过程需要 10～20 年的时间。

1.大体分型

根据肿瘤生长方式和大体形态,浸润癌主要分为 4 型。①糜烂型:宫颈外形可见,表面呈糜烂,有时质较硬,有触血,多见于早期。②菜花型:外生型肿瘤呈菜花样,质脆,触血明显,可伴感染或坏死,常见于早期。③结节型:外生型肿瘤呈结节状,有时向内浸润,宫颈膨大,质硬,有时出血,常伴有深浅不等的溃疡或坏死。④溃疡型:内生型肿瘤,因肿瘤组织坏死形成溃疡或空洞,质硬,见于中晚期,常伴感染,分泌物恶臭,多见于晚期。

2.组织病理学类型

按照 WHO 2014 女性生殖道器官肿瘤分类标准,宫颈上皮性肿瘤归纳为 4 大类。①鳞状细胞癌:角化型、非角化型、基底细胞样癌和鳞状移行细胞癌。②腺癌:内生型宫颈腺管、黏液性癌,浆液性癌、中肾管癌、透明细胞癌。③其他类型上皮癌:腺鳞癌、毛玻璃样细胞癌、腺样基底细胞癌、腺样囊性癌未分化癌。④神经内分泌癌,分为低级别神经内分泌癌,包括类癌和非典型类癌,以及高级别神经内分泌癌,包括小细胞神经内分泌癌和大细胞神经内分泌癌。此外,宫颈非上皮性肿瘤包括腺肉瘤、癌肉瘤、恶性黑色素瘤、卵黄囊瘤、淋巴瘤、髓样瘤、转移性肿瘤。

3.组织学分级

G_x:无法评估等级;G_1:高分化;G_2:中分化;G_3:低分化或未分化。分级不纳入宫颈癌分期。

(二)临床分期

目前最常用的宫颈癌分期是 FIGO 分期(2018)。此分期与以往分期的最大区别是将淋巴结转移纳入分期,对淋巴结转移的判断可以是影像学检查或者手术病理。同样,妇科检查是必须的,妇检要求三合诊检查,二人同时,至少一人是妇科肿瘤医师。必要时在麻醉下进行。

宫颈癌的 FIGO 分期(2018)

Ⅰ期:病变严格局限于宫颈(扩展至宫体可以被忽略)。

ⅠA 期:镜下浸润癌,浸润深度<5mm。

ⅠA1 期:间质浸润深度<3mm。

ⅠA2 期:间质浸润深度≥3mm,但不超过 5mm。

ⅠB 期:浸润深度≥5mm,病变局限于宫颈。

ⅠB1 期:浸润深度≥5mm,但肿瘤最大径<2cm。

ⅠB2 期:肿瘤最大径≥2cm,但<4cm。

ⅠB3 期:肿瘤最大径≥4cm。

Ⅱ期:肿瘤超出宫颈,但未达盆壁或未达阴道下 1/3。

ⅡA 期:肿瘤浸润局限于阴道上 2/3,且无宫旁浸润。

ⅡA1 期:肿瘤最大径<4cm。

ⅡA2 期:肿瘤最大径≥4cm。

ⅡB 期:有明显宫旁浸润,但未达盆壁。

Ⅲ期:肿瘤侵及盆壁和(或)侵及阴道下 1/3 和(或)导致肾盂积水或肾无功能和(或)累及盆腔和(或)腹主动脉旁淋巴结。

ⅢA 期:肿瘤侵及阴道下 1/3,未侵及盆壁。

ⅢB 期:肿瘤侵及盆壁和(或)导致肾盂积水或肾无功能。

ⅢC:盆腔和(或)腹主动脉平淋巴结转移,不考虑肿瘤大小(用 R 和 P 来注释)。

ⅢC1 期:仅累及盆腔淋巴结。

ⅢC2 期:腹主动脉旁淋巴结转移。

Ⅳ期:肿瘤超出真骨盆或(活检证实)侵及膀胱或直肠黏膜。泡状水肿不能分为Ⅳ期。

ⅣA 期:肿瘤侵及邻近器官。

ⅣB 期:肿瘤侵及远处器官。

三、治疗

宫颈癌的治疗以手术和放疗为主,辅以化疗和其他治疗方法的综合治疗。手术治疗是早期子宫颈癌的主要治疗方法,其手术适应证为 0～ⅡA 期患者,年龄不限,无内外科严重并发症者。

(一)手术治疗

1.手术范围

宫颈癌的临床分期是以宫颈原发肿瘤病灶对子宫主韧带、子宫骶韧带和阴道的侵犯而确定的,因此宫颈癌根治手术是按切除子宫主韧带、子宫骶韧带和阴道的宽度来分类。宫颈癌根治性子宫切除术的手术范围包括子宫、宫颈及子宫主韧带、子宫骶韧带,部分阴道和盆腔淋巴结及选择性主动脉旁淋巴结清扫术或取样等。盆腔淋巴结切除的手术范围包括双侧髂总淋巴结、髂外和髂内淋巴结、闭孔淋巴结。如果髂总淋巴结阳性或ⅠB2期及以上病例,须进行腹主动脉旁淋巴结清扫或取样。

2.宫颈癌子宫切除的手术类型

(1)Ⅰ型:筋膜外子宫切除术。

(2)Ⅱ型:改良根治性子宫切除术,切除 1/2 子宫骶韧带和子宫主韧带和阴道上 1/3。

(3)Ⅲ型：根治性子宫切除术,靠盆壁切除子宫骶韧带和子宫主韧带和阴道上1/3,长3～4cm。

(4)Ⅳ型：扩大根治性子宫切除术,即超广泛子宫切除术,从骶韧带根部切除子宫骶韧带,在脐内侧韧带外侧切除主韧带,切除阴道3/4。

(5)Ⅴ型：盆腔脏器廓清术,包括前盆廓清术,即切除生殖道和膀胱、尿道；后盆廓清术,即切除生殖道和部分乙状结肠和直肠；全盆廓清术,即切除生殖道和膀胱、尿道、部分乙状结肠和直肠。

3.手术治疗原则

早期病例(ⅡA及ⅡA期以前)行根治性手术,中晚期(ⅡB及ⅡB以后)可行放射治疗及同步化疗。对绝经前的早期患者(小于45岁的鳞癌患者),如卵巢正常,可保留双侧卵巢。如考虑术后需放疗者,则行卵巢侧方移位(常移位至结肠旁沟固定),并做标记(银夹),使卵巢离开放疗照射野以保留卵巢功能。估计术后不需放疗者,卵巢可固定在盆腔的生理位置,以减少移位对卵巢功能的影响。考虑到保护膀胱功能可选用保留盆腔内脏神经的术式。如果阴道切除3cm以上,可做阴道延长术。

(二)放射治疗

适用于ⅡB晚期、Ⅲ、Ⅳ期患者或一般身体健康情况差无法手术的患者。放疗包括近距离放疗及体外照射。近距离放疗采用后装治疗机,放射源为^{137}CS、^{192}Ir等,体外照射多用直线加速器、^{60}Co等。

1.术前放疗

若局部病灶较大,可先做放疗,待癌灶缩小后再手术。术前放疗多以腔内放疗为主,放射剂量一般给予全量腔内放疗和(或)体外放疗剂量的1/2(30Gy左右),但通常均低于全量放疗。手术与放疗间隔时间则以术前放疗的方式及剂量而异,一般为2～8周,若术前仅给腔内放疗的半量则2周后即可进行手术,放射剂量越高则间隔时间越长。

2.术后放疗

术后放疗以体外照射为主,阴道残端有肿瘤者可给予腔内治疗。体外照射一般于术后半个月进行,剂量为40～50Gy,超过50Gy者,将有10%左右的患者发生严重的肠道并发症。阴道腔内放疗表面剂量要视患者具体情况而定,通常为30～50Gy。

(三)化学治疗

1.新辅助化疗

新辅助化疗是指在手术或放疗前全身系统或动脉灌注化疗,以缩小肿瘤、提高手术切除率,从而改善预后。化疗方案的选择尚无统一的标准,多为有效单药的 2 种或 3 种联合应用。常用以顺铂为基础的联合方案。

2.同步放化疗

同步放化疗即在放疗的同时应用以铂类为基础的化疗。应用较多的药物有顺铂或顺铂＋氟尿嘧啶等。最常用的是盆腔外照射加腔内近距离放疗,联合顺铂周疗。

3.姑息治疗

不能耐受放疗的晚期或复发转移的患者建议行姑息治疗。常用联合化疗方案有顺铂＋紫杉醇、卡铂＋紫杉醇、顺铂＋托泊替康、顺铂＋吉西他滨。用药途径可采用静脉和动脉灌注化疗。

（四）各期宫颈癌的治疗方案

1.ⅠA1 期

无淋巴管、脉管间隙浸润且无生育要求者可行筋膜外子宫切除术（Ⅰ型）。如果患者有生育要求,可行宫颈锥切术(术后病理应注意检查切缘)。有淋巴管、脉管浸润无生育要求者建议行改良根治性子宫切除术（Ⅱ型）和盆腔淋巴结清扫术和(或)腹主动脉旁淋巴结取样术,有生育要求者则建议行宫颈锥切术加腹腔镜下盆腔前哨淋巴结显影和淋巴切除。

2.ⅠA2 期

可行根治性子宫切除术（Ⅱ型或Ⅲ型)加盆腔淋巴结切除术。有生育要求者,则行宫颈锥切术或根治性宫颈切除和盆腔淋巴结切除术。锥切切缘阳性则重复锥切或行根治性宫颈切除术。不能手术者,则予全量放疗（同ⅠB1 期)。

3.ⅠB1～ⅡA1 期

(1)手术:可行根治性子宫切除术和盆腔淋巴结切除和(或)腹主动脉淋巴结活检或切除。腹主动脉旁淋巴结切除术适应证,①肿瘤≥3cm;②盆腔淋巴转移;③髂总淋巴转移;④影像学检查提示腹主动脉旁淋巴转移。

(2)放疗:标准放射治疗方案是盆腔外照射加腔内近距离放疗及同步化疗。放疗治疗方案,①盆腔前后 4 野照射(标准野中央挡铅 4cm),每次 180～200Gy,骨盆中平面(B 点)剂量为 45～50Gy/4～5 周;②腔内后装,每次 5Gy,A 点剂量为 50Gy(5 球 5 腔)。

(3)术后放疗:①全盆腔标准野外照射,如出现淋巴转移、宫旁浸润、切缘阳性(宫旁)三项危险因素中的任何一项,骨盆中平面剂量 45～50Gy,同步静脉化疗(顺铂 30mg/m^2);②全盆腔小野外照射,如出现肿瘤较大(>4cm)、脉管侵犯、宫颈肌层浸润≥1/2 三项危险因素中任何一项或标准盆腔野外照射(具有上列 3 项中 2 项或以上者),骨盆中平面剂量 45Gy。放疗的标准野与小野界定,见表 5-2。

表 5-2　宫颈癌放疗盆腔标准野和小野照射的界面

	标准野	小野
前后野		
上	第 4～5 腰椎间	第 1～2 骶骨间
下	闭孔下缘	闭孔中间
两侧	骨盆侧缘旁开 2cm	骨盆脊侧缘
侧野		
前	耻骨联合前缘	耻骨结节后 1cm
后	坐骨结节	骶骨前平面

4.ⅡB～ⅣA 期

可选择手术分期,也可先进行 CT、MRI、PET 等影像学评估。

(1)手术分期:是指先行腹膜外或腹腔镜下淋巴结切除术。若盆腔淋巴结阴性,可采用盆腔放疗＋含顺铂同期化疗＋阴道近距离放疗。若盆腔淋巴结阳性,分为以下 2 种情况。①盆腔淋巴结阳性但主动脉旁淋巴结阴性者,可行盆腔放疗＋含顺铂同期化疗＋阴道近距离放疗。②主动脉旁淋巴结阳性者,可先行影像学检查,确定无其他远处转移时,行延伸野放疗＋含顺铂同期化疗＋阴道近距离放疗;如有远处转移,在可疑处活检,活检阴性时行延伸野放疗＋顺铂同期化疗＋阴道近距离放疗,活检阳性者行全身治疗和(或)个体放化疗。

(2)影像学评估:若影像学未发现淋巴转移,可行盆腔放疗＋顺铂同期化疗＋阴道近距离放疗。影像学发现肿大淋巴结可考虑穿刺活检,分为以下 2 种情况。①盆腔淋巴结阳性且主动脉旁淋巴结阴性者:盆腔放疗＋阴道近距离放疗＋顺铂同期化疗＋主动脉旁淋巴结放疗。②盆腔淋巴结和主动脉旁淋巴结均阳性者:可考虑行腹膜后或腹腔镜淋巴结切除术,术后行延伸野放疗＋顺铂同期化疗＋阴道近距离放疗;影像学检查发现有远处转移者,若有临床指征可在可疑处活检证实转移,然后进行全身治疗和(或)个体放化疗。

5.ⅣB 期

此期患者采用根治性放疗或根治性手术已无意义,可采用姑息、对症、支持治疗。

6.复发宫颈癌

规范手术治疗后 1 年、放疗后 6 个月出现新的病灶为复发,短于上述时间为未控。复发诊断必须有病理诊断,影像学检查可作为参考。80% 的复发发生在术后 2 年内,主要的复发部位是盆腔。

(1)局部或区域复发:无放疗史或既往放疗部位之外的复发灶,能手术切除的可行手术切除和(或)辅助放化疗或放疗;部分复发患者形成膀胱瘘或直肠瘘但未侵及盆壁者,可选择盆腔脏器廓清术,Ⅴ型根治性子宫切除术和(或)针对肿瘤的放疗＋同步化疗和(或)近距离放疗。

(2)放疗后中心性复发:①复发灶直径≤2cm,局限于子宫的患者可行根治性子宫切除术或近距离放疗;②中心性复发侵犯膀胱和(或)直肠,但未达盆壁,没有腹腔内或骨盆外扩散的证据,可行盆腔脏器廓清术;③如出现单侧下肢水肿、坐骨神经痛和输尿管梗阻症状,则表示存在不能切除的盆壁浸润,可行肾盂造瘘术和给予姑息治疗。

(3)放疗后非中心性复发:可行肿瘤切除并对切缘邻近肿瘤或切缘阳性患者给予术中放疗、针对肿瘤局部的放疗和(或)化疗或以铂类为基础的联合化疗。

(4)远处转移:①可行手术切除者,手术切除和(或)术中放疗或术后放化疗;②针对肿瘤局部的放疗＋同步化疗;③多灶或无法切除者可行化疗或支持治疗。

(何　昊)

第三节　子宫内膜癌

一、病因

大多数子宫内膜癌不能够预防,但减少危险因子及在生活中了解预防因子可能降低发生子宫内膜癌的危险度。目前认为,与子宫内膜癌发病相关的因素可能有以下几个方面。

1.肥胖

子宫内膜癌患者大多为肥胖者,约有80%患者的体重超过正常平均体重的10%,大多为高体重指数(IBM 25～30)或者肥胖(IBM 30)。常伴有其他代谢综合征(如高血压、糖尿病等),合并代谢综合征发生子宫内膜癌的相对危险度为1.89。除体重外,矮胖体型者(手脚短小臀部偏大)更易患该疾病,主要原因是内分泌不平衡,机体大量的脂肪增加雌激素的储存并使雄激素芳香化,雌激素的释放增加从而导致子宫内膜增生并可进一步导致癌变。高 IBM 是子宫内膜癌预后差的因素之一。

2.妊娠和生育

不孕不育是子宫内膜癌的高危因素。15%～20%子宫内膜癌患者有不育史,多囊卵巢综合征是重要的因素之一。而随着足月分娩次数增多,危险性下降。未孕者比生育过一个孩子的患子宫内膜癌的危险度增加2～3倍。主要是与内源性激素水平相关,即雌激素水平较高,孕激素水平较低。

3.遗传性非息肉性结直肠癌

＞50％子宫内膜癌患者以恶性妇科肿瘤为首发肿瘤,有遗传性非息肉性结直肠癌的患者发生子宫内膜癌的终生风险比其他患者高50倍。

4.PTEN错构瘤综合征

该病患者患子宫内膜癌的比例高达5％～10％。

5.月经因素

月经初潮年龄越早,患子宫内膜癌的风险越高,有研究比较发现初潮年龄＜11岁与＞15岁者发生子宫内膜癌的相对危险度为3.9。延迟绝经也是危险因素之一,年龄≥52岁与年龄≤45岁绝经相比,发生子宫内膜癌的风险增加1.5～2.5倍。

6.饮食因素

饮食结构及营养摄入会影响初潮年龄,因此,脂肪等摄入较高者会增加子宫内膜癌发生的风险,而蔬菜和新鲜水果则具有保护作用。

7.外源性雌激素

单独应用外源性雌激素而不与孕激素合用会增加子宫内膜癌的发生风险。使用雌激素者较未用者发生子宫内膜癌的危险度高3～4倍,而且危险度与雌激素应用的剂量及时间长短相关。

8.抗雌激素药

他莫昔芬作为抗雌激素制剂被用于乳腺癌的治疗,但由于它与雌激素受体竞争会刺激雌激素合成而提高血浆雌激素水平,并对阴道及子宫内膜有雌激素样作用,发生子宫内膜癌的相对危险性增加2.53倍。

9.口服避孕药

复方口服避孕药可降低子宫内膜癌发生的风险,且作用随应用时间延长而增加。

10.其他相关疾病

遗传性垂体功能异常引起的高血压及糖尿病均可增加患子宫内膜癌的风险,某些卵巢疾患如卵巢性索间质瘤和非典型子宫内膜增生症等,都与雌激素水平过高有关,因而与子宫内膜癌的发生密切相关。

二、病理分类及临床分期

(一)大体分类

浸润性子宫内膜癌可分为局灶型和弥散型两种。

1.局灶型

肿瘤开始为宫底或宫角部的无蒂或有蒂的肿物,其质软、脆,表面可能发生出血坏死、溃疡或感染。此型病灶虽小,但浸润肌层远比向周围扩散快。

2.弥散型

肿瘤沿内膜层蔓延,可侵犯大部分或全部内膜,常呈不规则息肉状,浸润肌层较晚,子宫较大且较早表现,病变可沿子宫腔向下蔓延侵及子宫颈管。

(二)病理类型

2014年WHO将子宫内膜癌分为下列几类。

(1)子宫内膜样腺癌:是子宫内膜中最常见的组织学类型,约占全部子宫内膜癌的60%~65%。按腺癌的分化程度分为Ⅰ级,高度分化癌(G_1);Ⅱ级,中度分化癌(G_2);Ⅲ级,低分化癌(G_3)。分级越高,恶性程度越高,预后越差。

(2)浆液性癌:是子宫内膜癌的特殊亚型,恶性程度高,易深肌层浸润,宫外扩散及淋巴转移率高,预后差。

(3)子宫内膜浆液性上皮内癌:常直接发生于息肉表面或萎缩性子宫内膜中,但不出现子宫肌层及间质侵犯,这些异型肿瘤细胞对TP53呈强阳性表达。这种癌细胞也可脱落并发生子宫外广泛转移,子宫内膜浆液性上皮内癌并非为子宫浆液性癌的癌前病变,患者的预后取决于手术后的临床分期,临床需要按浆液性癌来处理。

(4)透明细胞癌:多发生于绝经后妇女,其临床特征和大体形态与子宫内膜样腺癌无异,诊断时常处于晚期病变,故预后差。

(5)黏液性癌:单纯或几乎单纯黏液腺癌极为罕见,占全部内膜癌的比例不超过1%。肿瘤分化常常较好,几乎都是Ⅰ级分化,偶尔也为Ⅱ级分化。预后与癌细胞的分化程度和肌层浸润深度相关,一般与低度恶性腺癌相似。

(6)神经内分泌癌:具有神经内分泌形态学表现的一组异质性肿瘤,分为两大类。①低级神经内分泌肿瘤,其组织学表现为类癌。②高级别神经内分泌癌,又分为两种类型:小细胞神经内分泌癌和大细胞神经内分泌癌,前者类似于肺小细胞癌,后者细胞大,多角形,核空泡状或深染,有丝分裂活性高,可见广泛的地图状坏死。

(7)混合细胞腺癌:是指混合含有2种或2种以上病理类型的子宫内膜癌,至少有1种是Ⅱ型子宫内膜癌,并且第2种成分至少要达到5%。临床最常见的混合细胞腺癌是子宫内膜样腺癌和黏液腺癌并存的肿瘤,内膜样腺癌常占主导地位,第2位常见的混合类型是子宫内膜样腺癌与浆液性癌共存,两者均能占主导地位。

(8)未分化癌和去分化癌:子宫内膜未分化癌是一种没有分化方向的上皮性恶性肿瘤;去分化癌由未分化癌和FIGO 1级或2级子宫内膜样癌混合构成。

(三)临床分期

采用FIGO2014年手术病理分期,见表5-3。

表 5-3　子宫内膜癌手术-病理分期（FIGO，2014）

分期	肿瘤范围
Ⅰ期*	肿瘤局限于宫体
ⅠA期*	无或肿瘤浸润深度＜1/2肌层
ⅠB期*	肿瘤浸润深度≥1/2肌层
Ⅱ期*	肿瘤侵犯宫颈间质，但无宫体外蔓延△
Ⅲ期*	局部和(或)区域的扩散
ⅢA期*	肿瘤累及浆膜层和(或)附件#
ⅢB期*	阴道和(或)宫旁受累#
ⅢC期*	盆腔淋巴结和(或)腹主动脉旁淋巴转移#
ⅢC1期*	肿瘤转移至盆腔淋巴结
ⅢC2期*	肿瘤转移至腹主动脉旁淋巴结，有/无盆腔淋巴转移
Ⅳ期*	肿瘤侵犯膀胱和(或)直肠黏膜或远处转移
ⅣA期*	肿瘤侵犯膀胱和(或)直肠黏膜
ⅣB期*	远处转移，包括腹腔转移和(或)腹股沟淋巴转移

注　*:G_1、G_2、G_3 任何一种。△仅有宫颈内膜腺体受累应当认为是Ⅰ期，而不再认为是Ⅱ期。#细胞学检查应单独报告并没有改变分期。

三、临床表现

(一)症状

(1)阴道流血：主要表现为绝经后阴道出血，量一般不多。若出血发生在绝经前，可表现为异常子宫出血如月经增多、经期延长或月经紊乱。

(2)阴道排液：少数患者以阴道排液为首发症状，可为浆液性和血性分泌物，若肿瘤坏死并有感染，则为恶臭的脓血样液体排出。

(3)浆液性癌的患者可出现盆腹肿块和腹水的症状。

(4)下腹疼痛及其他：若肿瘤累及宫颈内口，可以形成宫腔积脓，出现下腹胀痛及痉挛样疼痛。肿瘤浸润周围组织或压迫神经可引起下腹及腰骶部疼痛。晚期可出现贫血、消瘦及恶病质。

(二)体征

常见于肥胖、血压高的绝经后妇女。早期腹部检查通常无明显体征，但晚期可有子宫增大、附件肿物、贫血及远处转移的相应体征。合并宫腔积脓时可有明显触痛，宫颈管内偶有肿瘤组织脱出，触之易出血。

四、治疗

子宫内膜癌首选手术治疗,对于早期患者,NCCN专家强调分期手术,并根据手术病理分期确定辅助治疗方案,一般预后较好。但晚期患者及具有高危因素的早期患者易发生转移及复发,预后较差。对这些患者的辅助治疗包括化疗、放疗、激素治疗及靶向治疗等。辅助治疗方案也是子宫内膜癌治疗中临床医师关注的热点。

(一)手术治疗

子宫内膜癌标准的手术方式是筋膜外全子宫切除术加双附件切除术。尽管分期标准要求进行盆腔和腹主动脉旁淋巴结切除,但是否进行切除、切除范围是否一定要包括腹主动脉旁淋巴结仍存在争议。

盆腔淋巴结切除术是手术分期的一个重要步骤,但满足以下低危淋巴转移因素的患者,可以考虑不行淋巴结切除术。①肌层浸润深度<1/2。②肿瘤直径<2cm。③G_1或G_2。如有下列高危因素者需行盆腔淋巴清扫:①低分化子宫内膜样腺癌(G_3)。②肌层浸润深度>1/2者。③淋巴脉管浸润。④宫颈间质受累。⑤非子宫内膜样腺癌的肿瘤类型。⑥影像学检查怀疑淋巴转移者。

可疑腹主动脉旁淋巴结或髂总淋巴转移、明显的附件受累、明显盆腔淋巴转移、全肌层浸润的高级别肿瘤、透明细胞癌、浆液性乳头状癌或癌肉瘤应行腹主动脉旁淋巴结取样或切除。

(二)放射治疗

子宫内膜癌的放疗往往与手术联合应用,两种治疗有互补作用,单纯放疗仅用于有手术禁忌证或无法手术切除的晚期内膜癌患者。术前放疗主要是为了控制、缩小癌灶,创造手术机会或缩小手术范围。术后放疗是对手术病理分期后具有高危因素的患者重要的辅助治疗或作为手术范围不足的补充治疗。

1.单纯放疗

(1)腔内照射(后装)高剂量率:A点及F点总剂量为45~50Gy,每周1次,分6~7次完成。

(2)体外照射:40~45Gy,6周内完成。

2.术前放疗

(1)全剂量照射:腔内加体外照射同单纯放疗,于完成放疗后8~10周行单纯全子宫及附件切除术。

(2)腔内照射:腔内照射45~50Gy,完成照射后8~10周手术;部分性腔内术前放疗:A点和F点总剂量不低于20Gy,分2~3次完成治疗,每周1次,放疗后10~14日手术(切除子宫及双附件)。

(3)术前体外照射:用于不利于腔内照射者(如子宫>10～12周或有宫腔以外播散者)。盆腔外照射剂量为20Gy,2～3周完成或A点及F点20Gy,每周1次,分3次完成。

3.术后放疗

(1)术后全盆腔照射:总剂量40～50Gy,4～6周完成。

(2)腹主动脉旁扩大照射区:总剂量30～40Gy,3～4周完成。若采用适形及调强技术,保护好正常组织,对主动脉淋巴转移照射剂量可达50～60Gy。

(3)术后腔内放疗:手术范围不够、有肿瘤残存或疑有肿瘤残存、有局部复发高危因素者可于手术后2周行腔内放疗,总剂量10～20Gy,2～3周完成。

(三)化学治疗

(1)多用于特殊病理类型、肿瘤分化差、孕激素受体和雌激素受体阴性患者或作为晚期复发癌的辅助治疗。常用的化学药物有氟尿嘧啶、环磷酰胺、阿霉素、顺铂、紫杉醇等。

(2)联合用药的疗效优于单药化疗,目前单一用药已被联合用药取代,紫杉醇加铂类已成为一线联合化疗方案。疗程根据患者病情、全身状况和术后是否放疗等确定,一般可应用3～6个疗程。常用的方案有2个,①AP:顺铂$50mg/m^2$＋阿霉素$50mg/m^2$,静脉用药,间隔3～4周;②TC:紫杉醇$135mg/m^2$和卡铂AUC(曲线下面积)4～5,静脉用药,间隔3～4周。

(四)激素治疗

仅用于晚期或复发的子宫内膜癌患者。以高效药物、大剂量、长疗程为宜,4～6周可显效。激素治疗目前仅对肿瘤分化好(G_1)、孕激素受体阳性者疗效肯定,对远处复发者疗效优于盆腔复发。治疗时间尚无统一标准,但至少应用药物要1年。总有效率为25%～30%,可延长患者,无进展生存期,对生存率无影响。

1.孕激素治疗

可使子宫内膜蜕膜样变,已有20余年的应用历史。常用药物:①己酸孕酮200～500mg,肌内注射,每周2次;②醋酸甲羟孕酮200～800mg,每日口服;③醋酸甲地孕酮160～320mg,每日口服。

2.抗雌激素治疗

他莫昔芬常用剂量为每日20～40mg,可先用2～3周后再用孕激素或与孕激素同时服用,可提高孕激素治疗效果。

3.芳香化酶抑制剂或选择性雌激素受体调节剂

雷洛昔芬60mg,每日口服。

(五)分子靶向治疗

贝伐珠单抗作为分子靶向治疗的单药治疗方案已进入NCCN的推荐方案,用于既往化疗后病情进展的患者。虽然有专家认为贝伐单抗药物活性低而毒性大,在指南中归为 2B 类证据,但这标志着子宫内膜癌的分子靶向治疗已进入临床试验并引起了广泛关注。

(六)保留生育功能的治疗

2015 年 NCCN 指南新增保留生育功能的子宫内膜癌患者治疗方案,列出保留生育功能子宫内膜癌患者的标准。①分段诊刮标本经病理学专家复核为高分化(G_1 级)子宫内膜样腺癌。②MRI(首选)或阴道超声确定病灶局限于子宫内膜。③影像学检查未发现可疑或转移病灶。④无药物治疗或妊娠禁忌证。⑤应充分告知患者保留生育功能并非子宫内膜癌的标准治疗方案。所有标准必须都符合方可行保留生育功能治疗。对于高危患者(高级别子宫内膜样腺癌、浆液性腺癌、透明细胞癌、癌肉瘤)不建议保留生育功能。

(何　昊)

| 第六章 | 临床常见肿瘤的中医治疗 |

第一节　肺癌

　　肺癌指原发于支气管或细支气管黏膜上皮的恶性肿瘤,故也称支气管肺癌(以下简称肺癌),是一种最常见的恶性肿瘤,占肺实质恶性肿瘤的 90%～95%。肺癌目前占全世界癌症死因的第 1 位。肺癌的年龄分布,多发于 40 岁以上成人,以 50～70 岁为高发病年龄。男女比例为 2.7：1,尤以 45 岁以上的吸烟男性发病率最高。肺癌的分布情况右肺多于左肺,上叶多于下叶,从主支气管到细支气管均可发生癌肿。起源于主支气管、肺叶支气管的肺癌,位置靠近肺门者,称为中央型肺癌;起源于肺段支气管以下的肺癌称为周围型肺癌。

　　在中医学文献中,虽无肺癌的病名,根据肺癌的临床表现及特点,类似于中医古典医籍中的"肺壅""息贲""肺痿",亦可见于"咳嗽""咯血""胸痛""痰饮""短气"等病证,且类似肺癌证候的记载不少。如《素问》曰:"肺咳之状,咳而喘息,甚至唾血……而面浮气逆。"《难经》曰:"肺之积,名曰息贲,左右胁下,复大如杯,久不已,令人洒淅寒热,喘咳,发肺壅。"后世《济生方》曰:"息贲之状,在右胁下,复大如怀,喘息奔溢,是为肺积,诊其脉浮而毛,其色白,其病气逆,背痛少气,喜忘目瞑,肤寒,皮中时痛,或如虱缘,或如针刺。"宋代一些方书则载有治疗息贲、咳嗽、喘促咳痛、腹胁胀满、咳嗽见血、胸膈壅闷、呕吐痰涎、面黄体瘦等肺癌常见症状的方药。金元时期李东垣治疗肺积的息贲丸,所治之证均类似肺癌症状。明代张景岳说:"劳嗽,声哑,声不能出或喘息气促者,此肺脏败也,必死。"这同晚期肺癌纵隔转移压迫喉返神经以致声哑相同,并指出预后不良。至于其发病原因,正如《杂病源流犀烛》中说:"邪积胸中,阻塞气道,气不得通,为痰,为食,为血,皆得与正相搏,邪既胜,正不得制之,遂结成形而有块",说明在正气虚损以后,邪气乘虚袭肺,郁结胸中,肺气膹郁,宣降失司,积聚成痰,痰凝气滞,瘀阻络脉,久而成块。

一、病因病机

　　老年人、吸烟者为肺癌高发人群,其病因迄今尚未完全明确。中医认为,肺癌的发病同许多疾病一样,起病由于正气内虚、邪毒内结所致,取决于正气和邪气两大因素。以正气而言,包括先天禀赋和后天气血阴阳的盛衰;以邪气而言,具有多因素、综合性的特点。

(一)先天不足,正气亏虚

脏腑阴阳失调,正气内虚是患病的主要内在原因。正气内虚或禀赋不足,肺、脾、肾三脏气虚均可致肺气不足,加之长年吸烟,热灼津液,阴液内耗,致肺阴不足。气阴两虚,宣降失常,邪毒乘虚而入,肺气腾郁,肺络不通,气机不畅,血行瘀滞,痰瘀互结客邪留滞不去,久而成为积块而发病。中医历来重视先天禀赋,《景岳全书》中说:"故凡临证者,必须察父母先天之气……或以一强一弱而偏得一人之气者,是皆不可不察。"古代医家李中梓指出"愚按积之成也,正气不足而后邪气踞之(肺癌亦是一种'积')"。

(二)邪毒侵袭

肺为娇脏,秽浊邪毒之气袭之,致肺气宣降失司,肺气壅郁不宣,脉络受阻,气滞血瘀,久之则肺损而为害。清代高秉均曾说:"癌瘤者,非阴阳之气所结肿,乃五脏瘀血浊气痰凝而成。"烟作为一种浊气,长期吸烟则灼伤肺金耗损正气,而易患肺疾。

(三)饮食不节

饥饱失度,厚味偏嗜则伤及脾胃,脾胃伤则脾虚而土不生金或脾虚运化失调,湿聚生痰,痰贮肺络,痰湿阻滞,伤及肺之宣发肃降或化火刑金,则祸及肺之气阴而发病。《诸病源候论》说:"癥瘕者,皆由寒温不调,饮食不化,与脏气相搏结所生也(肺癌亦属'癥'之范畴)。"

(四)情志内伤

七情内伤,气逆气滞,气机紊乱而血行郁滞,结而成积或气郁化火蕴毒,炼液成痰,痰气交阻而成结块。张子和曾指出"五积六聚治同郁断",并进而指出"且积之成也或因暴怒喜悲,思恐之气……"情志致病说具有中医特色,慎勿轻之。

(五)劳逸调摄失度

起居无常,嗜烟好酒,劳心伤神,生活失其节度,则正气日损,而肺虚劳伤则为肺癌的发病创造了条件。《症因脉治》在论肺虚劳伤之因时曾说:"悲哀动中,形寒饮冷,形燠饮热,预事而忧,五志之火,时起子中,上炎刑金,则咳嗽喘逆而肺虚劳伤之症作矣。"

上述诸邪多因素综合作用,则形成气(气滞)、血(血瘀)、痰(痰凝)、湿(湿聚)、火热(火热熏灼)、毒(毒踞)的交结,成为肺癌病因病机中的主要方面。

肺癌的基本病位在肺,而发病及病后所及则关联五脏。首先,五脏亏虚也是肺癌发病之因,而肺癌疾病过程中,可以涉心(反侮)及肾(母病及子),波及肝(金不制木)、脾(子盗母气)而出现相应的复杂证候,因此在治疗中既应重点治"肺",同时注意五脏的整体调治。

二、辨病

(一)症状及体征

肺癌的临床表现多种多样,最常见的有咳嗽、痰中带血、咯血、胸痛、胸闷气短及发热等。症状与肿块生长的部位、类型、大小以及是否压迫、侵犯附近器官和有无转移等情况有密切关系。少部分患者特别是周围型肺癌在早期可不出现任何症状,仅在行肺部 X 线检查时才被发现。晚期肺癌临床表现多种多样,易与其他疾病相混杂。中央型肺癌症状出现较早,周围型肺癌早期多无症状,除了累及纵隔、胸膜或胸壁时出现胸痛外,一般早期多无明显症状,而中央型肺癌早期常有刺激性咳嗽(大多为干咳或有少量白色泡沫痰);肿瘤阻塞气道时出现不同程度的胸闷、气促等症状;胸壁受侵犯时呈不规则的钝痛及胸腔积液;支气管阻塞并发肺部炎症则有发热、痰量增多和黏液脓性痰等。肿瘤压迫或侵犯喉返神经,引起声带麻痹、声音嘶哑、同侧膈肌麻痹;压迫颈交感神经节而出现霍纳综合征,表现为同侧瞳孔缩小、上睑下垂、眼球内陷、额部汗少;压迫或侵及上腔静脉而出现上腔静脉综合征,出现面部、颈部、上肢和上胸部静脉怒张,皮下组织水肿,上肢静脉压升高;肿瘤或纵隔淋巴肿大可压迫食管引起吞咽困难;肿瘤侵犯心包,可引起心包积液,积液量多者可出现心脏压塞。少部分患者可没有呼吸道症状而以远处转移症状为首发症状,如脑转移而呈现头痛、呕吐、眩晕、偏瘫等中枢神经系统症状;骨转移而出现骨痛,甚至产生病理病因性骨折。少部分肺癌由于肿瘤细胞分泌促肾上腺皮质样激素、甲状旁腺样激素、抗利尿激素出现副癌综合征,在临床上表现出心律失常及杵状指(趾)、肥大性骨关节病、内分泌紊乱等症状。

(二)辅助检查

1.X 线检查

由于 X 线检查的广泛普及、简便易行及费用低廉,目前仍是疑诊肺癌的首选筛检手段,其可显示肺癌肿块的大小及位置、支气管狭窄、移位、肺门及纵隔淋巴结肿大、肺不张等。但胸部 X 线摄片对肺癌检出的敏感性及准确性均低于 CT 扫描。胸部 X 线检查也是监测肺癌患者治疗效果及终身随诊的最基本检查手段。

2.CT 检查

CT 检查已成为肺癌早期诊断与鉴别、分期、疗效评价及终生随访最主要和最常用的方法。

3.纤维支气管镜检查

纤维支气管镜检查是诊断肺癌的有效手段,通过纤维支气管镜可观察到肿瘤的部位和范围,取到组织做病理学检查。

4.体表活体组织检查

对锁骨上、颈部、腋下肿大淋巴结,皮下结节等行组织学切片以获得病理学诊断。

5.痰细胞学检查

痰细胞学检查已被广泛应用于肺癌的诊断,阳性率在75%以上,多次检查阳性率可提高,以鳞癌及未分化癌检出率高;临床上有痰脱落细胞检查阳性,而胸部X线检查、支气管镜及肺CT扫描均未发现病灶的隐匿型患者。

6.MRI检查

MRI的分辨率、对比度优于CT扫描,对胸部检查的最大特点是较CT更易鉴别和明确实质性肿块与血管的关系,无放射性损害。对肺上沟瘤,与胸壁、膈肌关系紧密的肺癌,碘造影剂过敏但要显示病变与肺门、纵隔大血管关系的患者,可首选MRI;对一些肺肿块的鉴别诊断(如矽结节)、放疗1年以上的纤维化与肿瘤复发,MRI可能优于CT,怀疑或排除中枢神经系统转移时,MRI为首选方法。

7.PET及PET/CT检查

PET及PET/CT对肺癌诊断的特异性和准确性高,分期较为全面准确,对于肺癌疗效观察和早期检出、治疗后残留及复发肿瘤亦有重要价值;但PET或PET/CT仍有一定的假阳性和假阴性,小病灶(小于1cm)易被漏诊,对中枢神经系统转移不够敏感,所提供的解剖细节不如CT扫描,价格较昂贵。

(三)诊断要点

通过详细的病史询问及临床表现、辅助检查,绝大多数肺癌患者均能够明确诊断。

三、类病辨别

(一)肺结核

肺结核与周围型肺癌的鉴别在病灶直径小于3.0cm时较困难。结核患者的年龄一般较年轻,病变多见于上叶尖段、后段、下叶背段;病灶多为圆形或椭圆形,密度不均,有密度增浓影或钙化;生长速度慢,病程长,有低热、盗汗、干咳等结核中毒症状。

(二)结核性胸膜炎

肺癌合并有大量胸腔积液时由于病灶被掩盖,难与结核性胸膜炎相鉴别。癌性胸腔积液量大,增长迅速,常为血性,一般可以查到癌细胞;结核性胸腔积液量相对较少,为草黄色,抗结核治疗有效。

（三）肺部良性肿瘤

肺部的良性肿瘤占肺肿瘤的 10％左右，包括错构瘤、纤维瘤、畸胎瘤等，绝大多数患者无临床症状，肿瘤生长缓慢，有完整的包膜，边缘光滑无毛刺，很少分叶。

（四）肺内炎症

周围型肺癌与慢性肺脓肿的鉴别，从 X 线检查表现看，慢性肺脓肿多位于上叶后段、下叶背段，跨叶蔓延，阴影浓淡不均匀，边缘模糊，多房性空洞，常伴有液平面，肺门清晰，不增大；而肺癌可位于肺的任何部位，无跨叶蔓延，肺门影增大，阴影密度较均匀，边缘不规则，分叶，有毛刺。

（五）纵隔肿瘤

中央型肺癌和发生于纵隔侧胸膜下的周围型肺癌浸润纵隔，需与纵隔肿瘤相鉴别。纵隔肿瘤较肺癌症状轻。

四、治疗

中医药治疗肺癌，重在提高非特异性免疫功能，改善机体内环境，调动体内各种积极因素，从而抑制肿瘤生长或转移。中药抗肿瘤药物具有不良反应小，患者依从性好，可以长期使用等优点。

肺癌患者手术后，中医药治疗有助于抑制体内残存的癌细胞，从而防止或延缓癌瘤复发转移。应用中医药配合化疗、放疗可以减轻其不良反应，包括胃肠道反应及骨髓抑制等，为顺利完成化疗、放疗而创造条件。对于那些失去了手术、放疗机会且对化疗疗效较差的晚期肺鳞癌和肺腺癌者，特别是由于多种原因而不能耐受化疗、放疗者，中医药治疗可使多数患者症状改善、食欲增强。并可达到延长生存时间，甚至还可能使癌灶控制或缩小。

扶正祛邪、标本兼治是治疗肺癌的基本原则。本病整体属虚，局部属实，正虚为本，邪实为标。肺癌早期，以邪实为主，治当行气活血、化瘀软坚和清热化痰、利湿解毒；肺癌晚期，以正虚为主，治宜扶正祛邪，分别采用养阴清热、解毒散结及益气养阴、清化痰热等法。临床还应根据虚实的不同，每个患者的具体情况，按标本缓急恰当处理。由于肺癌患者正气内虚，抗癌能力低下，虚损情况突出，因此，在治疗中要始终顾护正气，保护胃气，把扶正抗癌的原则贯穿肺癌治疗的全过程。应在辨证论治的基础上选择具有一定抗肺癌作用的中草药。

（一）辨证论治

1.气血瘀滞

主症：咳嗽不畅，胸闷气憋，胸痛有定处，如锥如刺或痰血黯红，口唇紫黯，面色晦暗，舌质黯或有瘀斑，苔薄，脉细弦或细涩。

治法：活血散瘀，行气化滞。

方药：血府逐瘀汤。

方用桃红四物汤活血化瘀；柴胡、枳壳疏肝理气；牛膝活血化瘀，引血下行；桔梗载药上行，直达病所；甘草调和诸药。胸痛明显者可配伍香附、延胡索、郁金等以理气通络，活血定痛。若反复咯血，血色黯红者，可减少桃仁、红花的用量，加蒲黄、三七、藕节、仙鹤草、茜草祛瘀止血；瘀滞化热，暗伤气津见口干、舌燥者，加沙参、天花粉、生地黄、玄参、知母等清热养阴生津；食少、乏力、气短者，加黄芪、党参、白术益气健脾。

2.痰湿蕴肺

主症：咳嗽，咳痰，气憋，痰质黏稠，痰白或黄白相兼，胸闷胸痛，纳呆便溏，神疲乏力，舌质淡，苔白腻，脉滑。

治法：行气祛痰，健脾燥湿。

方药：涤痰汤。

方用二陈汤理气燥湿化痰；胆南星、石菖蒲、党参、竹茹、枳壳以助行气祛痰；加瓜蒌宽胸散结。若见胸脘胀闷、喘咳较甚者，可加用葶苈大枣泻肺汤以泻肺行水。痰郁化热，痰黄黏稠难出者，加海蛤壳、鱼腥草、金荞麦、黄芩、栀子清化痰热；胸痛甚，且瘀象明显者，加川芎、郁金、延胡索行瘀止痛；神疲、纳呆者，加党参、白术、鸡内金健运脾气。

3.阴虚毒热

主症：咳嗽无痰或少痰或痰中带血，甚则咯血不止，胸痛，心烦寐差，低热盗汗或热势壮盛，久稽不退，口渴，大便干结，舌质红，少苔或舌苔薄黄，脉细数或数大。

治法：养阴清热，解毒散结。

方药：沙参麦冬汤合五味消毒饮。

方中用沙参、玉竹、麦冬、甘草、桑叶、天花粉、生扁豆养阴清热；金银花、野菊花、蒲公英、紫花地丁、紫背天葵清热解毒散结。若见咯血不止，可选加白及、生地黄、仙鹤草、茜草根、三七凉血止血；低热盗汗加地骨皮、白薇、五味子育阴清热敛汗；大便干结加全瓜蒌、火麻仁润燥通便。

4.气阴两虚

主症：咳嗽痰少或痰液黏稠，咳声低弱，气短喘促，神疲乏力，面色㿠白，形瘦恶风，自汗或盗汗，口干少饮，舌质红或淡，脉细弱。

治法：益气养阴。

方药：生脉饮合百合固金汤。

生脉饮中人参大补元气，麦冬养阴生津，五味子敛补肺津，三药合用，共奏益气养阴生津之功。百合固金汤用生地黄、熟地黄、玄参滋阴补肾；当归、白芍养血平肝；百合、麦冬、甘草润肺止咳；桔梗止咳祛痰。气虚征象明显者加生黄芪、太子参、白术等益气补肺健脾;咳痰不利,痰少而黏者加贝母、瓜蒌、杏仁等利肺化痰。若肺肾同病,由阴损阳,出现以阳气虚衰为突出的临床表现时,可选用右归丸温补肾阳。

上述证候中,如合并有上腔静脉压迫综合征,出现颜面、胸上部青紫水肿,声音嘶哑,头痛眩晕,呼吸困难,甚至昏迷的严重症状,严重者可在短期内死亡。中医治疗从瘀血、水肿论治,活血化瘀,利水消肿可使部分患者缓解。常用方剂如通窍活血汤、五苓散、五皮饮、真武汤等。压迫症状较轻者,可在辨证施治方药中,酌加葶苈子、猪苓、生麻黄、益母草等泻肺除壅,活血利水。

在肺癌长期临床研究过程中,已筛选出一些较常用的抗肺癌的中草药,如清热解毒类的白花蛇舌草、半边莲、半枝莲、拳参、龙葵、猫爪草、蛇莓、马鞭草、凤尾草、重楼、山豆根、蒲公英、野菊花、金荞麦、蝉蜕、黄芩、苦参、马勃、射干等;化痰散结类的瓜蒌、贝母、天南星、半夏、杏仁、百部、马兜铃、海蛤壳、牡蛎、海藻等;活血化瘀类的桃仁、大黄、穿山甲、三棱、莪术、鬼箭羽、威灵仙、紫草、石见穿、延胡索、郁金、三七、虎杖、丹参等;攻逐水饮类的猪苓、泽泻、防己、大戟、芫花等。上述这些具有一定抗肺癌作用的药物,可在辨证论治的基础上,结合肺癌的具体情况,酌情选用。

(二)专方专药

1.益肺消积汤

生黄芪 30g、生白术 12g、北沙参 30g、天冬 12g、石上柏 30g、石见穿 30g、白花蛇舌草 30g、银花 15g、山豆根 15g、夏枯草 15g、海藻 15g、昆布 12g、生南星 30g。瓜蒌皮 15g、生牡蛎 30g,水煎服,3 个月为 1 疗程。阴虚去黄芪、白术,加南沙参、麦冬、元参、百合、生地;气虚去北沙参、天冬,加党参、人参、茯苓;肾阳虚加补骨脂、淫羊藿、菟丝子、肉苁蓉、锁阳。

2.肺金生汤

泽漆 30g,桂枝 6g,黄芩 10g,石见穿 30g,生晒参(另煎)9g,白前 10g,制天南星(先煎)6g,甘草 6g,蜂房 15g,红豆杉 8g,生姜 7 片。功效:化痰散结,益气宣肺。主治肺肿瘤。水煎服,日一剂,先煎泽漆,加水 5 000mL,武火煮开,文火煮至 1 500mL,加诸药,武火后改文火,煎 2 次药汁合之,人参另炖兑入,分温 2～3 次服。渣加水煎煮洗脚,按摩涌泉穴 300 次。肺阴亏虚者加百合 15g,沙参 30g;纳差者加鸡内金 10g,焦三仙各 15～30g;少气懒言者加黄芪 30g,白术 10g;血虚者可加当归补血汤;脾土不足加四君子或另处参苓白术散以培土生金;痰热壅结加胆南星 6g,鱼腥草 30g,薏苡仁 30g;胸水加葶苈子(包煎)12g;骨转移加自然铜(先煎)20g,杜仲 10g;胸痛加延胡索 15g,瓜蒌 20g。

3.《千金》苇茎汤加金荞麦

苇茎(先煎)30g、薏苡仁 10～20g、桃仁 10g、冬瓜仁 10g 以水 1 000mL,先煮苇茎,煮取 500mL,去滓,悉纳诸药,煮取 300mL,分两次服。功效:清肺化痰,逐瘀排脓。适合于肺癌肿块增大至一定程度时阻塞气道,出现阻塞性肺炎、肺不张或经放疗后出现放射性肺炎。

4.消岩汤

人参 30g、白术 60g、黄芪 30g、当归 30g、忍冬藤 30g、茜草根 9g、白芥子(包煎)6g、茯苓 9g,每日 1 剂,水煎分 2 次服用。28 日为 1 个疗程。功效:解毒祛瘀,扶正抗癌。适合于肺癌化疗出现耐药患者。

5.金福安汤

生天南星(先煎)15g、生半夏(先煎)15g、太子参 30g、苇茎(先煎)30g、生薏苡仁 30g、桃仁 10g、浙贝母 15g、壁虎 6g、山慈菇 10g、丹参 15g。每日 1 剂,水煎 2 次,混匀,分 2 次内服,连续服用 21 日为 1 个疗程。功效:健脾益气、化痰祛瘀消积。适用于痰湿蕴肺证。

6.益津助阳方

生地黄 30g、熟地黄 30g、麦冬 15g、北沙参 30g、当归 10g、白芍 30g、山茱萸 15g、淫羊藿 15g、补骨脂 15g、枸杞子 15g、女贞子 15g、菟丝子 30g、紫河车(研末吞服)20g、壁虎 10g、蛤蚧 10g、冬虫夏草 2g、灵芝 30g。功效:益气养阴,补肾助阳。肺热痰瘀致咳嗽不畅、胸闷气急、痰中带血,加鱼腥草、黄芩、仙鹤草、金荞麦、白花蛇舌草、三七、莪术、桃仁;阴虚痰热致咳嗽少痰而黏或干咳无痰、心烦失眠、口干、大便秘结、潮热盗汗者,加浙贝母、冬虫夏草、龟甲、鳖甲(先煎)、蜂房、前胡、天花粉;气阴两虚致咳声低微、神疲乏力、自汗、五心烦热者,加生黄芪、五味子、西洋参、黄精、百合、芦根;胸背疼痛加瓜蒌、半夏、延胡索、枳壳、郁金;高热不退加生石膏(先煎)、知母、白薇、青蒿(后下);胸腔积液加桑白皮、葶苈子(包煎)、大枣、猪苓、白术;咳嗽、咳黄色脓性痰液加冬瓜仁、生薏苡仁、瓜蒌、黄芩、半夏、桔梗。水煎服,每日 1 剂,分早晚 2 次服用。

7.高氏肺癌方

半枝莲 10g,黄芪 30g,仙鹤草 30g,水牛角(先煎)50g,薏苡仁 30g,石见穿 30g,藕节 20g,龙葵 30g,猫爪草 30g,白花蛇舌草 10g,重楼 15g,杏仁 10g,红豆杉 3g,僵蚕 10g,紫苏叶(后下)10g,猪苓 20g,山慈菇 15g。咳嗽咳痰加白前 20g,法半夏10g;黄痰胶着加黄芩 15g,连翘 15g;气短汗出加白术 15g,浮小麦 30g(后下);纳呆便溏加鸡内金 10g,白豆蔻 20g。

(三)中成药

1.润肺消积胶囊

黄芪 30g,人参、淫羊藿、三棱、当归各 15g,茯苓、沙参、玄参、天花粉、莪术各20g,麦冬、桃仁、白花蛇舌草等各 25g。上方共研细末,装胶囊。口服,每次 2g,每日 3 次,6 周为 1 个疗程。

2.贞芪扶正胶囊

黄芪、女贞子等药物组成,口服,每次 6 粒,每日 2 次,功效:补气养阴。适用于久病虚损,气阴不足。配合手术、放射治疗、化学治疗,促进正常功能的恢复。每 6 粒相当于原生药 12.5g。

3.平肺口服液

百合 15g、麦冬 15g、五味子 10g、白及 10g、桑白皮 30g、浙贝母 10g、瓜蒌 10g、鱼腥草 30g、白花蛇舌草 30g。每次 10mL,每日 2 次。30 日为 1 个疗程,从放疗第 1 日起开始服用。连续服用 3 个疗程。功效:养阴益肺、清热解毒。适用于阴虚热毒症。

4.益肺清化颗粒

黄芪、党参、沙参、麦冬、川贝母、杏仁、白花蛇舌草、败酱草、仙鹤草、紫菀、桔梗、甘草。每次 2 袋,每日 3 次。2 个月为 1 个疗程。功效:益气养阴、化痰止咳、清热解毒、凉血止血之功效。适用于气阴两虚、阴虚内热型晚期肺癌的辅助治疗。

5.复方红豆杉胶囊

红豆杉皮、红参、甘草等。功效:祛邪散结。每次 2 粒,每日 3 次,21 日为 1 个疗程。用于气虚痰瘀所致的中晚期肺癌及化疗的辅助治疗。

(四)中药静脉制剂的应用

1.蟾酥注射液

功效:作为抗肿瘤、抗放射辅助用药,有改善全身状况,恢复细胞免疫功能,提升白细胞等作用,每次 10～20mL(每次 5～10 支),用 5% 葡萄糖注射液 500mL 稀释后缓慢静脉滴注,每日 1 次,抗肿瘤,30 日为 1 个疗程或遵医嘱。

2.康艾注射液

功效:①直接杀死癌细胞(缩小肿块);②可切断癌细胞 NDA 分子链的合成,抑制癌细胞生长(控制和稳定病情);③增强体质、提高对癌细胞的侵蚀的免疫力。用法:静脉滴注;每日 1～2 次,每日 40～60mL,用 5% 葡萄糖或 0.9% 生理盐水 250～500mL 稀释后使用。30 日为 1 个疗程或遵医嘱。

3.复方苦参注射液

通过降低对基质金属蛋白酶、血管内皮生长因子的表达来抑制肺癌细胞的生长和转移。用法:静脉滴注,每次 20mL,用氯化钠注射液 200mL,稀释后应用,每日 1 次,儿童酌减,全身用药总量 200mL 为 1 个疗程,一般可连续使用 2～3 个疗程。

4.参芪扶正注射液

功效:益气扶正。用于气虚证肺癌的辅助治疗,与化疗合用有助于提高疗效,减少不良反应。提高气虚患者免疫功能、改善气虚症状及生存质量。静脉滴注:每次 250mL,每日 1 次,疗程 21 日;与化疗合用,在化疗前 3 日开始使用,疗程可与化疗同步结束。

5.华蟾素注射液

功效:①缓和持久的镇痛作用;②抗肿瘤作用;③促进体液免疫的功能,对细胞免疫也具有一定的促进作用。静脉滴注,每次 10～20mL,用 5%的葡萄糖注射液 500mL 稀释后缓缓滴注,用药 7 日,休息 1～2 日,4 周为 1 个疗程或遵医嘱。

6.鸦胆子油乳注射液

鸦胆子油乳在体内有定向分布作用,使抗肿瘤药物在该处有较高的浓度,对抗肿瘤药物有增敏作用,从而增强了抗肿瘤效果;还可增强人体免疫功能和骨髓造血功能,配合化疗及放疗有增效减毒作用。静脉滴注,每次 10～30mL,每日 1 次(本品须加灭菌生理盐水 250mL,稀释后立即使用)。

(五)针灸疗法

针灸主要是通过调节人体免疫功能,达到防治肿瘤的目的,针灸同时还可以达到辅助性治疗肿瘤的目的。其作用主要有:①用于改善患者的症状,如用于肺癌疼痛、发热,缓解患者便秘、腹胀、胸闷、失眠等;②对肺癌患者采用瘢痕灸的方法,可明显改善其一般状况,提高机体免疫力;③对放化疗阶段的患者,使用针灸科改善患者血象,减少患者胃肠道反应。

1.各期肺癌

主穴取风门、肺俞、心俞、天泉、膏肓、中府、尺泽、腹中以及癌痛压痛点。配穴取列缺、内关、足三里。补泻兼施,每日 1 次,每次留针 20～30 分钟。耳穴取上肺、下肺、心、大肠、肾上腺、内分泌、鼻、咽部、胸等。适用于各期肺癌者。针刺治疗时可配合汤药同时治疗。

2.肺癌晚期

针刺百会、内关、风门、肺俞、定喘及丰隆等,并以 20%～50%紫河车注射液 14～16mL,分别注入足三里及大椎穴。每日或隔日 1 次,连续治疗 15 日为 1 个疗程,休息 3～5 日,再开始下 1 个疗程。适用于肺癌等晚期恶性肿瘤疼痛者。

3.肺癌咳嗽喘促

定喘、风门、肺俞、列缺、合谷等穴,宣肺降逆止咳平喘。痰多配太渊、丰隆、足三里等穴、化气、健脾、除痰。平补平泻法。适用于肺癌患者咳嗽喘促者。

(六)其他特色疗法

肺癌中医治疗多以内服法居多,临床往往忽略外治法,而肺癌患者经过放疗、化疗等治疗后常常有呕吐、厌食、腹泻、癌痛、呼吸困难等情况发生,内服用药受到影响,采用外治法可以弥补患者不易服药的情况,且对于缓解胸痛、改善呼吸困难等常见症状具有较好的疗效。

1.中药涂擦剂

药物组成为延胡索、丹参、乌药、重楼、地鳖虫、血竭、冰片等,前 4 味药与地鳖虫以 4:1 比例配方,血竭、冰片各按 10％比例加入。以上药物加 75％酒精浸泡 1 周(酒精用量以没过中药为度),过滤后将药物浓度调至每毫升含中药 1g 即可。用法:洗净疼痛部位皮肤,棉签蘸涂,用药面积应大于疼痛周边 2～3cm,每日 3～4次。可治肺癌引起胸部疼痛,缓解率达为 90.1％。

2.祛痛喷雾酊

由延胡索、乌药、土鳖虫、丹参、红花、血竭、冰片等组成。先以 75％酒精2 000mL 浸泡延胡索等前 5 味中药,1 周后滤取药汁;再于药液中加入血竭、冰片,溶解后过滤,装入 50mL 塑料喷雾瓶中备用,每毫升含生药 0.1g。癌痛时可均匀喷涂于癌痛处的体表。功能止痛、消炎、消肿,适用于各种癌痛,对胸痛、胁肋痛效果最佳。

3.穴位敷贴法

山奈、乳香、没药、大黄、姜黄、栀子、白芷、黄芩各 20g,小茴香、公丁香、赤芍、木香、黄柏各 15g,蓖麻仁 20 粒。上药共研细末,取鸡蛋清(或蜂蜜)适量,混合拌匀成糊状。肺癌敷乳根穴。痛剧者 6 小时换药 1 次,痛轻者 12 小时更换 1 次。可持续使用至疼痛缓解或消失。

4.穴位封闭法

在用止痛药无效时可使用本方法。取穴:足三里(双侧),让患者正坐垂足,从犊鼻下量 3 寸,胫骨外侧 1 寸处取穴。在无菌操作下用 5mL 注射器,7 号针头抽吸维生素 K_3 注射液 8mg,消旋山莨菪碱 10mg,让患者取坐位(或仰卧位),选准穴位,局部皮肤常规用碘酒、乙醇消毒后,直刺进针,待患者有酸、麻、胀感时,快速将药液注入,两侧穴各一半,每日 1 次,3 次为 1 疗程。间隔 2 日,再进行下一疗程。能有效缓解肺癌引起的疼痛。

5.癌痛膏外敷

(1)蟾酥消肿膏:由蟾酥、细辛、生川乌、七叶一枝花、红花、西洋参等 20 余种味中药组成,用橡胶氧化锌为基质加工成中药橡皮膏。使用前先将皮肤洗净擦干,再将膏药敷在疼痛处,每隔 24 小时换药 1 次。适用于肺癌疼痛者。

(2)消积止痛膏:取樟脑、阿魏、丁香、山奈、重楼、藤黄等量,分研为末,密封备用。用时将上药按前后顺序分别撒在胶布上,敷贴于患者肺癌痛之部位,随即用 60℃左右的热毛巾在药膏上敷 30 分钟。每日热敷 3 次,5～7 日换药 1 次。

生川乌、生大黄、甘遂、白芷各 20g,上药混合浓煎 200mL(每日用量)。将取上药液和面粉适量成湿润饼状,按积液部位大小敷于体表对应皮肤,妥帖固定。每天 4 小时,7 天为 1 个疗程。持续 1～3 个疗程。能较好改善癌性胸水压迫症状。

6.饮食疗法

(1)手术后饮食:手术后肺气大伤,宜以补气养血为主。选用杏仁露、山药粉、鲜白菜、白萝卜、冬瓜皮、冬瓜仁、山梨、莲藕等食品。

(2)放疗时饮食:放疗期间肺阴大伤,宜滋阴养血为主。选用鲜蔬菜、鲜水果,如菠菜、杏仁、核桃仁、枇杷、枸杞。

(3)化疗时饮食:化疗期间气血两伤,宜以大补气血为主。饮食选用鳖、龟、鲜鲤鱼、白木耳、香菇、燕窝、山梨等。

(文 军)

第二节 胃癌

胃癌是人体最常见的恶性肿瘤之一,在消化道肿瘤发病率中占1/2,居首位,居我国各类恶性肿瘤年死亡第1位。本病可发生在贲门区、幽门区及胃体部,以幽门区多见。其临床特点是前期呈慢性周期性或进行性上腹部疼痛,症状日渐加剧或疼痛的规律性改变,当肿瘤发展到一定程度,则发现上腹部包块,并出现哽噎症状及贫血,消瘦等表现,40～60岁的中老年人为高发年龄。男性多于女性,约2.3:1。胃癌的发病与环境地理因素及饮食习惯因素,亚硝胺类化学致癌因素及遗传因素有关。慢性胃炎,胃溃疡,特别是伴肠上皮化生的萎缩性胃炎,有癌变的可能性。

中医学认为,本病的形成乃是饮食失节,忧思过度,脾胃损伤,气结痰凝所致,胃癌类似于中医学的"反胃""胃反""胃脘痛""膈气""噎膈"等范畴。《灵枢·邪气脏腑病形篇》有"胃病者,腹膜胀,胃脘当心而痛……膈咽不通,食饮不下"的记载。《金匮要略》也有"朝食暮吐,暮食朝吐,宿谷不化,名曰胃反。"的描述,这些描述即包括胃癌在内,唯此病早期诊断比较困难,多数患者在确诊时,已属晚期。晚期治疗效果多不理想。

一、病因病机

(一)外感六淫

《灵枢·五变篇》曰:"肠胃之间,寒温不次,邪气稍至,蓄积留止,大聚乃起……气涩则生积聚也",说明外感是导致肿瘤产生的原因之一。六淫邪气,从口入内,稽留不去,阻碍气机,脾气失和,运化失司,痰湿内生,脾胃升降失常,则朝食暮吐或暮食朝吐。

(二)内伤七情

《素问·上古天真论》云:"恬淡虚无,真气从之,精神内守,病安从来",阐述了正常的情志精神变化,可以使气血调和,保持身体健康。《素问》曰:"怒伤肝""喜伤心""思伤脾""忧伤肺""恐伤肾",故思虑可以伤脾,脾伤则气结;怒则伤肝,肝火横逆犯胃,导致脾胃升降失和,运化失常,久致饮食梗噎难下或食入则吐或导致脾失统摄,血液不循常道,而致出血。

(三)饮食失调

长期饮食不当,影响脾胃功能,使脾失健运,不能运化水湿,饮食停留,聚而生痰,久则气血运行失常,瘀血滞留,痰气瘀血结于胃中,发为本病。

(四)正气不足

《内经》云:"邪之所凑,其气必虚。"外感六淫、内伤七情侵袭机体,正气不足,阴阳失调,不能祛邪外出,致使浊邪久滞体内,酿生癌毒,致生癌肿。明代李中梓《医宗必读》曰:"积之成者,正气不足而后邪气踞之。"清代余听鸿《外证医案汇编》云:"正气虚则成癌。"

二、辨病

(一)症状

1.胃部疼痛

多数胃癌患者发病初期都有胃部疼痛的症状。开始仅仅是感到上腹部不适或有膨胀、沉重感,有时心窝部隐隐作痛,因此,常被患者误认为是胃炎或溃疡病,治疗后症状可暂时缓解。如病变发生在胃窦部,则可诱发十二指肠功能改变,出现类似溃疡病的节律性疼痛,也常被患者忽视,直到出现持续性疼痛甚至出现黑便或呕血等症状时才引起患者注意,而此时患者的病情往往已发展到了胃癌晚期,失去了治疗的最佳时机。

2.食欲减退、消瘦、乏力

患者出现食欲减退、消瘦、乏力,也是一组常见而又缺乏特异性的胃癌早期信号。食欲减退且不伴胃部疼痛者可能是胃癌的早期表现,若与胃痛症状同时出现并排除肝炎时,尤应引起重视。有些患者因在进食后出现腹胀、嗳气等症状后便自动限制日常饮食,致使体重下降,出现消瘦、乏力的现象。由于患者腹胀的位置多在剑突下或偏右的地方,因此很容易被误诊为胆囊疾病。

3.恶心呕吐、呕血便血

早期胃癌患者还可出现食后饱胀感并伴有轻度恶心的症状。贲门部的肿瘤开始可出现进食不顺,以后逐步出现吞咽困难和食物反流等症状。早期胃癌患者也常出现便血的症状,这是由病变破坏了胃内小血管所致。少量胃内出血的患者可表现为大便潜血阳性,出血量多时可表现为呕血和黑便。平日无胃病的老年人,一旦出现黑便尤应警惕胃癌的发生。此外,患者如出现腹泻、便秘、胃下部不适、按压上腹有深压痛及轻度肌紧张等症状,也可视为胃癌的早期信号,应及早进行全面检查。

4.早期胃癌的隐蔽性

胃癌的隐蔽性主要体现在以下两个方面:第一,早期胃癌患者 80% 没有症状,少数患者即使有症状也是一些非典型性症状,如食欲缺乏、腹部不适等,这些症状极易同胃炎、胃溃疡等胃病相混淆。第二,以胃外表现为主的胃癌,易被忽视。

(二)体征

早期胃癌可以无任何体征或仅有上腹部压痛。中晚期胃癌多数上腹压痛明显。1/3 的患者腹部可触及肿块,质硬,表面不平滑,有触痛,尤其胃窦部癌的消瘦患者更易发现肿块。胃癌的转移灶如直肠前触及肿块、脐部肿块、锁骨上淋巴结肿大和腹腔积液的出现,更是晚期胃癌的证据。

上腹部肿块、直肠前隐窝肿物、脐部肿块、左锁骨上淋巴结肿大、左腋下淋巴结肿大、腹腔积液等常提示已有远处转移。胃癌常因转移部位不同而出现相应体征,使临床表现非常复杂。胃癌的体征如肝转移可出现肝大、黄疸等;卵巢转移可发现卵巢肿大和大量腹腔积液,肺部转移可有呼吸困难等。

此外,胃癌伴癌综合征也可成为重要体征,如血栓性静脉炎、皮肌炎等。晚期患者可有发热、恶病质等。

三、类病辨别

胃癌早期症状和体征不明显,进展期症状也缺乏特异性,有时因转移和合并症的症状和体征使病情复杂多变,需与多种疾病相鉴别。

首先,常见的胃部良性疾病如胃溃疡、胃息肉、慢性胃炎等常需与胃癌鉴别。这些疾病病史较长,症状反复发作,药物治疗常常有效,内镜检查和活检常能做出正确诊断。值得注意的是,这些疾病也是胃癌的癌前疾病,往往需要长期随访。有时需要定期内镜检查,一些特殊检查如染色胃镜等可提高识别能力。

一些少见的胃部良性疾病,如胃结核、间质性胃炎、胃平滑肌瘤、血管瘤等间质性良性肿瘤、胃异位胰腺、胃嗜酸性肉芽肿等常因消化不良症状和某些合并症而行胃镜检查,多数胃镜下可见病灶但活检病理未能发现癌细胞,此时应特别慎重。短期内复查胃镜,深凿式活检时可奏效,必要时需手术探查,术中快速活检以明确诊断。

胃部某些其他恶性疾病如胃恶性淋巴瘤、平滑肌肉瘤、胃浆细胞瘤常因瘤体大被误认为晚期胃癌而放弃手术,失掉恰当治疗的机会。此类肿瘤好发于胃体部,胃镜下可见巨大黏膜皱襞上有出血糜烂、溃疡等,深凿式活检病理检查有利于鉴别,但多数病例需手术及冰冻切片病理检查确诊。

胃的邻近脏器如胰腺、胆囊、肝脏、横结肠等的疾病常需与胃癌鉴别。慢性胰腺炎常有上腹疼痛和因消化不良造成的消瘦而疑似胃癌。B超、CT、内镜、内镜逆行胰胆管造影和必要的胰腺内外分泌功能检查常可鉴别。胰腺体部癌常出现上腹部疼痛,但胰腺癌多为持续性疼痛,病情发展较快。有时胃癌累及胰腺也常使病情复杂化,皆需B超、CT、内镜和内镜逆行胰胆管造影等协助诊断。横结肠癌有时引起上腹痛,甚至可有上腹部肿块,可能与胃癌混淆。只要提高警惕,根据可能性大小先后进行结肠镜和胃镜检查,多数能够鉴别。值得注意的是,胃癌可以累及横结肠,横结肠癌有时也可累及胃,应加以鉴别。

四、治疗

(一)论治原则

中医药治疗胃癌以辨证施治为原则。胃癌患者临床表现有3个特点:一为升降失常,二为虚实夹杂,三为易旁及他脏。故临证应多注意兼顾,用药亦多寒温并用,升降并用,补泻并用。随着医学科技的发展,中医药治疗胃癌的"扶正、抗癌、排毒"疗法已经被很多患者所接受,并且治疗效果也很显著,特别是无法进行手术或是体质虚弱的晚期胃癌患者,采用中医治疗可大大改善患者的生活质量,最终实现"带瘤生存"。

(二)辨证论治

1.肝胃不和证

主症:胃脘胀满不适,时时作痛,串及胁肋,口苦心烦,嗳气吞酸,纳差或呕吐,舌苔薄黄或薄白或腻,脉弦细。

治法:疏肝降逆,和胃止痛。

方药:柴胡疏肝散加减。药用柴胡、黄芩、半夏、木香、陈皮、茯苓、白芍、炙香附、枳壳、延胡索、炒鸡内金、甘草、蜈蚣、八月札、玫瑰花、野葡萄根、藤梨根。

2.痰湿凝结证

主症:胸闷膈满,面黄虚肿,呕吐痰涎,腹胀便溏,痰核累累,舌淡滑,苔滑腻。

治法:温中散寒,运脾和胃除湿。

方药:理中汤合二陈汤加减。药用附子、干姜、吴茱萸、陈皮、木香、砂仁、法半夏、茯苓、生薏苡仁、炒扁豆、山药、炒鸡内金、甘草、蜈蚣、鬼箭羽、山土瓜、红藤、八月札。

3.瘀毒内阻证

主症:胃脘刺痛,食后痛剧,口干思饮,脘胀拒按,心下可触及痞块或有呕血便血,肌肤枯燥甲错,舌唇紫暗或见瘀点,脉沉弦、细涩或弦数。

治法:理气活血,解毒软坚消积。

方药:膈下逐瘀汤加减。药用炒五灵脂、当归、川芎、桃仁、红花、牡丹皮、赤芍、丹参、延胡索、炒鸡内金、甘草、炙香附、炒枳壳、蜈蚣、地龙、龙葵、绞股蓝、红景天、山土瓜、八月札、玫瑰花。

4.胃热伤阴证

主症:胃内灼热,口干不欲饮,胃脘痞满,食后剧痛,五心烦热,大便干燥,脉滑细数,舌红少苔或舌黄少津。

治法:养阴润燥,清热和胃。

方药:益胃汤加减。药用沙参、麦冬、生地黄、玉竹、石斛、玄参、天花粉、炒鸡内金、甘草、虎杖、炒枳壳、木香、砂仁、陈皮、法半夏、蜈蚣、山土瓜、八月札、玫瑰花。

5.脾胃虚寒证

主症:胃脘痞满隐痛,喜按喜温,不渴或暮食朝吐或朝食暮吐,时呕清水,面色苍白,肢凉神疲或便溏水肿,舌淡胖有齿痕,苔白滑,脉沉缓或细濡。

治法:温中散寒,健脾和胃。

方药:参苓白术散加减。药用莲子、薏苡仁、砂仁、桔梗、白扁豆、茯苓、人参、甘草、白术、山药、木香、陈皮、炒鸡内金、蜈蚣、地龙、龙葵、八月札。

6.气血双亏证

主症:面色苍白无华,面目水肿,畏寒肢冷,气短乏力,动则尤甚,心悸头晕,虚烦不寐,自汗盗汗,纳少乏味,形体羸瘦,上腹包块明显,舌质淡胖苔白,脉虚细无力或虚大。

治法:补气养血,扶正固本。

方药:八珍汤加减。药用当归、川芎、白芍、熟地黄、沙参、北沙参、玄参、人参、丹参、白术、茯苓、炙甘草、绞股蓝、红景天、蜈蚣、地龙、龙葵、八月札。

(文　军)

第三节　原发性肝癌

原发性肝癌起源于肝脏的上皮或间叶组织,是我国高发的、危害极大的消化道恶性肿瘤。

原发性肝癌主要包括肝细胞癌(HCC)、肝内胆管细胞癌(ICC)和 HCC-ICC 混合型等不同病理类型,其中 HCC 占到 90% 以上。HCC 是全球危害男性健康的第 5 位肿瘤,其在全球女性肿瘤患者的发病率位居第 8 位。由于 HCC 起病隐匿,一经出现临床症状,往往已进入中、晚期,其预后极差,尽管外科手术切除和肝移植是比较有希望的根治性疗法,但约有 56% 的患者在接受手术后 1 年内复发,即使进行根治术后,患者的 5 年生存率仍然不到 5%,故 HCC 有"癌中之王"的称号。因此,对于 HCC 发病机制、高危人群、检测/监测手段及治疗方案的探索引起医学界的高度重视。

根据研究表明,HBV 和 HCV 感染是引起 HCC 的重要原因。据 WHO 报道,全球约 20 亿人曾感染过 HBV,其中 3.5 亿人为慢性 HBV 感染者,每年有 100 万人死于 HBV 所致的肝衰竭、肝硬化与原发性肝癌。全球 HCV 感染者已近 1.7 亿人,HCV 感染导致慢性肝炎、肝硬化,并且与 HCC 的发生关系密切。接种 HBV 和 HCV 疫苗,是预防原发性肝癌的重要途径,有助于间接降低 HCC 的发生概率。

目前,我国肝癌发病率占全球的 55%,居于世界第 1 位;因肝癌死亡者占全球 45%,居民肿瘤致死性病因位居于肺癌之后。在美国晚期肝癌的平均 5 年存活率为 11%,欧洲为 8%,亚洲不到 10%,而发展中国家仅占 5%。

原发性肝癌具有慢性疾病邪正盛衰反复的复杂演变过程,不同时期的证型多有偏差。本病多发生在各种病毒性肝炎、酒精性肝损伤等肝脏慢性病变的基础上,鉴证兼证繁多,复合证型亦为多见。根据相关的文章总结原发性肝癌可大致总结归纳为 9 个证型组:气滞血瘀证、肝郁脾虚证、肝肾阴虚证、肝胆湿热证、肝气郁结证、脾虚湿困证、气阴两虚证、湿热蕴脾证和其他证型,气滞血瘀证最为常见,行气活血是原发性肝癌治疗中必须的环节。病位以肝和脾为主,其次为肾,在病机中实证和虚证的比例有一定的差别,实性证候要素主要为气滞、血瘀、湿热、热毒,虚性证候要素主要为气虚和阴虚。在临床分期中,Ⅰ期以肝郁气滞、脾气虚为多,二维超声检查肝脏为单个结节,显示其肝固有动脉、门静脉血流变化与正常人比较无显著改变,亦未见血管内癌栓并发症出现,属早期癌变;Ⅱ期则以肝血瘀阻、肝郁气滞、脾气虚、脾胃湿热为多,也可表现为脾虚肝郁或肝肾阴虚,二维超声检查肝脏结节较大且呈多发,显示肝固有动脉流速增快,尤其是门静脉血流量显著增多;Ⅲ期主要证候为湿热蕴结证,二维超声检查肝脏肿块较大,显示肝固有动脉流速明显加快,并且伴有腹腔积液、肝外转移病灶等并发症。

一、病因病机

(一)病因

肝癌的病理因素较多,中医各家都认为肝癌的发生与长期饮食不节、七情内伤、肝病久延、外邪侵袭及先天禀赋不足、脏腑虚弱有关。各种内外病因的影响及相互作用,引起机体的气血阴阳失衡,从而导致疾病的发生。

其外因之说,主要有寒邪、毒邪、外湿及火邪、食积之论。《黄帝内经》对肝癌发生的外因有了较深入的论述,《灵枢·百病始生》中指出“积之始生,得寒乃生,原乃成积”。《伤寒论·辨阳明病脉证并治》强调外湿夹寒邪在黄疸发生中的重要地位,其言:“伤寒发汗已,身目为黄,所以然者,以寒湿在里不解故也。”《诸病源候论》强调"凡诸疸病,皆由饮食过度,醉酒劳伤,脾胃有湿热所致",《卫生宝鉴》说:"凡人脾胃虚弱或饮食过常或生冷过度,不能克化,致成积聚结块。"此处言及酒食不节对于"黄疸""积聚"的发病,是由酒热蓄积引起的胃肠湿热,从而由外及内,由脾及肝,终成肝病。

其内因之一,《灵枢·百病始生》曰:"壮人无积,虚则有之",说明积聚之生,其正气亏虚是先决条件,是其内因之根本。在此基础上,经由寒、湿、食、毒等外因侵袭,引起机体或气机不调或血瘀不行或痰湿内阻或热毒深聚,经年累月,由外及内,由气及血,由无形及有形,渐成肝癌癥瘕之象。内因之二,张子和说:"积之所成也或因暴怒喜悲思恐之气",尤在泾说:"凡忧思郁怒,久不得解者,多成此疾",言明七情内伤致使肝气郁结,气滞则血瘀,瘀血居于胁下,终致积聚发生。论其病性,如《丹溪心法·积聚痞块》所言:"块乃有形之物,痰与食积死血而成也。"可见,肝癌乃有形之邪,其所生由乎正气不足,其所发因为外邪侵袭,其所成乃脏腑气血阴阳失调,毒邪盘踞而成,其病性虚实夹杂贯穿始终,不同阶段,虚实之著不同而已。

(二)病机

原发性肝癌患者Ⅰ～Ⅳ期出现频率最多的是气虚、气滞、血瘀、阴虚4个证型,只不过重点有所不同,且相互兼夹。

正气亏虚,脏腑失调是肝癌发病的内在基础。中医学认为脏腑功能失调、正气亏虚时,邪气有可乘之机,病变发生。正气虚弱则卫外之气无以化生,抗邪之力无以生长。一旦内外合邪,正气难以抵御,各种病理因素的相互作用则促使癌毒内生,凝于肝胆,形成肝癌。病邪日久必耗精伤血,又会导致气血不足,并损及元气,致使形体消瘦,正气衰败。故而此病往往因虚致病,又因病致虚,形成一种恶性循环,以致缠绵不愈。

气滞血瘀是肝癌发病的基本病机。在正常生理情况下,气发挥其推动、温煦、气化、防御、固摄等功能,血在人体有营养、濡润脏腑和各种组织器官的作用。气血生成后,循环全身,并相互影响,共同维持着人体的生理活动和机体的健康。气血之间在病理上也相互影响,气病可以及血,血病也可以及气。一方面,"气行则血行,气滞则血瘀",气虚推动无力则气滞,气机不畅,可导致血运失调,从而出现气滞血瘀;另一方面,血瘀又会加重气滞,在内伤七情、外感六淫、饮食不节、肝病久延、正气亏虚等诸多因素作用下,肝气郁结,肝失疏泄,气机失调,气血运行不畅,气滞血瘀经久不散,凝积成瘤,因而形成肝癌。

湿聚痰凝、热毒等多因结合是肝癌的致病因素。痰、湿、热毒等既是致病因素,又是病理产物。痰是脏腑变生的病理产物,主要是由于肺、脾、肾功能失调,津液代谢紊乱,水湿停聚而成;同时,痰又可成为致病因素,随气流行,外至经络筋骨,内达五脏六腑,全身上下内外无处不到,从而可导致多种病变。湿也是津液代谢异常之产物,湿邪为病多重浊、黏腻,留滞于机体易阻遏气机,出现气滞、气郁、经络痹阻等证;湿蕴于内,久而不去酿成湿热、湿毒;痰湿滞留,气血不畅,则气滞血瘀。

总之,肝癌的病位在肝,涉及脾胃、胆及肾。正气亏虚、脏腑失调是肝癌发病的内在基础,气滞血瘀是基本病机,在气虚、阴亏、气滞、血瘀、热毒、痰湿等多种病理因素相互作用下形成肝癌。

二、辨病

(一)症状

早期肝癌可无症状体征,一旦出现典型的临床表现时,已属于中晚期肝癌。肝癌的常见症状有肝区疼痛、纳差、消瘦、乏力、不明原因的发热、腹胀、腹泻、黄疸等。

1.肝区疼痛

常由肿瘤生长迅速使肝包膜张力增大或肿瘤累及肝包膜所致。常为中晚期肝癌的首发症状。疼痛多位于右肋部或剑突下,初起多呈间歇性或持续性钝痛或刺痛。疼痛可时轻时重或一段时间内自行缓解或消失。

2.消化道症状

常表现为胃酸减少、饭后上腹饱胀、恶心、呕吐或腹泻。消化道症状常由肝脏病理性改变,致门静脉系统压力升高,消化道功能失调;或增大的肿瘤压迫或累及胃所致。

3.消瘦与乏力

常出现于肝癌中晚期。可能是肿瘤代谢产物引起机体生化代谢改变,加之进食减少所致。严重时出现恶病质。

4.发热

肝癌所致发热一般在 37.5～38℃,偶可达 39℃以上,呈不规则热型,多不伴寒战,午后发热较常见,有时也可见弛张型高热。发热可因肿瘤坏死或其代谢产物引起。

5.其他症状

有肝炎、肝硬化背景或肿瘤浸润性生长较大致肝脏功能失代偿者可有出血倾向,如牙龈出血、鼻出血及皮下瘀斑等;也可出现低蛋白血症,致水肿、腹腔积液、腹胀等。肿瘤转移至肺可引起咳嗽。肿瘤侵及并阻塞肝静脉或下腔静脉时可出现呈进行性加重的下肢水肿,甚至出现腹腔积液等布查氏综合征的表现。

(二)体征

肝肿大、上腹肿块为中晚期肝癌的特征性体征,晚期肝癌或有肝硬化背景者可同时有黄疸、腹腔积液、脾肿大、下肢水肿及肝掌、蜘蛛痣、腹壁静脉曲张等。

1.肝肿大

位于肝右叶上段肝癌表现为肝上界上移,膈肌上抬、固定、运动受限;右叶下段肝癌常可在右肋弓下触及肿块;左叶肝癌常表现为剑突下肿块或有上腹部隆起。

2.腹腔积液

为晚期肝癌的体征。如由肝静脉或门静脉阻塞所引起,为高张力性腹腔积液,表现为腹腔积液增长迅速,腹部叩诊呈浊音,满腹膨隆。由肝硬化引起者张力较低。有肝静脉或下腔静脉阻塞或低蛋白血症者,可伴有下肢水肿。

3.黄疸

表现为巩膜或全身皮肤黄染,为肝癌的晚期体征。多由癌肿直接压迫或侵入胆管、胆总管等,也可由肝细胞的损害所引起。

(三)辅助检查

1.甲胎蛋白实验

对流电泳法阳性或放射免疫测定 AFP>400mg/mL;持续 4 周并排除妊娠活动性肝病及生殖腺胚胎源性肿瘤。

2.其他标志检查

研究表明,约有 20%的肝癌患者碱性磷酸酶增高;70%的肝癌患者 γ-谷丙氨酰转肽酶升高;,约有 80%的患者 5-核甘酸二酯酶同工酶出现,转移性肝癌患者阳性率更高;约 90%的肝癌患者 α-抗胰蛋白酶(α-AT)增高;90%的肝癌患者铁蛋白酶含量增高;约 70%肝癌患者癌胚抗增高;异常凝血酶原>300mg/mL。

3.肝功能及乙型肝炎抗原抗体系统检查

肝功能异常及乙肝标志物阳性提示有原发性肝癌的肝病基础。

4.各种影像检查提示肝内占位性病变

(1)B超检查获得肝脏及邻近脏器切面影图可发现 2~3cm 以下的微小肝癌。

(2)CT 及 MRI:有利于肝癌的诊断,当肝癌直径小于 2cm 或密度近似正常肝实质时,CT 难以显示;肝癌呈弥散性时 CT 不易发现。

(3)放射性核素:肝脏显像病变的大小在 2cm 以上才能呈现阳性结果。

(4)选择性肝动脉造影及数字造影:选择性肝动脉数字减影血管造影是一种灵敏的检查方法,可显示直径在 1cm 以内的肝癌。

5.腹腔镜和肝穿刺检查

腹腔镜可直接显示肝表面情况;肝穿刺活检可以直接检出恶性细胞,是较为精准的检查手段。

6.其他检查

淋巴结活检、腹腔积液找癌细胞等。

三、类病辨别

(一)继发性肝癌

肝脏血源丰富,其他癌肿可转移至肝脏。文献表明,继发性肝癌为原发性肝癌的1.2倍,其中以继发于胃癌的最多,其次为肺、结肠、胰等的癌肿。继发性肝癌大多为多发性结节,临床以原发癌表现为主,少数可仅有继发性肝癌的征象如肝肿大、肝结节、肝区痛、黄疸等。除个别来源于胃、结肠、胰的继发性肝癌病例外,血清AFP多呈阴性。

(二)肝硬化、肝炎

原发性肝癌常发生在肝硬化基础上,两者鉴别常有困难。鉴别在于详细病史、体格检查结合实验室检查。

(三)肝脓肿

临床表现为发热、肝区疼痛和压痛明显,反复多次超声检查常可发现脓肿的液性暗区。超声导引下诊断性肝穿刺,有助于确诊。

(四)其他肝脏良性肿瘤或病变

如血管瘤、肝囊肿、肝包虫病、胆囊癌、胆管癌、结肠肝曲癌、胃癌、胰腺癌及腹膜后肿瘤等易与原发性肝癌相混淆。

四、中医治疗

(一)中医辨证治疗

肝癌的发病特点是本虚标实、正虚邪实、虚实夹杂,其中正气亏虚是肝癌发生的内在基础和根本原因。有学者提出积聚的治疗之法当"养正积自除,犹之满座皆君子,纵有一小人,自无容地而出。今令真气实,胃气强,积自消矣。"强调充实真气、强壮胃气,则积聚自消。肾为先天之本,脾为后天之本,正气亏虚多以脾肾亏虚为主。同时,由于肝木易克制脾土,病理上肝病极易传脾,汉代张仲景在《金匮要略》中指出"见肝之病,知肝传脾,当先实脾"及"四季脾旺不受邪"。临床上,就肝癌而言,脾虚的临床表现更为多见,因此健脾益气法成为治疗肝癌的基本治法。治疗中尤其强调固护脾胃的重要性,曾提出"治脾胃即所以安五脏""善治病者,唯在调和脾胃""有胃气则生,无胃气则死"等论点。常用的药物主要有党参、生黄芪、白术、茯苓等。另外根据辨证的需要,扶正培本法中尚有益气养血法、养阴生津法、滋阴补肾法等。

1.气滞证(肝郁气滞)

主症:右胁胀痛,胸闷,喜太息,情志抑郁,易怒,右胁下痞块。纳果少食,脘闷嗳气,时有呕恶、腹泻。舌苔薄腻,脉弦。

治疗:临床治疗肝癌常用的理气(行气)药有柴胡、青皮、八月札、陈皮、枳壳、制香附、郁金、炒延胡索、川楝子、大腹皮、乌药、沉香、玫瑰花、九香虫、绿萼梅、厚朴、旋覆花等,三棱也有行气作用。

2.血瘀证

主症:胁下痞块巨大,胁痛引背,痛处不移,拒按,脘腹胀满,面色晦暗。纳呆食少,神疲乏力,形体消瘦,嗳气,大便溏结不调。舌质紫暗,有瘀点、瘀斑,脉沉细或弦湿。

治疗:瘀血也是肝积形成的重要病理基础之一,故针对癌毒以瘀血为著而设立了活血化瘀法。本法不仅可对应治疗瘀血,亦是治疗肿瘤、防止肿瘤扩散与转移的一个常用方法。对于肝癌治疗,临床上常用的活血化瘀药有丹参、当归、赤芍、莪术、郁金、桃仁、三棱、石见穿、乳香、没药、穿山甲、九香虫、王不留行、生大黄等。另外使用中当注意辨证用药及晚期肝癌慎用活血破血之品。

3.脾虚证(或兼湿困)

主症:神疲乏力,纳呆少食,腹胀,食后尤甚,大便溏泄,胁下痞块。少气懒言,口黏不欲饮,恶心、呕吐。舌淡,边有齿痕,舌苔厚腻,脉弦滑或滑濡。

治疗:临床上常用益气健脾药有黄芪、党参、白术、茯苓等。

4.湿热证(或热毒)

主症:心烦易怒,口苦口干,胁肋胀痛、灼热,黄疸,溲赤便干,胁下痞块。纳呆食少,发热烦渴,脘腹胀满,耳鸣头晕。舌红或绛,苔黄腻,脉弦滑或滑数。

治疗:临床上常用清热解毒药有露蜂房、白花蛇舌草、山豆根、猫爪草、龙葵、夏枯草、红豆杉、半枝莲、半边莲、穿心莲、七叶一枝花、板蓝根、大青叶、虎杖、蒲公英、苦参、龙胆草、土茯苓等。清热解毒法针对热毒内蕴及其所致的肝癌癌毒及情志内伤或其他因素所导致的郁久化火、热毒内蕴肝胆的情况具有很好疗效。清热解毒药物具有清除体内毒物蓄积、中和毒素、散肿、退热等作用。清热解毒法适用于肝癌兼有热毒内蕴征象者。清热解毒之品多苦寒伤胃,使用中当注意药物配伍。

5.阴虚证

主症:胁肋灼痛,腰膝酸软,五心烦热,头晕失眠,口苦咽干,形体消瘦,胁下痞块。食少,腹鼓胀,青筋暴露,出血,低热盗汗。舌红少苔或光剥,脉细数。

治疗:临床常用的以毒攻毒药物有全蝎、蜈蚣、蟾皮、土鳖虫、穿山甲、露蜂房、半夏、马钱子等。此类药物多具有毒性,属于动物药或大辛大热之植物药,多具有开结拔毒之功效。

治疗肝癌常用的软坚散结类药物有穿山甲、龟甲、鳖甲、牡蛎、海蛤壳、地龙、海藻、昆布等。

治疗肝癌常用的扶正药物有黄芪、人参、白术、茯苓、薏苡仁、白芍、山药、甘草、玉竹、麦冬、天冬、生地黄、黄精、沙参等。

（二）自拟方治疗

参莲消癥汤：党参 25g，半枝莲 15g，柴胡 10g，蜈蚣（研末吞服）3 条，溪黄草 15g，白芍 15g，莪术 15g，布渣叶 15g，枳壳 15g，茵陈 15g，鸡内金 10g，三七 10g，共 12 味药物组成。

方中重用党参，其味甘性平，归脾、肺经，功善补中益气、直补气血、力补脾胃后天之本；半枝莲微苦，性寒，清热解毒、散瘀止痛、利水消肿。两者共为君药，突出了重视脾胃、祛邪不忘扶正的思想。柴胡调达肝气而疏肝解郁；蜈蚣解毒散结、通络止痛、以毒攻毒，两药合用疏肝理气、解毒散结，均为臣药。莪术，入肝、脾经，辛散苦泄，温通行滞，既能破血祛癥，且行气消积之力峻猛，兼可止痛，破除肝内积块的同时，还能改善脾失健运所致的脘腹胀满疼痛等不适。白芍养血柔肝、缓急止痛；枳壳行气宽中除胀，两药佐助柴胡加强行气解郁养肝之功。茵陈，苦泄下降，功专清利湿热，利胆退黄，尤擅用于湿热熏蒸而发黄者；溪黄草，主产于长江以南的广东、湖南、云南等地，岭南地区临床应用普遍，具有清热利胆、凉血散瘀、强肝益肝等作用，与茵陈合用加强清利肝胆湿热之功。以上 5 药同为佐药，加强行气活血、清热祛湿、解毒之功。布渣叶清热解毒、健脾利湿、消食积；鸡内金消食化坚；三七加强活血止血、化瘀止痛之功，合为佐使药，加强君药、臣药健脾、解毒、活血之功，并对症改善脾虚气滞所致的脘腹胀满、纳呆等。全方配伍，扶正祛邪，功补兼施，使祛邪而不伤正，邪去正安。

（三）中成药及注射剂

1.中成药

临床流行病学调查显示，肝癌患者多为两个以上的证型同时存在，多以体虚（脾虚、气虚）为本，邪实（瘀血、湿热、痰浊）为标，治疗上应扶正祛邪、标本兼治。目前常用药物有博尔宁胶囊（组方：黄芪、女贞子、山慈菇、重楼、龙葵等）、复方斑蝥胶囊（组方：斑蝥、刺五加、半枝莲、黄芪、人参等）以扶正祛邪、益气活血、清热解毒为治法，扶正祛邪，标本兼治。

2.注射剂

榄香烯注射液 20mL/100mg；鸦胆子油乳注射液 10mL/支；康莱特注射液 100mL/10g；华蟾素注射液 5mL/支；艾迪注射液，含斑蝥和人参，10mL/支；肝力注射液，含苦参碱、川芎嗪，5mL/支；生脉注射液，含人参皂苷、麦冬皂苷、麦冬黄酮、五味子素，10mL/支；参附注射液 10mL/支。

（四）中药特色治疗——活血化瘀法

肝癌的病机虽然复杂，但仍有规律可循，其基本病机是气虚阴亏、气滞血瘀，因此益气养阴、活血行气以扶正祛邪是肝癌基本治则。

　　医家王清任在《医林改错》中明确指出"肚腹结块,必有形之血"。血瘀是肝癌的主要病机之一,因此活血化瘀是治疗肝癌的常用方法,通过活血化瘀能疏通经络,破瘀散结,去瘀生新,达到恢复气血运行的目的。脾胃为后天之本,气血生化之源。脾病可及肝,脾气不足,则肝血无生化之源;脾气虚可以引起肝经气滞;脾失运化亦可导致水湿运行失常,变生湿、痰、饮、水肿等,《素问·至真要大论》曰:"诸湿肿满,皆属于脾。"

　　1.内治法

　　(1)益气养血,活血化瘀,软坚消癥治肝癌。

　　组成:党参12g,当归9g,黄芪12g,白芍9g,三棱9g,莪术9g,醋柴胡9g,桃仁9g,穿山甲9g,木香9g,生鳖甲(先煎)12g,青皮9g,陈皮9g,炙甘草6g,水红花子30g,川楝子9g,香附9g,枳壳9g,水蛭6g,半枝莲30g,蜀羊泉30g,紫参30g。

　　主治:肝癌。

　　方解:本方以党参、当归、黄芪、陈皮、白芍益气养血;三棱、莪术、醋柴胡、桃仁、木香、水红花子、川楝子、香附、枳壳、水蛭、青皮等行气活血化瘀;穿山甲、生鳖甲、半枝莲、蜀羊泉、紫参等解毒消癥软坚;炙甘草调和诸药。

　　(2)加减参赭培气汤治气滞血瘀型肝癌。

　　组成:生赭石(先煎)15g,太子参10g,生山药15g,天花粉10g,天冬10g,鳖甲(先煎)15g,赤芍10g,桃仁10g,红花10g,夏枯草15g,生黄芪30g,枸杞子30g,焦山楂30g,泽泻15g,猪苓15g,龙葵15g,白英15g,白芍10g,焦六曲30g,三七粉3g。

　　主治:肝癌,有调气、化瘀、利水等功效。

　　方解:生赭石生新凉血、降气镇逆、祛痰止呕、通便引瘀下行;太子参、生山药培中养胃,天冬、天花粉滋养胃阴,防用开破之药损伤肠胃;桃仁、红花、鳖甲、赤芍药活血化瘀,消肿止痛兼以通络;泽泻、猪苓利水、化瘀;生黄芪、枸杞子益气滋补肝肾;焦山楂、焦六曲健脾和胃;龙葵、白英清热解毒,凉血利尿。

　　加减:有黄疸者加茵陈30g;有腹腔积液者加商陆10g,牛膝10g,大腹皮10g;痛剧者加郁金10g,延胡索10g,凌霄花15g,八月札10g;腹胀甚者加大腹皮6g,木香6g,厚朴10g;呃逆者加旋覆花(包煎)10g,柿蒂10g;口干渴甚者加沙参10g,麦冬10g;大便干燥,数日不便者加全瓜蒌20g,郁李仁12g。

　　(3)活血化瘀治肝癌与转移性肝癌。

　　组成:当归、红花、土鳖虫各9g,赤芍、白芍各6g,丹参30g,桃仁12g,木香5g。

　　主治:肝癌与转移性肝癌。

　　方解:方中以当归、红花、桃仁活血化瘀;赤芍、白芍、丹参养血柔肝活血;木香有理气活血之功;诸药合用,有养血活血、软坚散结之功效。

加减:脾虚加炒党参10g,炒白术、制鸡内金各9g,炒枳壳6g;肋下包块可及,加三棱、莪术各9g;疼痛加延胡索9g,炙乳香、没药各5g;大便燥结不爽,加火麻仁、全瓜蒌各12g,生大黄9g;便血加地榆炭12g,槐花炭9g,仙鹤草15g;脾肾阳虚,加炮附子(先煎)、肉桂(后下)各3g,炒党参12g,炒白术9g;黄疸、腹腔积液,加茵陈25g,炒白术、泽泻各9g,猪苓、车前子(包煎)、茯苓各12g。

(4)下瘀血汤合理中汤解毒散结治肝癌。

组成:炒大黄、三棱、莪术各6g,土鳖虫、桃仁、石菖蒲、白术各8g,黄芪、炒栀子、墨旱莲、旋覆花(包煎)、青黛、侧柏叶各15g。以白花蛇舌草、半枝莲各60g煮汤代水煎药,服时加入鲜竹沥60mL。

主治:肝癌,牙龈出血,大便干,舌苔黄厚。

方解:方中炒大黄、三棱、莪术、桃仁活血下瘀血;白术、黄芪补益气血,防攻伐伤正;土鳖虫、石菖蒲、炒栀子、墨旱莲、旋覆花、青黛、侧柏叶、白花蛇舌草、半枝莲等,清热泻火、解毒散结。

加减:服用上方,牙龈出血,大便干,舌苔黄厚好转,则减去侧柏叶、墨旱莲、石菖蒲,加党参、全瓜蒌、鳖甲(先煎)各20g,黄芪倍量。

(5)益气养阴、解毒化瘀治肝癌。

组成:茵陈、车前子(包煎)、海藻、海带、牡蛎(先煎)、白花蛇舌草、铁树叶、延胡索各30g,漏芦、郁金、丹参、黄芪、党参、南沙参、北沙参、石斛各15g,当归、赤芍、白芍、夏枯草、炙甘草各12g,川楝子9g。

主治:肝癌,湿热瘀毒互结、气阴两伤者。

方解:茵陈、车前子(包煎)、夏枯草、漏芦、白花蛇舌草、铁树叶等清热利湿解毒,海藻、海带、牡蛎化瘀软坚,延胡索、郁金、丹参、当归、赤芍、川楝子行气活血化瘀,黄芪、党参、南沙参、北沙参、石斛益气养阴,炙甘草调和诸药。

加减:有黄疸者,加栀子、平地木、田基黄;有腹腔积液者,加车前子、茯苓、猪苓等;有胸腔积液者,加桑白皮、葶苈子(包煎)、蜀羊泉、龙葵;身热者,加生石膏(先煎)、金银花、大青叶等;有呕血便血者,加仙鹤草、白及、藕节炭、地榆炭、侧柏炭、贯众炭、槐花炭;神昏谵语者,加鲜生地黄、石菖蒲,并加牛黄清心片。

2.外治法

外用中药在治疗肝癌方面也发挥了很重要的作用,外用中药不仅可以明显缓解患者症状,而且可以提高患者的生活质量及延长生存期。外敷用药主要有以下几种。金香散结膏(组成:山慈菇、制马钱子、九香虫、乳香、没药、三七、冰片等),金香散结膏可软化缩小瘤体,减轻局部压迫,消除炎症,全方共奏理气、活血化瘀、通络散结、安神止痛之功。肝舒贴敷贴(组成:黄芪、葶苈子、三棱、莪术、香附、柴胡、泽泻、茯苓、猪苓、车前子),穴位治疗肝癌肝区疼痛,以清肝利胆、疏肝理气、行气止痛、活血化瘀、软坚散结之中药贴敷在腧穴上,通过腧穴对药物的吸收,使药物作用直接到达脏腑经气失调的病所,发挥药物"归经"的功效。

(文　军)

第四节　乳腺癌

乳腺癌是严重威胁妇女健康的恶性肿瘤之一,其发病率在逐年上升,且呈年轻化趋势。目前乳腺癌的治疗方法是以手术治疗为主,辅以放疗、化疗、内分泌治疗等综合治疗手段。手术是一种创伤性治疗手段,乳腺癌根治术创面较大,故术后极易出现多种并发症。中医学认为肿瘤患者本虚标实,经手术放疗、化疗后热毒过盛、津液受损、气血不和、肝脾失调或肝肾阴虚,治宜清热解毒、生津润燥、补气养血、健脾和胃或滋补肝肾,而扶正祛邪是治疗总则。对于乳腺癌术后患者,综合治疗非常重要,中医药的优势在于从整体出发,调动机体全身的功能,调整机体阴阳、气血、脏腑功能的平衡,通过辨证论治的个体化治疗方案,起到治"本"的作用。中药在改善术后患者体力、减少乳腺癌患者放、化疗药物的不良反应,防止肿瘤复发和转移,延长肿瘤患者生存期,提高生存生活质量方面,有明显的优势。随着医学的不断发展,中医药治疗已逐渐成为乳腺癌术后治疗的主要方法。

一、历代医家对乳腺癌的认识

在中医古典文献中,乳腺癌被归于痈疽类疾病,早期并无专门的病证记载,仅有相关的症状描述。目前多数学者认为《灵枢·痈疽篇第八十一》"疽者,上之皮夭以坚,状如牛领之皮"是对恶性肿瘤表皮症状的最早记载,并认为疽的特点是"热气淳盛,下陷肌肤,筋髓枯,内连五脏,血气竭,当其痈下,筋骨良肉皆无余",大致符合乳腺癌皮肤的"橘皮样"改变。

东晋·葛洪《肘后备急方》卷五"治痈疽妒乳诸毒肿方"中较详细地记载了本病的局部体征,"石痈结肿坚如石或如大核,色不变或做石痈不消""若发肿至坚而有根者,名曰石痈",其特点为肿大、坚硬、有根,将乳腺癌归于"石痈"的范畴。隋·巢元方《诸病源候论》卷之四十"妇人杂病诸候四"中"疽发乳候"记载"肿而皮强,上如牛领之皮,谓之疽也",沿用了《灵枢》的论述:"乳石痈候",将乳岩名为"乳石痈",以区别于一般的痈证,并描述了其形态及症状特点,如"石痈之状,微强不甚大,不赤……但结核如石""不痛者……其肿结确定,至牢有根,核皮相亲,不甚热,微痛",说明乳石痈的特点是乳房肿块坚硬如石、与皮肤粘连。《诸病源候论·乳石痈候》又云"有下于乳者,其经虚,为风寒之气客之,则血涩结……"说明乳岩致病与外邪侵入有关。

宋代始将其称为"乳岩"。宋·窦材《扁鹊心书·神方》"救生汤治一切痈疽发背……女人乳痈、乳岩初起，姜葱发汗立愈"。南宋·陈自明《妇人大全良方》"若初起，内结小核或如鳖棋子，不赤不痛，积之岁月渐大，巉岩崩破，如熟石榴或内溃深洞，血水滴沥，此属肝脾郁怒，气血亏损，名曰乳岩"，不但描述了其症状的发展演变，还指出其病因为肝脾郁怒所致的气血亏损。

元代《格致余论·乳硬论》中"以其疮形嵌凹似岩穴"，形象地称本病为"妳岩"，认为"忧怒郁闷，朝夕积累，脾气消阻，肝气横逆"是导致本病发生的主要病机。所以在调治方面，强调及早治疗，并重视心理疏导，"若于始生之际，便能消释病根，使心清神安，然后施之以治法，亦有可安之理。"朱丹溪也称本病为"不可治"之证，提示预后不容乐观。元·窦汉卿的《疮疡经验全书·乳岩》云："此毒阴极阳衰，奈虚阳结而与血无伤，安能散，故此血渗于心经，即生此疾。若未破可疗，已破即难治，捻之内如山岩，故名之。早治得生。若不治，内溃肉烂，见五脏而死。"提出了"阴极阳衰"的病因学说和早期诊治的思想，并指出本病的患者群，"已嫁未嫁皆生"，除了已婚妇女，也好发于青年未婚女性。

明代，薛己所撰的《校注妇人大全良方·疮疡门·乳痈乳岩方论》对本病的名称、发展过程、临床表现、病机及预后都有了完整的叙述。文中首先称本病为"乳岩"，并指出本病"若初起，内结小核或如鳖棋子，不赤不痛。积之岁月渐大。巉岩崩破如熟榴或内溃深洞，血水滴沥"，其病机"属肝脾郁怒，气血亏损"，预后"为难疗"。《女科撮要》卷上"乳痈乳岩"中"乳岩……故初起小核，结于乳内，肉色如故，其人内热夜热，五心发热，肢体倦瘦，月经不调……若荏苒日月渐大，岩色赤，出水腐溃深洞"。《薛氏医案》云："乳岩乃七情所伤，肝经血气枯槁之证。"陈实功的《外科正宗·乳痈论第二十六》中对乳岩对病因病机的认识："忧郁伤肝，思虑伤脾，积想在心，所愿不得志者，致经络痞涩，聚结成核"，对乳岩症状的描述也更为具体确切：初如豆大，渐若棋子，半年一年，二载三载，不疼不痒，渐渐而大，始生疼痛，痛则无解，日后肿如堆粟或如复碗，紫色气秽，渐渐溃烂，深者如岩穴，凸者若泛莲，疼痛连心，出血则臭，其时五脏俱衰，四大不救，名曰乳岩。"详细描述了本病的发展过程和各个时期的临床表现，对后世影响很大，直至今日，对研究乳岩仍有重要参考价值。

清代《外科全生集·乳岩》提出本病"大忌开刀，开则翻花最惨，万无一活。"说明由于当时的医疗水平的局限性，认为乳腺癌不同于一般的疮疡疾病，是禁忌切开的，这与现代医学的认识是有一定差异的。同时在此书中第一次指出"男女皆有此症"，证实了患乳腺癌的人群中也包括男性。吴谦《医宗金鉴》："乳岩初结核隐痛，肝脾两损气郁凝，核无红热身寒热，速灸养血免患攻，耽延续发如堆粟，坚硬岩形引腋胸，顶透紫光先腐烂，时流污水日增疼，溃后翻花怒出血，即成败证药不灵"，对乳岩的病因病理、症状以歌诀形式加以描写,"坚硬岩形引腋胸"说明当时已认识到乳岩在晚期可转移至胸壁和腋下。并认为,经药物治疗,"若反复不应者,疮势已成,不可过用克伐峻剂,致损胃气,即用香贝养荣汤……"指出本病晚期不宜过用攻伐,当以补虚扶正为主,代表方剂为香贝养荣汤。《笔花医镜》曰:"乳岩初起,内结小核,不赤不痛,渐大而溃,形如熟榴,内溃深洞,此脾肺郁结,气血亏损,最为难治。初起用加味逍遥散、加味归脾汤,二方间服,亦可内消,及其病势既成,虽有卢扁,亦难为力。"高憩云《外科医镜·已集乳岩乳痰乳癖》对乳岩、乳痰、乳癖这3种疾病的临床表现和病因病机做了鉴别性的论述,难能可贵。如说:"凡乳岩一症,多系孀妇室女……忧郁伤肝,思虑伤脾而成……然予三十年内,所见乳岩症不下一百有奇。其间偶有一二苟延岁月,竟得终其天年者。其故何哉,殆非真乳岩,乃类乳岩,斯即谓之乳痰、乳癖亦无不可……初如棋子,渐如李,又如桃,虽坚硬似石,然与乳岩之挺若巉岩不同,初推之似活动,久则皮肉亦粘成一块,却不甚疼痛。缘乳痰、乳癖以思虑伤脾为主,肝郁次之;乳岩则以忧郁伤肝为主,脾胃次之,三症初起毫无异同,不过乳岩未溃时则硬若巉岩,溃则嶙峋嶙峋,与堆砌假山无异。"

可见,古代医家对乳岩的临床表现、病因病机已有了较为深刻的认识。情志不畅、肝脾两伤与本病的发生具有密切的关系。肝喜条达,具有调畅气机、调畅情志的功能。清·陈修园《医医偶录》:"肝气者,妇女之本病。妇女以血为主,血足则盈而木气盛,血亏则热而木气亢,木盛木亢,皆易生怒,故肝气唯妇女为易动焉。然怒气泄,则肝血必大伤,怒气郁,则肝血又暗损,怒者血之贼也。"如忧怒郁闷,七情所伤,所愿不得志,则肝失调达疏泄,气机郁结,气病及血,气滞血瘀。肝主疏泄,有促进脾胃运化的功能。肝失疏泄,气机不利,致脾运失健,痰湿内生。气郁生痰,痰随气逆,循经上行,经络阻塞,气滞血瘀痰凝互结于乳房而发病。

另有医家认为乳岩是由于妇女哺乳时缺乏调摄或者受刺激情志不畅,肝气郁结,乳汁滞留于内,加上阳明经气血旺盛,与滞留的乳汁相交,形成硬结。或者是乳儿膈上有滞痰,口气热,妇女哺乳时若习惯让小儿含乳而睡,则乳房被小儿口中热气熏蒸,乳汁与热气交结也可成为硬核。或是乳母哺乳期间,多有进食补益之品,但是一味进补,肥甘厚腻之气易化湿化热,积聚成痰,痰与滞乳相搏,结为硬结成岩。另外,感受外邪也是乳岩发病的原因。由于正气不足,风寒外邪客之,寒凝则血瘀,影响气血运行,气机郁结,痰湿内生,经络阻塞,故发本病。或正气素虚,脾肾不足,冲任失调,体内气滞血瘀痰凝阻塞经络,阴毒内盛,外邪入侵,邪从寒化,内外搏结,发于乳房。

所以乳岩为病,有外因和内因。外因是致病的条件,内因是决定因素。正气不足,脾肾阳虚,感受外邪,七情内伤,肝脾郁结,最终形成经络阻塞,气血瘀滞,痰瘀互结于乳房而成岩证。

二、病因病机

(一)禀赋不足,气血两虚

《素问·刺法论篇》曰:"正气存内,邪不可干。"《灵枢·寿夭刚柔》曰:"人之生也,有刚有柔,有强有弱,有短有长,有阴有阳。"说明人在出生之时,就已经具备了偏肥偏瘦、偏强偏弱、偏高偏矮、偏阴偏阳等不同体质特征的内因。《灵枢》曰:"人之始生……以母为基,以父为楯,失神者死,得神者生。"脏腑、经络、气血、阴阳等体质因素在乳腺癌的发生方面起到重要的作用。《格致余论·慈幼论》曰:"儿之在胎,与母同体,得热则俱热,得寒则俱寒,病则俱病,安则俱安。"《景岳全书·传忠录·先天后天论》曰:"故以人之禀赋言,则先天强者多寿,先天薄弱者多夭。"《外科医案汇编》认为:"正气虚则岩。"《医宗必读》中也有"积之成也,正气不足,而后邪气踞之"的论述。冯兆张《冯氏锦囊秘录》也指出了气血亏虚是乳癌发病的重要因素。《临证指南医案》曰:"六气伤人,因人而化,阴虚者火旺,邪归营分为多;阳虚者湿胜,邪伤气分为多。"所以,先天不足,脏腑虚损,功能失调,是导致乳岩发生的重要病机。这一观点与现代医学关于乳腺癌有明显的家族遗传倾向的理论不谋而合。国内外许多研究证明,乳腺癌是一种与遗传基因密切相关的疾病。

(二)肝气郁滞,七情内伤

中医学对乳岩与精神因素的因果关系早有认识。乳头属足厥阴肝经、肝脉布络胸胁,宜疏泄条达。肝主疏泄,郁怒伤肝,肝郁气滞,则胸胁脉络气机不利。乳房属胃,脾胃互为表里,脾伤则运化无权而痰浊内生,以致无形之气郁与有形之痰浊相互交凝,经络痞涩,日积月累,结滞乳中而成本病。《外科正宗》曰:"乳岩由于忧思郁结,所愿不遂,肝脾气逆,以致经络阻塞,结积成核。"《冯氏锦囊秘录》亦有"忧怒抑郁,朝夕积累,脾气消阻,肝气横逆,气血亏损,筋失荣养,郁滞与痰结成隐核……积之渐人,数年而发,内溃深烂,名曰乳岩"的记载。朱丹溪认为乳岩为"忧恚郁闷,朝夕积累,脾气消阻,肝气横逆"所致。清·吴谦等编著的《医宗金鉴·外科心法要诀》云:"乳岩由肝脾两伤,气郁凝结而成"指出了情志内伤、忧思郁怒是发病的重要因素。薛己《妇科撮要》:"乳岩属肝脾二脏郁怒,气血亏损。"陈氏审因论治,针对忧郁伤肝之病因,提出了早期疏肝解郁为主,佐以益气养营的治法。清《外科医案汇编》谓:"若治乳从一气字著笔,无论虚实新久,温凉攻补,各方之中挟理气疏络之品,使其乳络疏通。"《妇人大全良方》亦谓"肝脾郁怒,气血亏损,名曰乳岩。"《疡科心得集》有云:"大乳岩之起也,由于忧郁思虑,积想在心,所愿不遂,肝脾气逆,以致经络痞塞结聚成核。"可见,情志与乳岩的发病密切相关。

近年来,社会心理与精神因素对女性乳腺癌的影响越来越受到人们的重视,很多研究表明,不良心理与精神因素均与乳腺癌发病相关。

（三）肝肾亏损，冲任失调

冲任之脉上贯于乳，下濡胞宫，统帅十二经脉气血。冲为血海，任主胞胎，冲任之脉系于肝肾，肝肾不足，气血虚弱，无以充养冲任，冲任失调而至气血亏虚，冲任二脉空虚，气血运行不畅而致气滞血凝，阻于乳中久则酿毒，相互搏结于乳中而致癌瘤。肾藏真阴真阳，通盛冲任二脉，对乳腺的发育及其生理功能起主导作用。《景岳全书》谓："肝肾不足及虚弱失调之人，多有积聚之病。"《疮疡经验全书》又曰："乳岩乃阴极阳衰，虚阳积而与，血无阳安能散，故此血渗入心经而生乳岩。"由此可见，冲任失调与乳岩发病的密切关系。

这与现代观点认为初潮年龄早、闭经年龄晚、未生育或初产年龄大是乳腺癌危险度相关因素的观点一致。

（四）痰浊凝滞，热蕴毒结

中医学认为恣食肥甘厚味，脾胃运化失司，以致痰浊凝结，积聚日久，痰凝成核，痞阻经络而成乳岩。朱丹溪曾经指出："人身上、中、下，有块者多是痰，痰之为物，随气升降，无处不到。"痰滞乳房，痰气郁滞，络脉不通，肿块内生，发生乳岩，则乳痛皮溃溢脓。《格致余论》谓："厚味所酿，以致厥阴之气不行，故窍不得通，而不得生。"《济生方》曰："过餐五味，鱼腥乳酪，强食生冷果菜，停蓄胃脘……久则积结为瘕。"可见，恣食肥甘厚味是引起乳岩发病的重要因素。

这与现代医学认为高脂饮食摄入增多与乳腺癌发病有相关性的观点颇为一致。《灵枢》载："温气不行，凝血蕴里而不散，津液涩滞，着而不去，而积皆成也。"强调了瘀血为致病因素。综上所述，癌为有形之邪，多为痰阻、气滞、血瘀、热毒壅阻相互搏结而成。

（五）外邪所侵，经络阻滞

《黄帝内经·九针论篇》曰："四时八风之客于经络之中，为瘤病也。"提出了六淫外邪停留经络而成瘤病的病理机制，特别是乳腺肿瘤，多因肝经不通，外邪侵袭所致。《诸病源候论》曰："有下于乳者，其经虚，为风寒气客之，则血涩结……结核如石。"亦明确指出外界因素邪气致病的病理机制。外邪乘虚而入内，结聚于乳络，阻塞经络，气血运行不畅，瘀血内停，痰浊内生，乳癌乃成。

综上所述，脏腑亏损、气血不足为发病之本，气郁、痰浊、瘀血、热毒等为发病之标。在正气虚衰，即气、血、阴阳俱虚，同时气郁、痰浊、瘀血、热毒等邪气盛实的基础上，产生因虚致实，因实而虚，虚实夹杂的复杂病理过程，以致气滞、痰凝、血瘀、邪毒内蕴，结滞于乳络而成乳岩，故脏腑亏损、气血不足是乳腺癌的重要病因病机。

三、辨病

乳腺癌的诊断应结合患者的临床表现及病史、体格检查、影像学检查、组织病理学和细胞病理学检查进行。

多数患者是自己无意中发现乳腺肿块而来医院就诊,少数患者是通过定期体检或筛查被发现乳腺肿物或可疑病变。可触及肿块可采用针吸活检或手术切除活检明确诊断。若临床摸不到肿块而需影像学检查发现可疑病变,则可借助影像学检查定位进行活检。病理学检查是乳腺癌诊断最重要的依据。针吸细胞学检查和活体组织切片检查对确诊具有重要意义。目前,术中快速病理切片为常用方法。

(一)临床表现

1.乳腺肿块

80%的乳腺癌患者以乳腺肿块首诊。患者常无意中发现乳腺肿块,多为单发,质硬,边缘不规则,表面欠光滑。大多数乳腺癌为无痛性肿块,仅少数伴有不同程度的隐痛或刺痛。

2.乳头溢液

非妊娠期从乳头流出血液、浆液、乳汁或停止哺乳半年以上仍有乳汁流出者,称为乳头溢液。引起乳头溢液的原因很多,常见的疾病有导管内乳头状瘤、乳腺增生、乳腺导管扩张症和乳腺癌。单侧单孔的血性溢液应进一步检查,若伴有乳腺肿块更应重视。

3.皮肤改变

乳腺癌引起皮肤改变可出现多种体征,最常见的是肿瘤侵犯连接乳腺皮肤和深层胸肌筋膜的乳房悬韧带,使其缩短并失去弹性,牵拉相应部位的皮肤,出现"酒窝征"。若癌细胞阻塞淋巴管,则会出现"橘皮样改变",即乳腺皮肤出现许多小点状凹陷,就像橘子皮一样。在乳腺癌晚期,癌细胞沿淋巴管、腺管或纤维组织浸润到皮内并生长,在主癌灶周围的皮肤形成散在分布的质硬结节,即所谓"皮肤卫星结节"。

4.乳头、乳晕异常

肿瘤位于或接近乳头深部,可引起乳头回缩。肿瘤距乳头较远,乳腺内的大导管受到侵犯而短缩时,也可引起乳头回缩或抬高。乳头湿疹样癌,即乳腺 Paget 病,表现为乳头皮肤瘙痒、糜烂、破溃、结痂、脱屑、伴灼痛,以致乳头回缩。

5.腋窝淋巴结肿大

医院收治的乳腺癌患者 1/3 以上有腋窝淋巴结转移。初期可出现同侧腋窝淋巴结肿大,肿大的淋巴结质硬、散在、可推动。随着病情发展,淋巴结逐渐融合,并与皮肤和周围组织粘连、固定。晚期可在锁骨上和对侧腋窝摸到转移的淋巴结。

（二）辅助检查

1.乳腺钼靶 X 线摄片

乳腺钼靶 X 线摄片是近年来国际上推荐的乳腺癌筛查的主要方法。X 线上肿块的边缘呈浸润、星芒状改变;钙化灶呈微小性、多形性、聚集性、不均匀性和众多性改变;部分可见结构扭曲紊乱,但无肿块可见。BI-RADS 分级可分为 7 级。BI-RADS 0 级:需要结合其他检查;BI-RADS 1 级:阴性;BI-RADS 2 级:良性;BI-RADS 3 级:良性,可能需短期随访;BI-RADS 4 级:可疑恶性,建议活检,4A 为低度可疑,4B 为中度可疑,4C 为高度但不肯定;BI-RADS 5 级:高度恶性;BI-RADS 6 级:已经病理学证实恶性。

2.乳腺 B 超检查

多表现为形态不规则、内部回声不均匀的低回声肿块,肿块内部及周边可见异常血流信号。

3.乳腺 MRI 检查

表现为形态不规则,肿块周边细长、僵直毛刺,呈特征性"蟹足"状或"星芒"状外观,灵敏度达 80%,T_2 加权成像呈高信号,强化方式多由边缘环状强化向中心渗透,呈向心样强化,时间—信号强度曲线(TIC)为流出型。

4.细胞病理学和组织病理学检查

病理学检查是乳腺癌确诊最重要的依据,多采用术中切取活检或粗针穿刺活检。

四、类病辨别

乳腺癌需与乳腺纤维腺瘤、慢性乳腺炎及脓肿、乳腺囊性增生病、浆细胞性乳腺炎、乳腺结核和乳腺恶性淋巴瘤相鉴别。

（一）乳腺纤维腺瘤

肿瘤大多为圆形或椭圆形,边界清楚,活动度大,发展缓慢。

（二）慢性乳腺炎及脓肿

常有脓肿形成,触之为肿块,边缘不清,呈囊性感,可有轻压痛,与周围组织有轻度粘连感。

（三）乳腺囊性增生病

乳腺囊性增生病表现为乳房胀痛、肿块,可呈周期性,与月经周期有关。

（四）浆细胞性乳腺炎

60% 以上的浆细胞性乳腺炎呈急性炎症表现,肿块大时皮肤可呈橘皮样改变。40% 的患者开始即为慢性炎症,表现为乳晕旁肿块,边界不清,可有皮肤粘连和乳头凹陷。

（五）乳腺结核

乳腺结核是由结核杆菌所致乳腺组织的慢性炎症,局部表现为乳房内肿块,肿块质硬偏韧,部分区域可有囊性感。

（六）乳腺恶性淋巴瘤

乳腺恶性淋巴瘤表现为迅速增大的肿块,有时可占据整个乳房,肿块呈巨块或结节状、分叶状,边界清楚,质坚,有弹性,与皮肤及乳房等无粘连。

五、中医治疗

中医学认为,乳腺癌的发生是在正气亏虚,脏腑功能衰退的基础上,外邪与内生的痰湿和瘀血等病理产物相搏,以至气滞、血瘀、痰凝、毒聚结于乳络而成。因外邪性质的差异,致病之病理产物的不同,而有各自不同的证候表现。临床治疗应以扶正与祛邪相结合为总原则,明辨正邪衰盛、病变部位及病程阶段而确立不同的治法。一般早期宜祛邪为主,扶正为辅;中期宜扶正祛邪同时兼顾;晚期宜扶正为主,祛邪为辅,强调扶正不留邪,祛邪不伤正,攻补兼施。

大量临床和实验研究表明,乳腺癌患者配合中医药辨证施治,应用扶正与祛邪中药,可调整机体阴阳、气血、脏腑和经络功能,改善机体物质代谢,增强机体免疫功能和抗病力,减轻放、化疗不良反应,提高手术切除率及放化疗成功率。中医药疗法对减少复发和转移,提高乳腺癌患者的生存率和生存质量,延长生存期限具有重要作用。

（一）辨证治疗

1.脾胃虚弱

治法:益气健脾,温阳补肾。

方药:参苓白术散或补中益气汤加减。

黄芪 30g,党参 15g,炒白术 15g,茯苓 15g,山药 15g,薏苡仁 15g,陈皮 10g,炒神曲 12g,炒麦芽、炒谷芽各 12g,菟丝子 12g,女贞子 12g,肉苁蓉 12g。每日 1 剂,水煎服。

方解:方中重用生黄芪调补脾胃,益气托毒,不仅可增强机体免疫功能,且可抗癌、抑癌;党参、白术、山药、茯苓、薏苡仁、陈皮、神曲、炒麦芽、炒谷芽等助黄芪益气健脾运脾,扶助气血,顾护后天,使气血生化有源,五脏六腑皆受之;菟丝子、女贞子、肉苁蓉补益肾气,调摄冲任,固摄先天,调补后天,正气得固,驱邪出外,防止或延缓癌肿复发转移。

加减:便溏不止或大便水样者,重用黄芪 60g,党参 30,加五味子 6～9g 收涩止泻;兼脾肾阳虚者,加附子(先煎)9～15g,吴茱萸 9～12g 等补火助阳。

2.阴虚津亏

治法:益气养阴。

方药:沙参麦冬汤及大补阴丸加减。

生地黄 12g,熟地黄 12g,天冬 15g,麦冬 15g,知母 12g,天花粉 30g,石斛 12g,玄参 12g,党参 15g,生龟甲(先煎)30g,鳖甲(先煎)15g,陈皮 10g,甘草 6g。每日 1 剂,水煎服。

方解:方中生地黄养阴滋液,清热凉血;熟地黄滋阴补肾,以滋涵真水;天冬、麦冬、天花粉、石斛、玄参助二地滋阴生津;知母清泻相火而保真阴;龟甲、鳖甲滋阴潜阳以制虚火,且血肉有情之品入奇经,填补下元而固冲;党参、陈皮、甘草益气健脾而使阴津化生有源。

加减:失眠者,加酸枣仁 9g,五味子 6g 等养心安神;大便秘结难下者,加肉苁蓉 15g,何首乌 30g,火麻仁 15g 等润肠通便。

3.气血两虚

治法:益气养血。

方药:人参养荣汤加减。

黄芪 15g,党参 15g,当归 10g,熟地黄 12g,白芍 12g,白术 12g,茯苓 12g,五味子 6g,炙远志 6g,酸枣仁 12g,鸡血藤 30g,肉桂(后下)3g。每日 1 剂,水煎服。

方解:方中以八珍汤(去川芎)为基础,益气补血,药理研究证实,具有增强免疫功能、肾上腺皮质功能及抗贫血作用。配黄芪以助益气健脾之功,佐肉桂温肾助阳,鼓舞气血。五味子、远志、酸枣仁、鸡血藤补血养心以安神。

加减:偏寒者,加细辛 3g 温经散寒;偏热者,加夏枯草 15g,蒲公英 30g 清热凉血。

4.肝肾亏损

治法:补益肝肾。

方药:左归丸加减。

熟地黄 12g,山药 15g,枸杞子 12g,山茱萸 12g,牛膝 10g,菟丝子 12g,鹿角粉(冲服)5g,生龟甲(先煎)30g,党参 12g,阿胶(烊化)10g,肉苁蓉 12g,制何首乌 15g。每日 1 剂,水煎服。

方解:方中熟地黄甘温滋肾以填真阴;枸杞子、山茱萸、何首乌、肉苁蓉滋养肝肾,补血生精,合熟地黄以加强滋肾阴、养肝血之功,党参、山药滋益脾肾;牛膝配菟丝子强腰膝而健筋骨;鹿角粉、生龟甲、阿胶皆为血肉有情之品,合之则竣补精血,前者偏于补阳,后二者偏于补阴,补阴中寓于"阳中求阴"之意。

加减:阴虚火旺、虚火上炎者,加麦冬 15g,桑葚 15g 等滋阴降火;溃烂流脓血者,加大黄(后下)15g,黄柏 15,土黄连 30g,苦参 30g 等制成洗剂,局部冲洗治疗。

5.肝气郁结

治法:疏肝解郁,化痰散结。

方药:逍遥散加减。

柴胡 9g,枳壳 12g,陈皮 10g,香附 10g,郁金 15g,当归 9g,白芍 15g,瓜蒌 15g,炒白术 12g,延胡索 12g,茯苓 15g,浙贝母 15g,甘草 6g。每日 1 剂,水煎服。

方解:方中柴胡疏肝解郁,当归、白芍养血柔肝,三者配合,既补肝体又和肝用;香附、郁金、瓜蒌、延胡索助疏散条达;白术、茯苓、陈皮健脾和胃,枳壳、浙贝母行滞化痰,合而用之能健脾以化气血,健脾以防肝乘;甘草益气补中并调和诸药。

加减:乳房胀痛明显者,加川芎 6g,橘核 15g,青皮 9g 等增强行气止痛之功;情志不畅,多怒抑郁者,加佛手 12g,木香 9g 理气畅中。

6.痰湿蕴结

治法:化痰利湿,软坚散结。

方药:海藻玉壶汤合化痰消核丸加减。

海藻 15g,昆布 15g,山慈菇 12g,法半夏 12g,浙贝母 12g,青皮、陈皮各 10g,夏枯草 12g,土茯苓 12g,泽泻 10g,薏苡仁 30g,当归 9g,苍术 10g。每日 1 剂,水煎服。

方解:方中海藻、昆布、山慈菇、法半夏、浙贝母、夏枯草化痰,软坚,散结;土茯苓、泽泻、薏苡仁利湿解毒;青皮、陈皮、苍术理气健脾,燥湿化痰,当归活血以通经脉,配合理气药可使气血调和,促进癌块的消散。综合本方,共收化痰利湿,软坚散结之功。

加减:胸胁胀闷重者,加香附 9g,佛手 12g 宽胸理气;痰湿夹热,见苔腻、脉滑数者,加瓜蒌 15g,黄芩 10g,鱼腥草 30g 清热化痰。

7.瘀血内阻

治法:活血化瘀,消积破结。

方药:血府逐瘀汤加减。

桃仁 12g,红花 12g,熟地黄 12g,当归 9g,川芎 9g,赤芍 12g,牛膝 10g,丹参 15g,王不留行 15g,穿山甲(先煎)10g,路路通 15g,全蝎(研末吞服)5g,露蜂房 30g。每日 1 剂,水煎服。

方解:方中桃红四物汤(桃仁、红花、熟地黄、当归、川芎、赤芍)活血祛瘀,养血和血;牛膝、丹参、王不留行、穿山甲、路路通、全蝎祛瘀通脉,消肿散结;露蜂房清热解毒,祛邪抗癌。有研究表明,活血化瘀药物可控制癌细胞不易在循环血液中停留、聚集或种植,从而控制或减少转移发生。同时亦可改善微循环,增强血管通透性,改善实体瘤局部缺氧状态,提高放疗或化疗的敏感性,可使更多的致敏淋巴细胞到达肿瘤部位发挥其抗癌作用。

加减:若肿块大于 3cm 者加服人参养荣丸,每日 1 丸。

8.热毒壅盛

治法:清热解毒,凉血降火。

方药:清瘟败毒饮加减。

生石膏(先煎)30g,生地黄 15g,知母 12g,栀子 10g,连翘 15g,牡丹皮 12g,竹叶 12g,玄参 12g,赤芍 12g,蒲公英 30g,白花蛇舌草 30g,半枝莲 30g,漏芦 30g。每日 1 剂,水煎服。

方解:本方综合白虎汤、清热地黄汤(原犀角地黄汤)和黄连解毒汤加减化裁而成。方中重用生石膏配伍知母大清热毒之邪;生地黄、玄参、牡丹皮、赤芍清营凉血解毒;竹叶清心除烦;栀子舒疏肝泻火;连翘、蒲公英、白花蛇舌草、半枝莲、漏芦清热解毒,祛邪抗癌诸药合用,共奏清热泻火,凉血解毒,祛邪抗癌之功。

加减:毒热盛、疮流脓血者,加芦根 30g,冬瓜仁 15g 清除脓毒,也可配合外治法;大便不通,加生大黄 6~12g,黄芩 10g 通腑泄热。

(二)其他治疗

1.中成药

(1)得力生注射液:为人参、黄芪、蟾酥、斑蝥的全成分提取液。静脉滴注,每疗程首次用量减半,浓度稀释到 1∶20,滴速不超过 15 滴/分钟,半小时后如无不良反应,可逐渐半加滴速,但不超过 50 滴/分钟。本品对外周静脉有一定刺激,有条件下建议采用锁骨下静脉穿刺,硅胶管保留,腔静脉给药。术后巩固治疗,每次 40~60mL,45 日为 1 疗程,每年 2 次;单独用于抗肿瘤,每次 40~60mL,45 日为 1 个疗程,每年 2~4 次;联合放、化疗,每次 30~50mL,10~40 日为 1 个疗程,与放、化疗同步。

(2)槐耳颗粒:口服,每次 20g/包,每日 3 次。1 个月为 1 个疗程。配合联合化疗、手术后及其他治疗方法,也可单独使用。

(3)榄香烯乳状注射液:每次 200~400mg,加入 5%~10% 葡萄糖 250~500mL 中,静脉滴注。

(4)华蟾素注射液:每次 30~50mL,加入 5%~10% 葡萄糖 250~500mL 中,静脉滴注,每日 1 次。

(5)艾迪注射液:每次 30~50mL,加入 5%~10% 葡萄糖 250~500mL 中,静脉滴注,每日 1 次。

(6)康莱特注射液:每次 100mL,静脉滴注,每日 1~2 次。

(7)六味地黄丸或杞菊地黄丸:每次 9g,每日 2 次,淡盐汤送下或水煎服。滋阴补肾,用于乳腺癌肝肾亏损证。

(8)二至丸:每日服 9g,分 2 次吞服。益肝肾,补阴血。适用于乳腺癌术后骨髓抑制症,与放化疗配合应用。

(9)山慈菇片、山慈菇注射液:片剂手术前2～6周给药,每次服2片,每片0.2mg,每日4次;注射液1mL支(含生药10mg),静脉注射,每次1支,每日1次。软坚散结,清热解毒。适用于乳腺癌术前治疗,可缩小肿块。

(10)生脉注射液:10～20mL次,加入5%葡萄糖注射液250～500mL中静脉滴注。活血化瘀,理气开窍,益气强心,生津复脉。对术前提高免疫力,术后康复均有效。

(11)猪苓多糖注射液:肌内注射,40mg/次,每日1次。增强机体细胞免疫,激活网状内皮系统,增强巨噬细胞吞噬功能。对术前提高免疫力,术后康复均有效。配合放、化疗,提高抗癌疗效。

(12)新癀片:每次4片,每日3次。清热解毒,祛瘀消肿,消炎止痛。用于癌性疼痛,对癌性发热亦有退热作用。

(13)云芝多糖注射液:每次20mg,每日1次,肌内注射。用于各种癌症患者有细胞免疫功能低下者。与放疗、化疗结合同用可提高疗效。

2.外治法

在乳腺癌的临床治疗中,常会发生一些局部不良反应或瘤块局部病变。如放射性皮肤损伤,术后局部感染,术后皮瓣坏死或晚期患者乳腺瘤块破溃。此时采用一些中医外治疗法,往往可收到较好的效果。应注意在应用外敷药治疗时,对于局部未溃破者,应以内消为目的,忌用腐蚀性药物,避免导致局部溃烂。以下介绍几种常用方药。

(1)二黄煎(经验方)。

组方:黄柏30g,土黄连30g。

功效:清热燥湿,泻火解毒。

适应证:用于乳腺癌术后切口感染,皮瓣坏死,放射性皮炎或化疗药物静脉外漏引起的局部红肿或溃烂。

用法:煎水外洗或冷湿敷。

(2)三黄洗剂(经验方)。

组方:大黄、黄柏、黄芩、苦参各等份,共研细末。上药10～15g加入蒸馏水100mL,医用石炭酸(苯酚)1mL,备用。

功效:清热解毒,止痒收涩。

适应证:用于放射性皮炎及其皮肤破溃,流水,瘙痒。

用法:冷湿外敷,每日4～5次。

(3)生肌玉红膏。

组方:当归60g,白芷15g,白蜡60g,轻粉12g,甘草36g,紫草6g,血竭12g,麻油 500g。先用当归,甘草,紫草,白芷 4 味,入麻油内浸 3 日,大锅内慢火熬药至微枯色,用纱布滤清,再将油复入勺内煎滚,下血竭化尽,再下白蜡,至泡沫退尽,倾于罐内,置于水中,待将凝固之际,加入研细的血竭,轻粉搅匀,置泥土地上一宿,以去火毒,时间越久越佳。

功效:活血祛腐,解毒镇痛,润肤生肌。

适应证:用于放射性皮肤溃疡日久不愈,术后切口感染或皮瓣坏死,晚期乳腺癌瘤块破溃。

用法:摊于纱布上敷贴。

(4)红油膏(经验方)。

组方:凡士林 30g,九一丹 30g,铅丹 4.5g。先将凡士林烊化,然后徐徐将九一丹、铅丹调入和匀成膏,与纱布共放铝盒高压消毒后备用。

功效:祛腐生肌。

适应证:用于乳腺癌术后切口溃疡不敛。

用法:外涂患处。

(5)珍珠散(经验方)。

组方:煅白石脂9g,煅石决明75g,煅龙骨15g,煅石膏60g,麝香1.5g,冰片3g,煅珍珠 3g。共研极细末,装瓶备用。

功效:生肌收敛。

适应证:用于术后切口溃疡不收口者。

用法:将药末撒于伤口,外贴红油膏。

(6)海浮散(《外科十法》)。

组方:制乳香、制没药各等份,共研极细末,备用。

功效:生肌,止痛,止血。

适应证:用于乳腺癌溃破。

用法:将药粉掺于患处,外敷生肌玉红膏或红油膏。

(7)桃花散(《医宗金鉴》)。

组方:白石灰 250g,生大黄 45g。白石灰用水泼成末,与大黄同炒,以石灰变红色为度,去大黄,将石灰筛细备用。

功效:止血。

适应证:用于晚期乳腺癌溃口出血不止。

用法:撒于患处,紧塞创口,加压包扎。

(8)五五丹(经验方)。

组方:熟石膏15g,升药15g。共研细末。

功效:提脓祛腐。

适应证:用于乳腺癌创面感染,脓腐不净者。

用法:将药末撒于疮口中或用药线蘸药插入。

(9)九黄丹(经验方)。

组方:制乳香 6g,制没药 6g,川贝母 6g,煅石膏 18g,红升 9g,腰黄 6g,朱砂 3g,炒月石 6g,冰片 0.9g。各研细末,和匀备用。

功效:提毒拔脓,祛瘀祛腐,止痛平胬。

适应证:用于乳腺癌溃破者。

用法:用黄连、雄黄煎外洗,撒九黄丹并以红油膏或生肌玉红膏外敷。

(10)癌痛贴(经验方)。

组方:天花粉 100g,生大黄 50g,黄柏 50g,姜黄 50g,皮硝 60g,生天南星 20g,白芷 20g,苍术 20g,雄黄 30g,乳香 20g,没药 20g,芙蓉叶 50g,徐长卿 50g,甘草 10g。

功效:清热解毒,消肿止痛。

适应证:各种癌肿疼痛。癌痛越剧本贴疗效愈显。

用法:将上述药物研极细过筛,用醋调匀,摊于油纸上,厚约 5mm,敷贴于癌肿部位和背部相应腧穴上,隔日 1 次。

3.针灸疗法

针灸疗法是中医药一个重要组成部分,广泛应用于各种疾病。临床研究表明,运用循经取穴,适当手法,针灸对肿瘤患者的疼痛、发热、腹胀、便秘、尿闭、失眠多梦、月经失调等症状,有良好的改善效果。

常用穴位:乳根、肩井、膻中、三阴交、足三里、心俞、脾俞、膈俞。配穴:肩外俞、秉风、魄户、神堂、胆俞、意舍。并可配合耳穴压豆法治疗。虚寒者可加用灸法,穴位同上。

4.介入疗法

临床研究表明,术前化疗可缩小乳腺癌瘤体体积,杀灭体内亚临床转移灶,减少因手术操作而导致癌细胞进入血液中,从而提高乳腺癌临床治愈率。但化疗的不良反应限制介入疗法的广泛应用。目前一些抗癌中药制剂如:榄香烯乳、鸦胆子乳剂、斑蝥酸钠等做动脉灌注具有抗癌、低毒,提高机体免疫力,不产生肿瘤耐药的优势。

(三)名医、专家验方

1.乳癌散结汤治晚期转移性乳腺癌

组成:生黄芪 30g,党参 12g,白术 9g,淫羊藿 30g,肉苁蓉 12g,山茱萸 9g,天冬 12g,天花粉 16g,枸杞 12g,女贞子 15g,南沙参 16g,白花蛇舌草 30g,蛇莓 30g,蛇六谷(先煎)30g,石上柏 30g,龙葵 30g,半枝莲 30g,山慈菇 15g,莪术 30g,露蜂房

12g,海藻 30g。每日 1 剂,水煎 2 次分服。

功效:扶正祛邪,消癥散结。

主治:晚期转移性乳腺癌。

2.一贯通窍活血汤治乳腺癌肝肾阴虚证

组成:沙参 120g,生地黄 24g,枸杞 12g,炒川楝子 9g,女贞子 24g,墨旱莲 24g,紫草 60g,蜈蚣(研末吞服)2 条,乌梢蛇 9g,地鳖虫 9g,生蒲黄 9g,土红花 9g,地骨皮 12g,知母 9g。

用法:必与以下 8 种草药同煎;蛇头一棵草 60g,白花蛇舌草 60g,无花果 30g,半枝莲 30g,石大年 30g,隔山撬 15g,苦荞头 15g,瞿麦根 15g。

功效:柔肝养阴,软坚通络,清湿润燥。

主治:肝肾阴虚型乳癌。症见眩晕、耳鸣,关节痛,乳房硬痛,胁痛,面赤颜红,午后潮热,咽干口苦,烦躁或经闭,大便秘结,舌淡红,苔黄,脉弦细而数。

3.蜂穿不留汤治各期乳腺癌

组成:露蜂房 9g,穿山甲 9g,石见穿 16g,王不留行 16g,莪术 16g,黄芪 16g,当归 16g,三七粉(分 2 次吞服)3g。

功效:破血逐瘀,扶正祛邪,解毒活络,软坚散结。

主治:乳腺癌。

加减:若见癌块直径超过 3cm,加水红花子 16g,桃仁 9g,蛇六谷(先煎 1.5 小时)30g;已溃加太子参、土茯苓各 30g;偏阳虚加人参养荣丸 1 丸;阴虚加天冬、生地黄、天花粉各 15g;偏寒加桂枝、细辛各 3g;偏热加夏枯草 15g,蒲公英 30g。已溃者用 1‰浓度的溶液外洗,并将三七粉、白及粉等量混匀外敷。

4.调神攻坚汤治晚期乳腺癌或乳腺癌术后复发

组成:柴胡 15g,黄芩 15g,紫苏子 30g,党参 30g,夏枯草 30g,王不留行 90g,牡蛎(先煎)30g,瓜蒌 30g,生石膏(先煎)30g,陈皮 30g,白芍 30g,川椒 6g;甘草 6g,大枣 10 枚。

功效:调神攻坚。

主治:乳癌。

说明:本方对于治疗其他肿瘤也有较好的效果。须注意的是服药要坚持,以 120 剂为 1 疗程。

5.穿鳖消癌汤治疗各期乳腺癌

组成:穿山甲(先煎)12g,制鳖甲(先煎)12g,夏枯草 30g,海藻 30g,望江南 30g,野菊花 30g,白花蛇舌草 30g,白毛藤 30g,丹参 30g,全瓜蒌 30g,牡蛎(先煎)30g,昆布 15g,山药 15g,南沙参 12g,王不留行 12g,露蜂房 12g,桃仁 9g,小金丹吞 10 粒。水煎服。

功效:化痰软坚,活血通络,解毒消肿。

主治:乳腺癌。

疗效:共治疗 11 例,临床治愈 1 例,显效 2 例,有效 6 例,无效 2 例,总有效率 81.8%。

6.连翘金贝煎治疗乳腺癌肝火内郁者

组成:连翘 15g,金钱草 30g,土贝母 30g,蒲公英 30g,夏枯草 30g,红藤 30g,天花粉 20g,重楼 30g,野菊花 30g,丹参 30g,紫花地丁 20g,干蟾皮 15g,苦参 10g,丹皮 10g。水煎,日分 3 次温服。

功效:化郁疏肝,降火解毒。

主治:乳腺癌坚硬灼痛,皮色青紫发黯,心烦易怒,头痛失眠,面红目赤,大便干,小便赤,舌绛紫,有瘀斑,脉弦数有力。

说明:为加强疗效,可令用三七粉 3～5g,日分 3 次吞服。

(四)单方验方

(1)内服消乳汤:黄芪 30g,知母 24g,穿山甲 12g,当归 15g,柴胡 15g,蜈蚣(研末吞服)3 条,浙贝母 6g,牡蛎(先煎)60g,三棱 10g,莪术 10g,带子蜂房 10g。肿块质硬者加夏枯草、昆布、海藻;疼痛较重者去黄芪、知母,加延胡索、川楝子。

外用:活鲫鱼 1 条(约 250g),鲜淮山药 120g,鲜芫花 10g,麝香适量(可用冰片代)。用法:活鲫鱼去鳞研烂,加余药共捣如泥,敷于癌肿处。夏季 3 日更换 1 次,春冬季 5 日更换 1 次。

(2)内服方:八角金盘、露蜂房各 12g,山慈菇、石见穿、八月札、皂角刺各 30g,黄芪、丹参、赤芍各 15g。

外用方:雄黄、老生姜各等份。将雄黄置于等量老生姜内,放在陈瓦上文火焙干至金黄色,研末备用。用时撒于膏药上外贴,2～3 日更换 1 次。

(3)山羊角散:山羊角(火煅)、川楝子(微炒)、两头尖(微炒)、露蜂房(炙)各 90g,共为细末,每服 6g(装胶囊内服),陈酒送下,隔日服 1 次。治乳腺癌不论已溃未溃。

(4)慈菇雄黄散:山慈菇 15g,雄黄 6g,露蜂房 15g,先分别研末,再和匀共研,每次服 1.5g,每日 2 次。治疗乳腺癌不论已溃未溃。

(5)活壁虎 1 只,新鲜青壳鸭蛋 1 只,糊状黄泥适量。先在鸭蛋顶端开孔(大小以能纳入壁虎为宜),再将壁虎塞进蛋中,然后迅速将黄泥巴裹住整个鸭蛋,放置瓦片上煅烧存性,去黄泥,杵成粉。在 1 日内分 4～6 次用白开水冲服。如法炮制,连服 40 日。

(6)活蟾蜍 40 只,面粉 2 000g,白糖适量。将蟾蜍洗净,置大铁锅内,加水适量,猛火煮烂,冷却后以纱布反复过滤取汁,倒入面粉中,加白糖(以适甜为度),充分搅拌后握成大西米粒状,再在铁锅内炒熟。每次服 15g,日服 3~4 次。服完后,若病情需要,可如法炮制继续服。

(7)芪蓝汤:黄芪 60g,绞股蓝 40g。水煎服,每日 1 剂。在放疗、化疗期间连用 3 周。淋巴细胞转化率恢复或接近正常时,减为黄芪 30g,绞股蓝 30g,每日或隔日服 1 剂。防治放疗、化疗引起的免疫抑制。尤其适用于淋巴细胞转化率低者。不用放疗、化疗时也可试用本方治疗。

(8)慈桃丸:山慈菇(打细末)250g,核桃仁(砸成粗末)500g。和匀后炼蜜为丸,每丸 9g,每日早晚各服 1 丸。

(9)紫花茄叶治乳癌溃烂创面:取紫花茄鲜叶晒干或烘干,研细末,过筛装瓶高压消毒备用。用时将药粉撒在癌的溃烂面上,覆盖 2 层消毒纱布。每日用药 1~2 次。换药时可用淡茶水或生理盐水洗去创面污物,再行上药。上药时须将药粉撒于腐肉最多的创面,不可撒在新鲜肉芽或正常皮肤黏膜上,以免引起湿疹及皮炎。当恶臭已除、渗液停止、创口腐肉脱落或清除干净,即停止上药,否则易使创面扩大,发生疼痛及充血水肿。临床用于不同类型乳癌溃烂患者 50 例,病史最长 3 年,最短 1 个月;溃烂范围最大 10cm×15cm,最小 2cm×2cm;全部有恶臭流脓血水;半数以上有疼痛、发热及恶病质。用药后均见效果,最快 15 分钟,最慢 1 天。一般先恶臭逐渐消除,脓血性渗出液减少,随后疼痛减轻,绿色腐肉逐渐清除脱落,创面充血水肿改善,创口相对缩小,患者全身症状随之好转。但本药对乳癌溃烂恶臭无根治作用,仍需配合其他治癌方法。

（文 军）

参考文献

[1]陈忠平.神经系统肿瘤[M].2版.北京:北京大学医学出版社,2022.

[2]蔡晶,季斌.临床肿瘤放射治疗学[M].北京:科学出版社,2019.

[3]李少林,周琦.实用临床肿瘤学[M].北京:科学出版社,2019.

[4]陈绍水,李宝生.肿瘤学[M].2版.北京:人民卫生出版社,2019.

[5]周俊林,白亮彩.神经系统肿瘤影像与病理[M].北京:科学出版社,2018.

[6]韩俊庆.临床肿瘤学指南[M].济南:山东科学技术出版社,2016.

[7]赫捷.肿瘤学概论[M].2版.北京:人民卫生出版社,2018.

[8]季加孚.肿瘤学概论[M].北京:北京大学医学出版社,2016.

[9]孔令泉,吴凯南,卢林捷.乳腺肿瘤甲状腺病学[M].北京:科学出版社,2017.

[10]李桂源.现代肿瘤学基础[M].北京:科学出版社,2019.

[11]李少林,吴永忠.肿瘤学[M].北京:科学出版社,2019.

[12]李晔雄.肿瘤放射治疗学[M].5版.北京:中国协和医科大学出版社,2018.

[13]秦继勇,郎锦义,李文辉.肿瘤放射治疗学精要[M].北京:科学出版社,2018.

[14]徐瑞华,万德森.临床肿瘤学[M].5版.北京:科学出版社,2020.

[15]徐向英,曲雅勤.肿瘤放射治疗学[M].3版.北京:人民卫生出版社,2017.

[16]杨顺娥.临床肿瘤学[M].2版.北京:科学出版社,2019.

[17]应杰儿.消化道肿瘤临床诊治策略[M].杭州:浙江大学出版社,2020.

[18]张国庆.肿瘤学临床实习指南[M].北京:科学出版社,2020.

[19]高献书.食管癌放射治疗临床规范[M].北京:人民卫生出版社,2018.

[20]周际昌.实用肿瘤内科治疗[M].2版.北京:北京科学技术出版社,2016.

[21]石远凯,孙燕.临床肿瘤内科手册[M].6版.北京:人民卫生出版社,2015.

[22]王绿化.肿瘤放射治疗学[M].北京:人民卫生出版社,2018.

[23]秦继勇,郎锦义,李文辉.肿瘤放射治疗学精要[M].北京:科学出版社,2017.

[24]孙燕.临床肿瘤学高级教程[M].北京:中华医学电子音像出版社,2017.